国家非物质文化遗产

# 中药炮制传统技艺图典

曹晖 吴玢 王孝涛◎编著

中国中医药出版社
·北京·

**图书在版编目(CIP)数据**

中药炮制传统技艺图典/ 曹晖，吴玢，王孝涛编著. – 北京：中国中医药出版社，2013.7（2024.1 重印）

ISBN 978-7-5132-1526-8

Ⅰ．①中… Ⅱ．①曹… ②吴… ③王… Ⅲ．①中药炮制学 – 图集 Ⅳ．①R283-64

中国版本图书馆CIP数据核字（2013）第135518号

中国中医药出版社出版

北京经济开发区科创十三街31号院二区8号楼

邮政编码 100013

传真 010 64405721

北京盛通印刷股份有限公司印刷

各地新华书店经销

\*

开本 880×1230 1/16 印张 21 字数318千字

2013年7月第1版 2024年1月第3次印刷

书 号 ISBN 978-7-5132-1526-8

\*

定价 198.00元

网址 www.cptcm.com

# 前　言

　　人类在长期生活、生产的实践中，创造了具有地域、民族特色的灿烂优秀传统文化，并以多种形式世代传承并不断创新，这是各民族智慧与文明的结晶，是全人类共有的宝贵财富，也是一种不可再生的稀有资源。

　　联合国教科文组织在总结人类发展的历史经验中，鉴于世界进入工业化时代，出现对传统文化的忽视、破坏的严重教训，提出文化遗产保护，维护人类文化多样性，早在1997年就创立"人类口头和非物质文化遗产代表作"项目，2003年在巴黎会议通过《保护非物质文化遗产公约》（下称《非遗公约》），强调保护传统文化、维护人类文化多样性。确定了非物质文化遗产（下称非遗）的定义：被各群体、团体，有时是个人所视为其文化遗产的各种实践、表演、表现形式，知识体系和技能以及相关的工具、实物、工艺品和文化场所。各群体和团体随着其所处环境与自然界的相互关系和历史条件的变化，不断使这种代代相传的非遗得到创新，同时使他们自己具有一种认同感和历史感，从而促进了文化多样性和人类创造力。

　　非物质文化遗产包括：

　　（1）口头传说和表述；

　　（2）表演艺术；

　　（3）社会风俗、礼仪、节庆；

　　（4）有关自然界和宇宙的知识和实践；

　　（5）传统的手工艺技能。

　　联合国教科文组织分别于2008年、2009、2010年、2011年确定了四批世界非物质文化遗产目录，其中中国涉及29项，是世界上拥有世界级非遗数量最多的国家，2010年"中医针灸"作为唯一的中医药项目入选第三批《世界非物质文化遗产名录》。

2004年我国正式加入《非遗公约》，在2011年2月25日国家颁布的《中华人民共和国非物质文化遗产法》中亦作了类似规定，第二条明确指出：本法所称"非物质文化遗产"，是指各族人民世代相传并视为其文化遗产组成部分的各种传统文化表现形式以及与传统文化表现形式相关的实物和场所。包括：

（1）传统口头文学以及为其载体的语言；

（2）传统美术、书法、音乐、舞蹈、戏剧、曲艺、和杂技；

（3）传统技艺、医药和历法；

（4）传统礼仪、节庆等民俗；

（5）传统体育和游艺；

（6）其他非物质文化遗产。

传统医药是中华民族原创和传承的，关于自然、人体、疾病、采药制药等的传统实践知识，是属于《非遗公约》中"有关自然界和宇宙的知识和实践"的范围，是人类非遗重要组成部分。《非物质文化遗产法》自2011年6月1日起施行，明确了传统医药项目属于国家非物质文化遗产的组成部分，这是非遗工作值得欢庆的一件大喜事，是国家非遗保护工作的一座新的里程碑，提高了全社会对非遗保护工作的认识、赞同和推广。

中医中药有几千年的历史，并具有丰富独特的传统医疗方法和采药制方技能，蕴藏着巨大的文化和经济价值，是关系国家、民族富强的重要非遗财富。2005年国家中医药管理局开展了中医非遗保护工作，成立传统医药申报世界文化遗产委员会和办公室，负责非遗保护和申报工作。2006年该委员会组织传统医药类项目申报、推荐，2007年有9大类项目入选《国家级第一批非遗保护名录》，其中中药方面有"中药炮制技术"、"中药传统制剂方法"、"同仁堂中医药文化"、"胡庆余堂中药文化"4项。2008～2012年有16大类传统医药项目入选《国家级第二批、第三批、第四批非遗保护名录》，包括中医养生（药膳八珍汤、灵源万应茶、永定万应茶）、传统中医药文化（鹤年堂中医药养生文化、九芝堂传统中药文化、潘高寿传统中药文化、陈李济传统中药文化、同济堂传统中药文化），蒙医药（赞巴拉道尔吉温针、火针疗法、蒙医正骨疗法），畲族医药（痧症疗法、六神经络骨通药制作工艺），瑶族医药（药浴疗法），苗医药（骨伤蛇伤疗法、九节茶药制作工艺、癫痫症疗法），侗医药（过路黄药制作工艺），回族医药（张氏回医正骨疗法、回族汤瓶八诊疗法）、壮医药（壮医药线点灸疗法）、彝医药（彝医水膏药疗法）、傣医药（睡药疗法）、维吾尔医药（维药传统炮制技艺、木尼孜其·木斯力汤药制作技艺、食物疗法、库西台法），中医诊法（葛氏捏筋拍打疗法、王氏脊椎疗法、王氏中医妇科、朱氏推拿疗法、张一帖内科疗法），中医传统制剂方法（龟龄集传统制作技艺、定坤丹制作技艺、六神丸制作技艺、东阿阿胶制作技艺、夏氏丹药制作技艺），中医正骨疗法（武氏正骨疗法、张氏骨伤疗法），藏医药（藏药炮制技艺）等。其中传统药物方面有中医养生（药膳八珍汤、灵源万应茶、永定万应茶），传统中医药文化（九芝堂传统中药文化、潘高寿传统中药文化、陈李济传统中药文化、同济堂传统中药文化），畲族医药（六神经络骨通要制作工艺），苗医药（九节茶药制作工艺），侗医药（过路黄药制作工艺），维吾尔医药（维药传统炮制技艺、木尼孜其·木斯力汤药制作技艺），中医传统制剂方法（龟龄集传统制作技艺、定坤丹制作技艺、六神丸制作技艺、东阿阿胶制作技艺、夏氏丹药制作技艺）等17项。

在2008～2012年国家级非物质文化遗产扩展项目名录中，传统医药项目的中药炮制技术扩展为四大怀药种植与炮制1项，藏医药扩展为藏药炮制技术、藏药阿如拉炮制技术、藏药水银洗练法等4项，中药传统制剂方法扩展为廖氏化风丹制作技艺等9项。民俗项目的药市习俗扩展为樟树药俗、百泉药会、禹州药会等3项。

自我国加入世界《保护非物质文化遗产公约》以来，2005年发布了《国务院关于加强文化遗产保护的通知》（国发〔2005〕42号）、《国务院办公厅关于加强我国非物质文化遗产保护工作的意见》（国办发〔2005〕18号）等重要文件，引起炮制界同行的关注和赞誉，并积极开展申报后续国家级非遗保护项目，2007年国家中医药管理局传统医药申报委员会，组织推荐"传统医药类国家级非遗保护项目代表性传承人"工作，在四批国家级非遗保护项目中扩增了炮制项目，一些炮制项目入选为省市级非遗保护项目。2009年国家颁布的《国务院关于扶持和促进中医药事业发展的若干意见》的文件对中医非遗保护工作提出进一步规划，要求"做好中医药非遗保护、传承工作，加大非遗名录项目保护力度，为代表性传承人创造良好传习条件"等。

2007年文化部制定了《国家级非遗项目传承人认定管理暂行办法》，明确了完整掌握该项目或者其特殊技能代表性传承人具有该项目公认的"文化代表性、权威性与影响力，积极开展传承活动，培养后继人才"三项标准，王孝涛研究员即是经文化部确认的首批中医药国家级非遗代表性传承人之一。

按照"尊重、保护、传承、发展"宗旨，为把炮制这一无形的非遗项目技能原原本本传承下来，我们以科学性、学术性、艺术性三者兼顾为原则，从国内外图书馆保存的多部古代本草著作中精心整理遴选出380余幅具有代表性的炮制彩绘图谱，配以名称、出处、炮制方法等说明文字编撰成书，内容精彩丰富，极具特色，以填补国内外中药传统炮制技艺图典空白。

我们要特别感谢为本书编辑付出热情劳动的国家中药现代化工程技术研究中心张睿蕊女士、黄文漳先生和刘和平先生，以及中国中医科学院中国医史文献研究所肖永芝研究员。

曹晖、吴玢、王孝涛

2013年7月

# 出版说明

    中药传统炮制技术是我国最具有原创性自主知识产权的一门传统制药技术，从历史看仅靠口传心授模式在中药世家和师徒间世代相传着，而且各家彼此间相互保密，不外传。中药炮制学在数千年的发展历程中积累了极为丰富的内容，并以其实效性和独特性引起当今各界的日益关注。新中国成立以来，在国家中医药政策指引下，中药炮制在产、学、研共同努力下，取得了大量继承和创新的新成果，促进了中药炮制技术的快速发展。但由于中药炮制长期存在"历史久、种数多、技术杂、传习少"等情况，同时近年来，随着全球化和现代化进程的加快，我国非遗传承发展也受到了很大的冲击，如一些依靠口传心授的饮片炮制技术等，有的出现了青黄不接、后继无人的现象，有的正处于淡化无人问津的窘境，有的正在不断异化和消失。而能掌握炮制核心技术的高级骨干人才为数不多，曾一度被业内称为"熊猫队"。

    中药炮制技术文字资料相对比较多，主要收录于《历代中药炮制资料辑要》（1973年）、《历代中药炮制法汇典》（1985年）。而中药饮片研究者较少涉及炮制图像资料这一领域，即使有也多是现代饮片图谱，如闫文玫编的《实用中药饮片鉴别图谱》（广东世界图书出版公司，2005年），郭长强编的《中药饮片炮制彩色图谱》（化学工业出版社，2011年），主要介绍名称、来源、成品性状等内容。关于炮制技艺图像资料，由于受"口传心授"传承模式影响，迄今相关的技艺图谱挖掘研究工作严重滞后，专门的传统炮制图谱尚属空白。同时由于历代炮制彩绘图谱多属于中国传统文化的珍贵资料，且珍稀善本珍藏在图书馆，一般读者难以览阅。

我们作为国家级非物质文化遗产项目传承代表人及其弟子，长期从事中药炮制研究与生产。在数十年的工作中搜集到国内外保存的古代文献中近千余幅中药传统炮制彩绘图文资料。经精心整理，从中遴选出380余幅具有代表性的炮制图谱，按《中华大典》分类进行科学有序编排，配以精当的古籍原文说明，编撰成书。

　　本图典为首部集中展现中药传统炮制技艺的专门图典，读者可跨越时空藩篱，将中药炮制精品尽收眼底，真可谓开卷而遨游时空，药香扑鼻，必将对学界研究和业余爱好者鉴藏带来启发性影响。不但适宜于国内外中医药学界、中医药企业界人士参考，也适宜于从事中国传统文化之历史、考古、艺术等的专业人士及一般业余爱好者阅读，实为欣赏与鉴藏的上乘之作。

曹晖

2013年7月

# 目 录

## 总 论

## 各 论

## 第二十三章 制造部

## 第二十四章 器用部

# 附 录

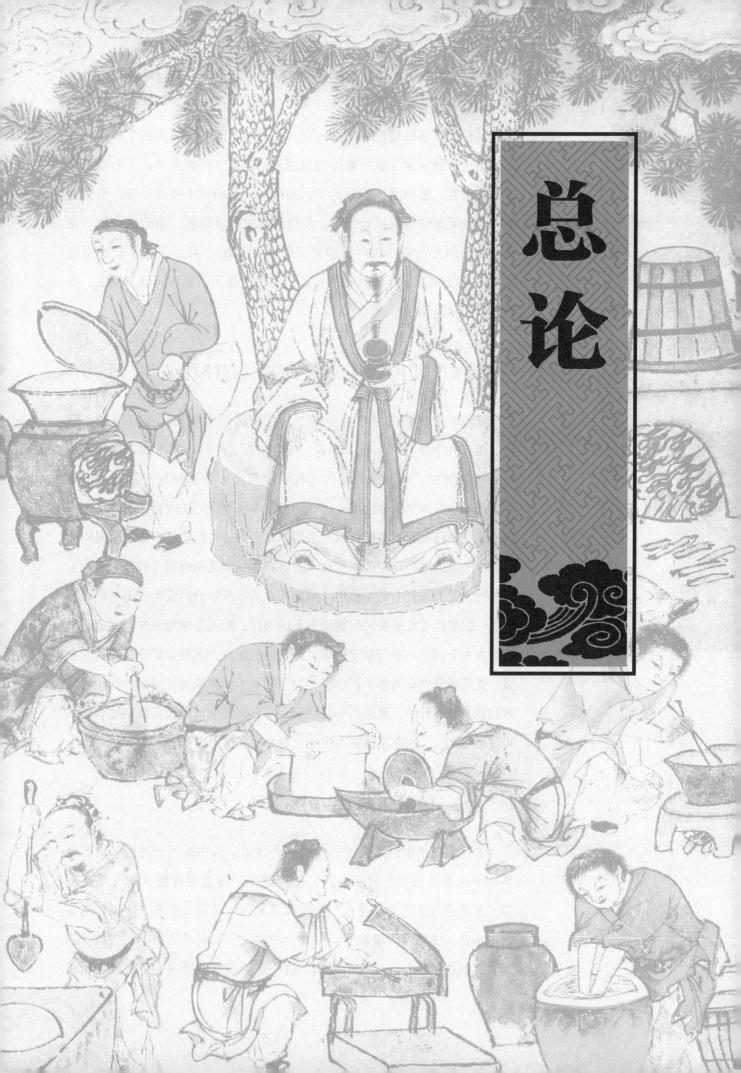

总论

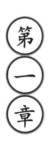

中医中药是中华民族祖先发挥其独特聪明才智，通过漫长生活、保健、医疗、制药等实践经验的总结，并吸收传统文化思想，渐而发明创造的具有丰富基础理论和独特医疗、制药技术的一门传统医学科学。继又经历代医药学家实践所取得的新经验、新技术和新品种，不断地加以修正和增补，使中医中药理论知识和医疗、制药技术更加完善，更加规范。至今就其防治疾病效果看，仍然继续发挥其防病、治病的作用。在最近防治新发传染性疾病如非典型肺炎（SARS）和猪流感（新型甲型N1H1）等方面显示了现代医学所不能替代的作用，更有所创新发展，此等渐被国际医学界所认同。

## （一）传统中医中药源自医疗实践，与其同步发展

从传统中医药的学术发展看，古代中医药学主要记述有医理、辨证、医方和本草等基本技术知识。随着中医、中药新技术的丰富和中药新品种的增加，如秦汉时期的《神农本草经》专著刊行，就标志本草（中药）从古医学中分列出一门新学科。本草著作记述内容，多侧重于中药的药性、药效和品种辨认以及采药、制药等基本药学技术知识。同样，随着中医辨证用药和中药制药技术的丰富，如南北朝时期《雷公炮炙论》的刊行，就标志着中药（饮片）炮制技术从本草中分列成为一门新学科。继后，以宋代《太平惠民和剂局方》的颁行，标示了中药成方药（成药）从医方中分列出一专门新学科等。新学科的出现，无疑会促进新技术的发展。此等虽分列有诸多不同学科，但亦都与中医临床辨证用饮片和使用成方制剂是分不开的，是源自中医临床用药实践和中药制药实践相结合而同步发展而来的。这亦正是中医中药自身发展规律所在。

## （二）中医用饮片入药是中医用药一大发展

中药炮制是中国原创性的一门制药技术，从中医用药发展历史看，早期中医是采用天然鲜品入药，随用随采，随着医疗技术的丰富和进步，尤其是为适应突发急症用药的需求和用鲜品药受季节、地域性的制约等不足，中医及时吸取了当时社会农耕技术和农产品加工贮备技术的经验，创造了制备干品入药方式。这一经验很好地推进了中医医疗用药

和技术的发展。

随后中医医疗、制药技术水平又随生活实践经验的积累而提高。如借鉴生活中"熟食法"的烹调技术和使用酒、醋、盐、姜等调料的饮食经验，创造发明了将干品药采用高温的"炮"、"炙"等处理成熟药（饮片）入药，并总结出饮片生熟异治的宝贵经验。正如20世纪在北京街头出现由新疆传来的直火炙羊肉串的作法（炙法）和杭州楼外楼饭店采用泥煨法制成的著名美食的烤鸡，原称"叫花子鸡"，这与至今传承下来的中药炮制技术中采用高温处理的炮龟甲、炮附子、炮姜、炮穿山甲和酒炙大黄、醋炙元胡、蜜炙甘草、盐炙泽泻和姜汁炙厚朴等同法同源。中医辨证治疗采用饮片入药，是中医用药的一大跨越。而采用经炮制熟药（饮片）的经验，促进了中药炮制技术的形成和发展。可以说这不但扩大了中医用药品种规格的范围，而且确能提高中医用药的安全性和有效性。这正是中医用饮片的特色所在。

研究资料阐明，中药材经过传统炮制确能保证中医辨证治疗用药的安全性和有效性，并且扩大了中医用饮片的品种范围，如中医用大黄饮片，就有大黄生片（泻下），酒炙大黄（清热通便），熟大黄（酒炖或蒸制）（泻火解毒、缓下），醋炙大黄（活血化瘀、消积），大黄炭（清热止血）和清宁片（清热解毒、润下）等多种规格。不同规格的饮片具有不同性能，这就更加真实地反映中医辨证用药的特色所在，亦可认为只有中医才能更准确地应用中药饮片入药。鉴此中药传统炮制技术是最具有原创性发明的一门独特传统制药新技术。至今世界上除《中国药典》收载有饮片并列为法定处方药外，其他各国药典尚未见有与此类同的药品。这也正是与西方医学仅用单一生药入药有所区别之处。

2007年国家已将此项传统制药技术列为"文化部首批国家级非物质文化遗产名录"，更好加以保护和传承。同年文化部又确认了此项制药技术代表性传承人的名单。

## ㈢ 中药传统炮制技术的传承和创新

中药传统炮制技术是随中医医疗技术发展而发展的。在历代医药学家传承和制药实践中都有所创造和发明。中药传统炮制技术大多是在医药世家内或名家师徒间世代相传着，而见于文字的炮制专著不多。

### （一）历代中药炮制技术的传承

早在春秋战国时期（公元前770~公元前221年）的古医方书《内经》、《五十二病方》中，在依方配药中就有采用咬咀(饮片的古称)、制炭(燔左角发)、醋制、酒制、熬制、泥炮、水飞(水磨雄黄)等中药传统炮制技术的记述。

秦汉时期(公元前221~220年)，这一时期中国出现了第一部药学专著《神农本草经》。此外，汉代医书《金匮玉函经》中，中药传统炮制技术和炮制理论又有新的发展，提出"药(药材)有毒宜制，可用相畏相杀者，不尔，勿合用也"，及"凡㕮咀药欲如大豆，粗则药力不尽"。此说明中医用饮片是有一定质量标准要求的。在炮制技术方面传承前人炮制经验外又新增有炼制、烧制、蒸制、蜜制、酥制、发芽、发酵等新创造的炮制技术。此时中药炮制方法增至13类，中药品种达70多种。

魏晋、南北朝时期(200~589年)，随着当时文化科学事业的新发展，在药学方面有较大进步，这一时期出现有中国最早的一部中药制药专著，雷敩的《雷公炮炙论》，首次对中药传统炮制技术做了较全面的总结和整理，起到了专业性文字传承的作用。以此为标志，中药炮制开始从用古医药学中分列为专门学科。这时期《本草经集注》提出了一套制药常规法则，尤其总结了对毒性中药的炮制经验，"如乌头、附子类皆燑灰炮"。提出入药要求"细切"的道理是有利于药力煎出，以制备高质量的汤剂，"旧方皆云㕮咀者……今皆细切之，较略令如㕮咀者，乃得无末，而粒片调于药力同出无生熟也。"在炮制技术传承方面，除传承已有炮制方法外，又新增姜制、煅制、盐制、煮制、泔水制、煨制、米制、麸制、制霜、药汁制（甘草汁制，黄精汁制）等，这一时期炮制方法增加了20类，中药品种达300种。在其各药项下，增有较详细关于辨药真伪、制作工艺、辅料用量、炮制时间等的论述。其中很多内容为后世所传承。

唐宋时期(615~1279年)，中国医药学技术发展达到相当水平，不但成为东方医学中心，而且外传到西方国家，唐《新修本草》和宋《太平惠民和剂局方》这两部书始由当时政府组织编写。前者可谓是中国第一部药典，后者是由政府颁行的第一部法定性方典(成方配本)，促使当时中药进入标准化、法制化管理。宋代未见有炮制专著刊行，在医方名著中附有中药炮制技术的专论或专章。如《伤寒总病论》书后附有魏炳的"修治药法"。《普济本事方》书后附有许叔微的"制药制度总例"。《太平惠民和剂局方》书后附有许洪编的"指南总论"中有"论炮炙三品药石类例"等。同时在各医方饮片名下大多有炮制要求的脚注。在炮制技术方面，在除传承前代制法外又创新增有麻油制、硫黄制、矾制、隔纸炒、蛤粉炒、羊胆制等。并提出炮制与药效的关系，"炮制失其体性，筛罗粗恶，分剂差殊，虽有疗病之名，永无必愈之效"。

金元时期(1115~1368年)，医药学家在用药经验基础上提出一些炮制理论的新见解，《用药心法》(1249年)提出"大黄须煨，恐寒伤胃气"，"川乌、附子须炮，以制其毒也"，"若至高之病加酒煎，去湿以生姜，补元气以大枣，发风寒以葱白，去膈上疾以蜜"等。《御药院方》(1266年)中的炮制技术，每在医方饮片名下加脚注，新增有土炒、牛乳制、灯心炒、厚朴炒、吴茱萸炒等炮制方法，书中记述有27类常用炮制技术。

明清时期（1368~1911年），刊行有两部炮制专著，明代缪希雍的《炮制大法》和清代张仲岩的《修事指南》。前者是我国第二部炮制专著，总结传承有当时中药炮制生产技术经验，收录中药427种，并论述中药材采制质量，饮片炮制质量，以及制药、煎药、服药、用药禁忌等相关知识。清代的《修事指南》虽是第三部中药炮制专著，但大多取材于前人文献资料，未见有收录当时炮制生产新技术经验，但在炮制理论方面补充有新见解。这一时期的本草著作在炮制理论方面又有新的总结和提高，如明代陈嘉谟的《本草蒙筌》(1515年)和李中梓的《本草通玄》(1655年)，提出炮制技术标准"制药贵在得中，不及则无功，太过则损性，煅则通红，炮则烟起，炒则黄而不焦，烘则燥而黄"等；在理论方面提出"酒制升提，盐则润下，姜取温散，醋取收敛，便制能减其温，蜜制润其燥，壁土取其归中，麦麸资其谷气，酥制者易脆，去穰者宽中，抽心除烦"等。此等对中药炮制原理有了进一步认识。

鸦片战争以后，当时社会崇洋媚外，推行"全面西化"的思潮。民国政府推行"取消中医"政策，中药炮制技术经验得不到应有的传承和保护，400年来丰富的炮制生产技术经验仍掌握在广大的老药工手中，仅依靠口传心授的传承方式，在名师带徒中相继保留下来，而成书的文字总结资料极少。

直至新中国成立以来，中医中药事业得到了党和政府的高度重视，在"团结中西医"的中医政策推动下，自20世纪50年代起从继承整理着手，对全国现行的中药传统炮制经验，进行了一次较全面的文字总结。60年代始搜集在各地现行的炮制经验资料和古文献资料的基础上，整理编写出版全国性《中药炮炙经验集成》（1963年）和《历代中药炮制资料辑要》（1973年）两书。推进了中药传统炮制技术的传承和保护。在此基础上，又编写出版有《全国中药炮制规范》(1988年)。同时中药炮制内容也被《中国药典》自1963年版始，历版药典所收载，规定各药"炮制"条文和"中药材炮制通则"等。又将中药饮片炮制正式列为国家法定的制药技术标准。2010年版《中国药典》明确中药饮片是中医处方药品，正式列入国家基本药目录。此等为炮制进一步科学研究、创新发展提供了丰富的技术资料。

### （二）中药炮制技术的创新性发展

在全面传承中药炮制技术的基础上，自20世纪60年代末开展了对中药附子、马钱子、半夏、杜仲等炮制工艺和炮制原理的探索性研究。80年代以来中药炮制技术得到国家主管科技部门的重视，将"中药炮制工艺改进和饮片质量标准研究"列为国家攻关项目，组织了全国炮制专业的科技力量，在继承传统炮制工艺的基础上，运用现代科学技术，先后对300多种常用中药的炮制方法进行了中药炮制历史沿革、炮制工艺、炮制化学、炮制药理和炮制品临床研究等系统的多学科综合性研究。初步阐明附子、半夏、芫花、马钱子等炮制"解毒增效"的原理。建立经过生产中试，具有科学参数的炮制制作规程的新工艺。制定了新工艺制品（饮片）

的质量标准，包括外部形态到内部组织特征，内含物质的定性、定量指标，以及药效、毒性成分及生物检测等限量的新数据，力求较全面反映饮片质量的真实性、优劣性的综合性可控科学指标。有的炮制工艺被国家药典所收载，成为国家法定处方药品。

近期又针对含毒性成分马兜铃酸的中药关木通、青木香等原生药，依据传统炮制"解毒存效"的经验，结合马兜铃酸的化学性质，经研究设计，建立了酸、碱法炮制新工艺，其新制品达到可控的限量，经毒理学和药效学研究表明达到原设计"解毒存效"的炮制目的。这是现代自主原创性的科研新成果。

此外炮制生产设备的创新研究，改变了滞后的作坊式手工制作饮片生产模式，正依靠科技进步，向炮制生产规模化、机械化和工业化方向发展。先后在炮制各工序实现了初型的筛选、清洗、浸润、切片、粉碎、炒制、干燥、包装等单机制作。继续发展饮片生产的工业化的新设备，如中药浸润罐、微机程控炒药机、程控煅药炉等。当前正推进中药饮片厂进行GMP（中药饮片生产质量管理规范）标准生产认证，提高饮片质量。此等创新性发展，充实提高着中药炮制生产技术的规范化和学术水平。

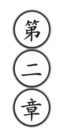

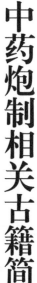
## 第一节 炮制专著

### 1.《雷公炮炙论》

南北朝·雷敩（420～479年），3卷，收药300种（现存268种）。

中国最早的一部炮制专著。记述饮片炮制制作程序及经验数据等。其中净选技术有挑拣、刷、削、洗、刮等8种；切制有劈、切、捣、碾、飞等10种；干燥有阴干、曝干、焙干等7种；炮制有酒制、醋制、蜜制、药汁制、蒸、炒、炙、煅、煮等30种。并附有药材特征及混淆品种辨认的记述。其炮制目的在于消除毒性、增效、利于藏贮等，具有一定的科学性和实用性。

### 2.《炮炙大法》

明·缪希雍（1622年），收药439种。

中药炮制专著。书前列有雷公炮炙十七法（取前人著作），各药项下沿用《雷公炮炙论》体例，先记有该药材的真伪优劣鉴别特征，继后重点介绍炮制程序。书后附有"用药凡例"，专述制剂、煎药、服药及宜忌等内容。引用《雷公炮炙论》172种药，补充后世许多新的炮制方法，具有实用价值。

### 3.《补遗雷公炮制便览》

明·宫廷画院（1591年），14卷，分10部。收药957种，彩绘图1122幅。

各药项下，先图后文，分基原图和炮制图，文字简要，引用《雷公炮炙论》200余条，列有药名、味性、毒性、功效主治、产地、形态、别名等。附图仿明代《本草品汇精要》，图829幅，新增药图293幅，新增炮制图219幅，极具学术价值。

### 4.《修事指南》

清·张睿（1704年），收药232种。

中药炮制专著。总论"诸药之法"载有炮制理论和炮制制作法则。在各药项下，大多摘录前人文献，未见有当时新经验、新资料。引用《雷公炮炙论》136种，《本草纲目》约94种，其他引自唐代《食疗本草》《新修本草》、宋代《本草衍义》《本草图经》、明代《本草蒙筌》等17种文献。

## 第二节 本草古籍

### 1.《神农本草经》

西汉·神农氏托名（200年），3卷，收药365种。

中国最早一部本草著作，散佚于初唐。是秦汉前用药经验的整理。创三品分类，所载药物有158种收入《中国药典》。

### 2.《本草经集注》

梁·陶弘景（500年），7卷，收药730种，较《神农本草经》新增365种。

陶氏据《神农本草经》《名医别录》注解而成，创自然属性分类法及标明文献出处的编写新体例。从《新修本草》颁行后，渐散佚。

### 3.《新修本草》

唐·苏敬等（659年），54卷，收药844种，较《本草经集注》新增144种。

以《本草经集注》为蓝本，增《药图》《图经》，始收外药，创图文并重编写方式。为世界最早由国家修订并颁行的药典，并为后世本草教科书。《开宝本草》刊行后，渐被取代。

### 4.《开宝本草》

宋·刘翰、马志等（974年），21卷，收药984种。

详定《新修本草》而成，是由宋代修订的国家药典。本书保持前本草著作体例，仅为适应刻版作出部分新规定。

### 5.《嘉祐本草》《本草图经》

宋·掌禹锡、苏颂等（1057～1061年），《嘉祐本草》21卷，收药1082种，新增99种。

《本草图经》21卷，附图933幅。

《嘉祐本草》是在《开宝本草》基础上采遗补注，成书称《嘉祐补注神农本草》。《本草图经》是现存最早的刻版本草图谱。

### 6.《证类本草》

宋·唐慎微（1108年），30卷，收药1746种。

以《嘉祐本草》为基础，并入《本草图经》，再增补《雷公炮炙论》资料。保留了丰富的本草相关文献，是现存内容最完整的本草著作，为北宋以前本草精华。后由国家编修，先后有《大观本草》《政和本草》和《绍兴本草》三版，均为宋代国家药典。

### 7.《本草品汇精要》

明·刘文泰等（1505年），42卷，收药1815种，图1371幅。

以《证类本草》为蓝本，改变传统加注体例，创分项解说。将原文分别归入24个项目，是我国最大一部彩色本草图谱。

### 8.《本草纲目》

明·李时珍（1593年），52卷，收药1892种，图1109幅，方11096首。

以《证类本草》为蓝本，创"物以类从，目随纲举"的编写新体例。系统整理明以前本草知识，在分类上采用"从贱到贵"、"从微到巨"的排列方法，以天然来源及属性为纲，以相近类别为目，按从简单到复杂、从低级到高级发展过程加以分类，确符合生物进化的进步思想。

## 第三节 医方古籍

### 1.《五十二病方》

春秋战国（公元前770～公元前221年），收录方283个，药247种。

是我国现存最早的医药文献。记述了净选、切制、炮制等8种制法。

### 2.《黄帝内经》

战国时期（公元前415～公元前221年），收录方13个，药25种。

是现存最早较完整的医药理论典籍。记述炮制品有制半夏、血余炭，其中"㕮咀"即是当时的饮片。

### 3.《伤寒论》《金匮要略》

汉·张仲景（219年），两书收录方375个。《伤寒》共10卷，收录方113个，《金匮》共3卷，收录方262个。

总结汉代以前的诊治经验，确立辨证论治的法则。各方用药下脚注有炮制法，净选有去皮、去芦、去核、去翅等9法，切制有切、锉、劈、研等12法，炮制有炙、炮、酒制、醋制、蜜制、制炭等14种。创"生熟异治"学说。

### 4.《肘后备急方》

晋·葛洪（625年），收药350余种。

收集民间简易治疗方药，具有"便、廉、验"等特点。

### 5.《千金要方》《千金翼方》

唐·孙思邈（625～682年），《千金要方》共30卷，分232门，收录方4500个，《千金翼方》共30卷，分189门，收录方2900个。

集唐代以前医方之大成，每方用药下脚注有炮制法。载有本草3卷。在"药出州土"记述有道地药材，共133州产519种；"采收时节"记述33种采制经验；"种造药法"记述20多种种植方法，并收载黄精、地黄等秘制方法。

### 6.《外台秘要》

唐·王焘（752年），40卷，按病分1104门，收录方6000余个。

摘录唐弘文馆藏书中相关医方资料，分类编辑而成书。

### 7.《太平圣惠方》

宋·王怀隐等（922年），100卷，分为1670门，收录方16834余。

集录宋代以前方书资料，是宋代第一部大型医方书。每门以病因、病理和证候为纲，附有效方药，每方用药下脚注有炮制法。

## 8.《太平惠民和剂局方》

宋·裴宗元、陈师文等（1078年），10卷，收录方788个（原297方）。

是宋代 "和剂局" 配制成药的成方配本，颁行全国。是世界上最早国家药局的成药方典。每方后对饮片炮制和成药配制有较详说明。始创制剂检验制度。附有炮制专论，收录185种药的炮制方法。

## 9.《伤寒总病论》

宋·庞安时（1100年），6卷，收药194种。

附有魏炳补入 "修治药法" 专章。

## 10.《圣济总录》

宋·太医院（1118年），200卷，按病分60门，收录方20000个。

征集自汉代以后历代医方和民间有效方药，是宋代最大一部医方书，包括内、外、妇、儿、五官、正骨等13科。门下分若干证，记述论治法及方药。每方用药下脚注有炮制法。

## 11.《普济本事方》

宋·许叔微（1132年），10卷，收录方300多个，药104种。

各方用药项下脚注有炮制法。附有 "治药制度总例" 专章。

## 12.《鸡峰普济方》

宋·张锐（1133年），30卷，收录方3000多个，药16种。

各方用药下脚注有炮制法，并附有 "炮制法" 专章，按制法归成30类。

## 13.《普济方》

明·朱橚（1406年），168卷，分100门，门下分2175类，收录方61739个。

集辑明代医方、医籍资料，经整理编撰而成。每方用药下脚注有炮制法，并有炮制理论和炮制方法。在 "论合和篇" 中指出 "诸经方用药，所有熬炼节度，皆脚注之。今方则不然，于此篇具条之，更不烦方下别注也。" 并指出入汤剂与丸散应采取不同炮制方法等。

## 14.《仁术便览》

明·张浩（1585年），收药186种。

附有"炮制药法"专章。指出炮制有一定法则（分档、火候、气温）及其辅料质量。"制药火不可太过，过则反失药力。""酒用无灰醑者佳，醋用米造陈者佳"等。

## 15.《医宗粹言》

明·罗周彦（1612年），收药147种。

附"诸药制法"专论。记述诸药炮制法及一些特殊制法，并单列有炼秋石、制玄明粉等38种。制法详尽、重视炮制与疗效关系。雷公炮制十七法，始出此书。

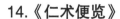

古代炮制方法，包括净选（挑拣、净洗等）、干燥（风干、晒干、阴干）、切制（切片、切段或锯截）、粉碎（舂捣、研磨、碾碎、锤碎、过筛）、水制（洗、漂、泡、淘）、火制（炙、炒、煅、烘、焙、烤）、水火共制（蒸、煮、熬）以及童便制、火煅取沥、醋熏、制曲等一些秘制方法，所用炮制器具众多，包括刀具（铡刀、菜刀、尖刀等）、粉碎器（杵臼、研钵、铁锤、人力推动的双轮碾盘等）、锯、蒸锅、炒锅、锻锅、炼丹炉、各种炉灶、盛器（坛、罐、缸、瓶、竹笾、箩筐、桶、盆等）、蒸笼、蒸桶、药秤、笊篱、晾药架等，现将深藏在传统文化资料珍稀善本中的古代炮制工具及工艺展示如下，其中描绘的切药刀在北方地区沿用至今。

这些图像资料既是中药炮制技艺的珍贵遗存，也是精美的艺术作品。

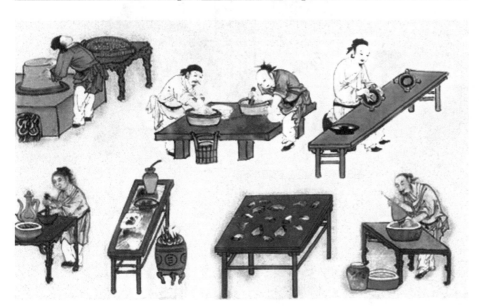

图3-1　案板

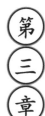

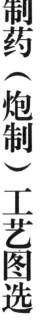

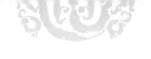

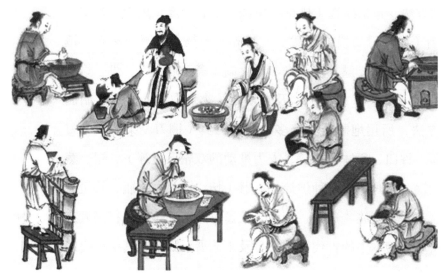

图3-2 椅子

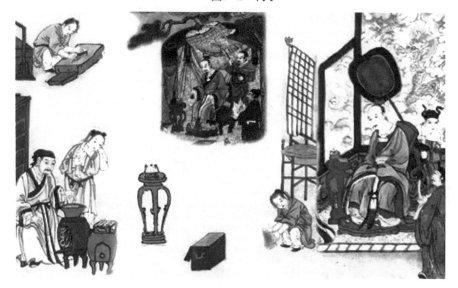

图3-3 药柜、药箱

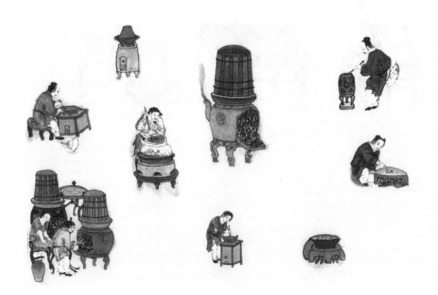

图3-4 炉子

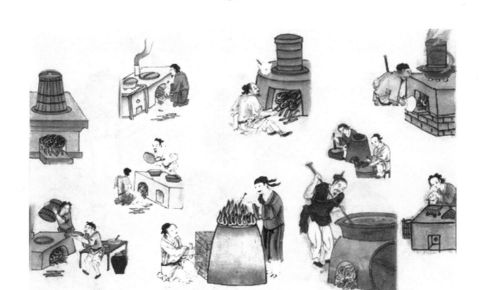

图3-5　灶台

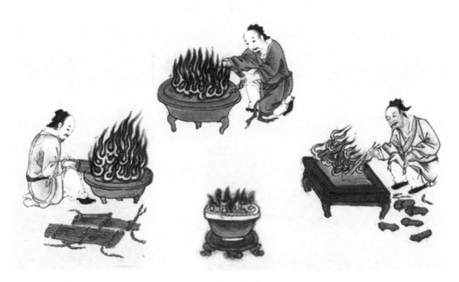

图3-6　火盆

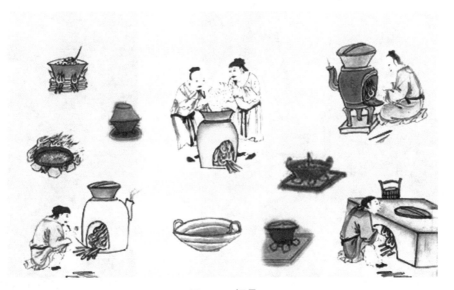

图3-7　锅具

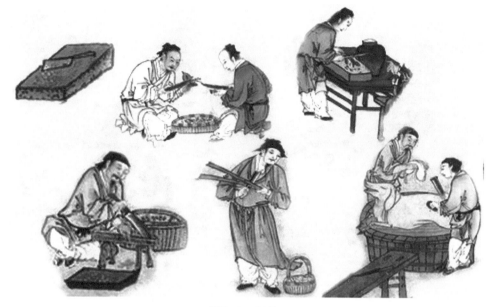

图3-8　刀具

## 工艺类

### 1. 采制工艺

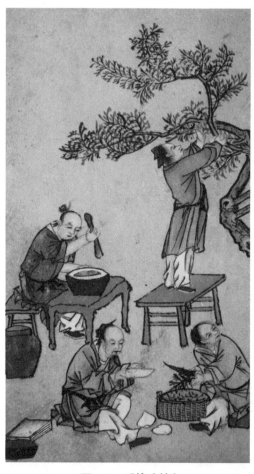

图3-9　采摘（桂）

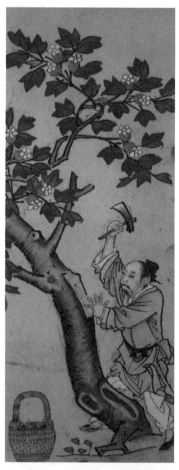

图3-10　劈削（枫香脂）

## 2. 粉碎工艺

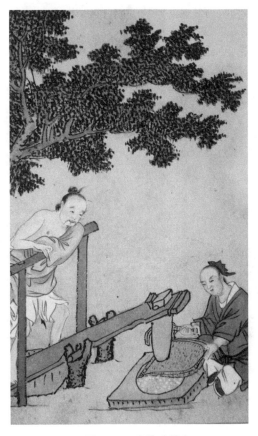

图3-11  春杵（糠）

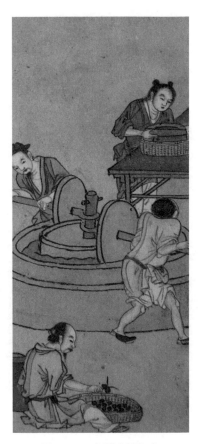

图3-12  磨碾（胡椒）

## 3. 压榨工艺

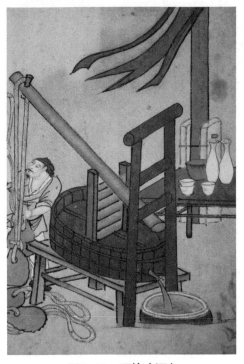

图3-13  压榨（酒）

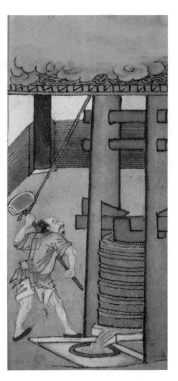

图3-14  压榨（胡麻油）

## 4. 升华工艺

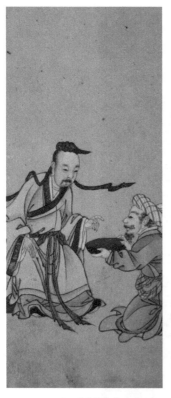

图3-15 阿片制剂（底野迦）

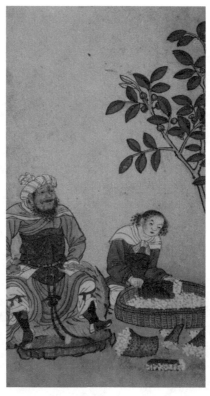

图3-16 冰片制剂（龙脑香）

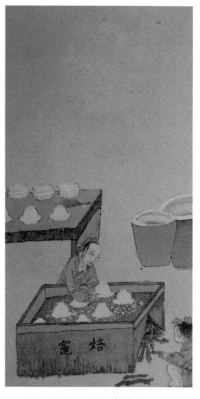

图3-17 樟脑

## 5. 发酵工艺

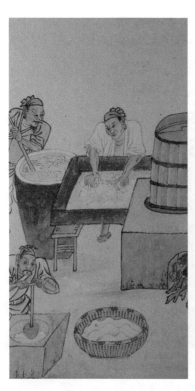

图3-18 酿酒

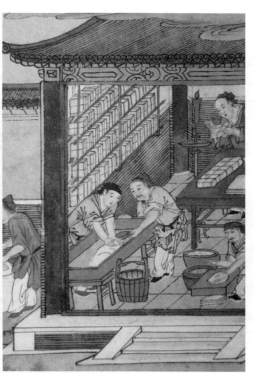

图3-19 制曲

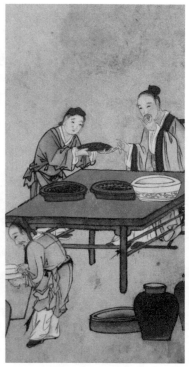

图3-20 淡豆鼓

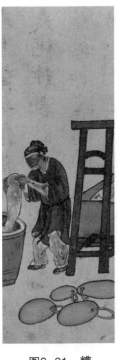

图3-21 糟

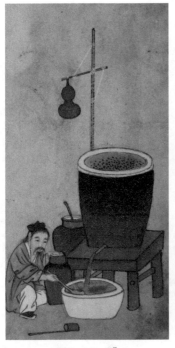

图3-22 醋

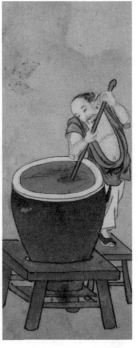

图3-23 酱

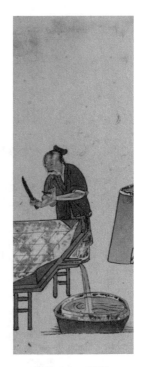

图3-24 豆腐

## 6. 结晶工艺

## 7.泡沫分离工艺

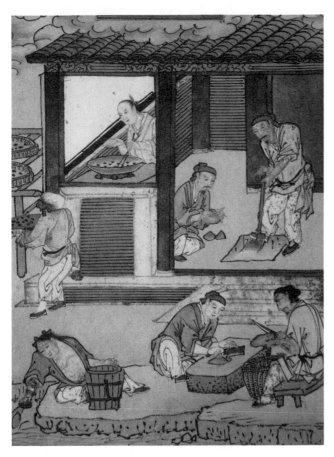

图3-25 乌头碱制剂（射罔）

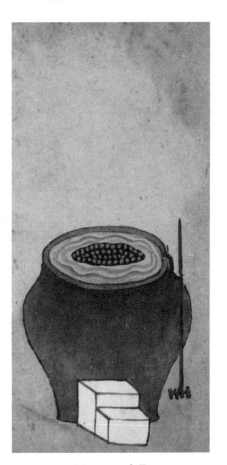

图3-26 青黛

## 8. 秘制工艺

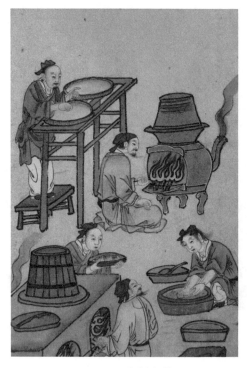

图3-27　九制大黄

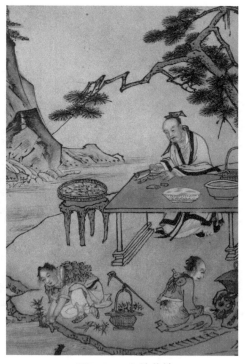

图3-28　九转黄精

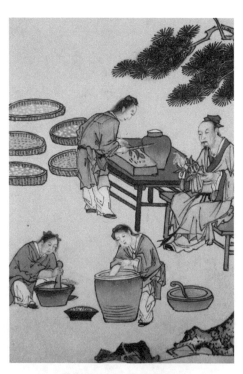

图3-29　九制首乌

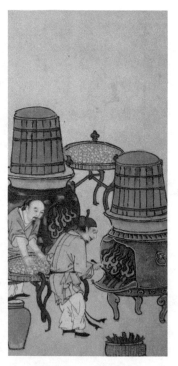

图3-30　九制地黄

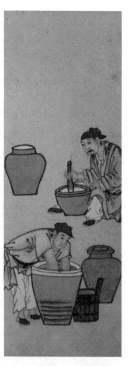

图3-31　仙半夏

## 9.制墨工艺

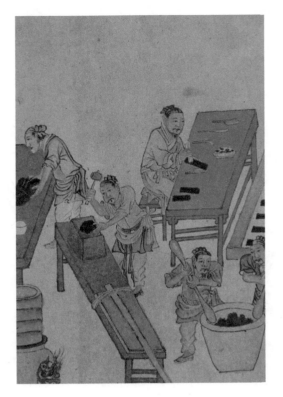

图3-32 墨

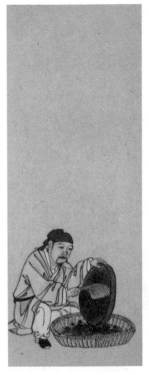

图3-33 铠墨

## 10.炼铁工艺

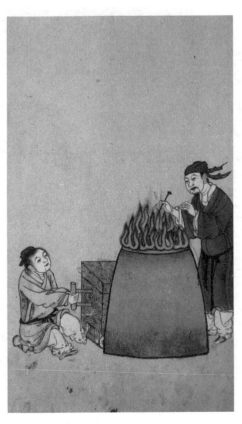

图3-34 铁粉

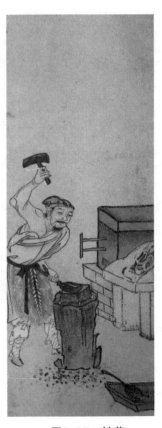

图3-35 铁落

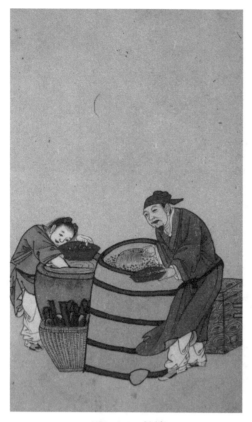

图3-36　铁精

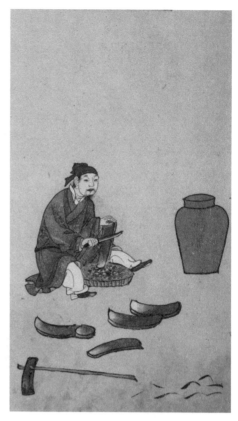

图3-37　铁华粉

## 11.制盐工艺

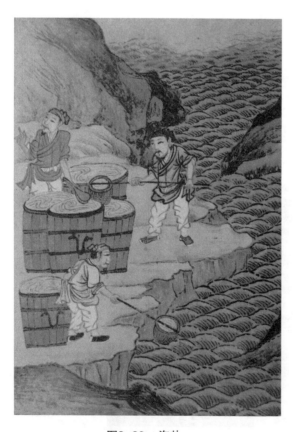

图3-38　海盐

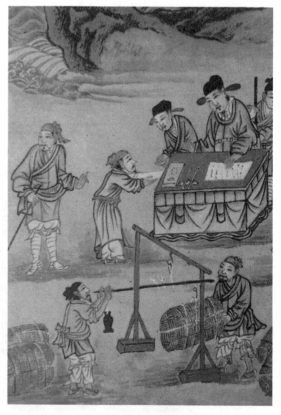

图3-39　解盐

## 12.制糖工艺

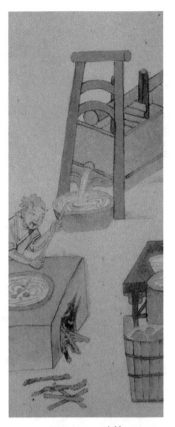

图3-40　砂糖

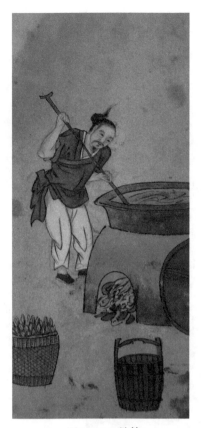

图3-41　饴糖

## 13.制胶工艺

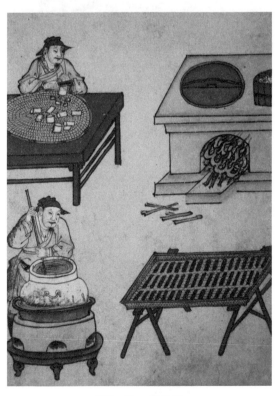

图3-42　鹿角胶

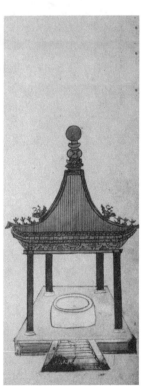

图3-43　阿胶

### 14.制蜡工艺

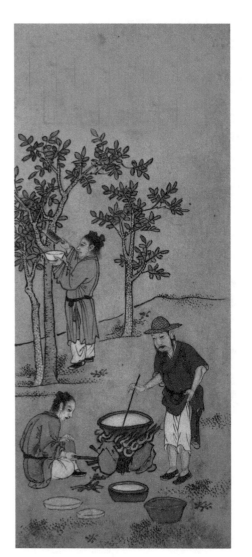

图3-44　虫白蜡

### 15.炼丹工艺

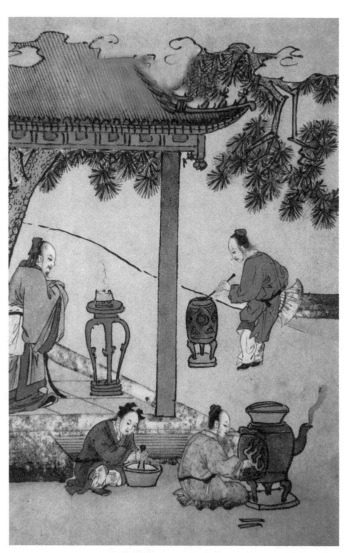

图3-45　朱砂

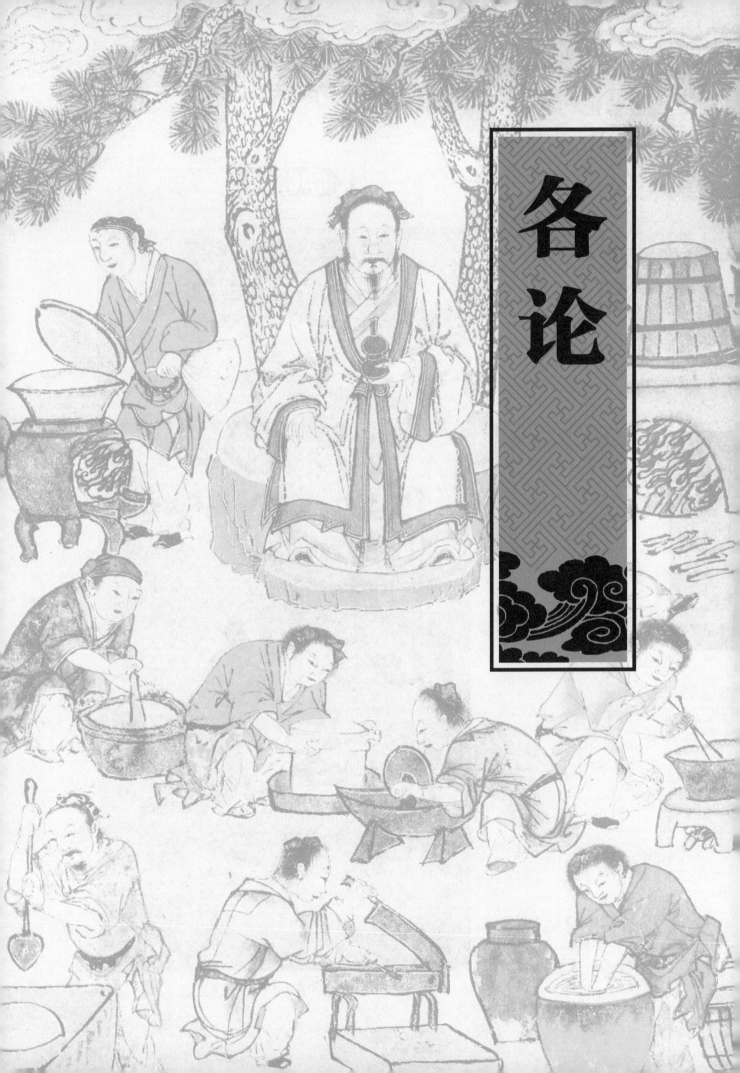

各论

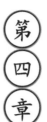

中药炮制
传统技艺图典

雨水类

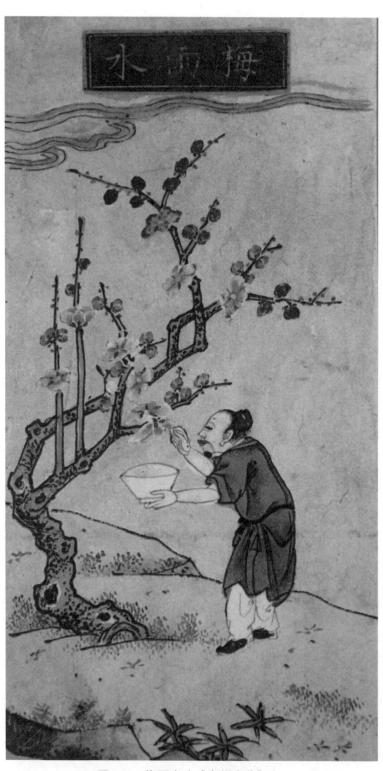

◎《食物本草》：梅雨水，洗癣疥，灭斑痕。入酱令易熟，沾衣便腐。干垢如灰汁，有异他水。

图4-1 梅雨水（《食物本草》）

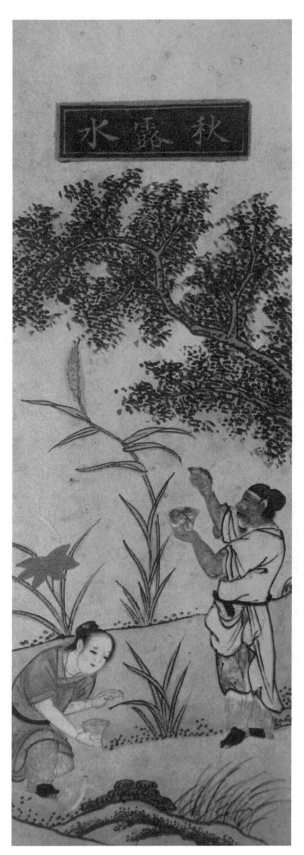

图4-2 秋露水（《食物本草》）

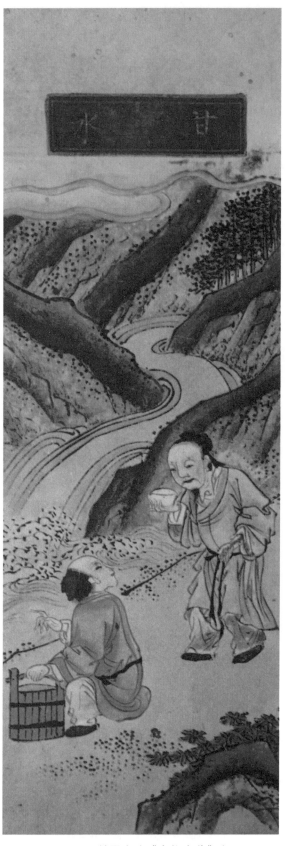

图4-3 甘露水（《食物本草》）

◎《食物本草》：秋露水，味甘、平，无毒，在百草头者。愈百病，止消渴，令人身轻，不饥，肌肉悦泽，柏叶上者，明目；百花上者，益颜色。

◎《食物本草》：甘露水，味甘美，无毒，食之，润五脏，长年不饥。主胸膈诸热，明目，止渴。此水不可易得。

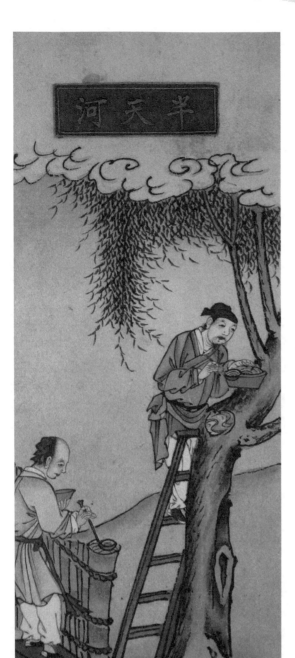

图4-4 半天河（《补遗雷公炮制便览》）

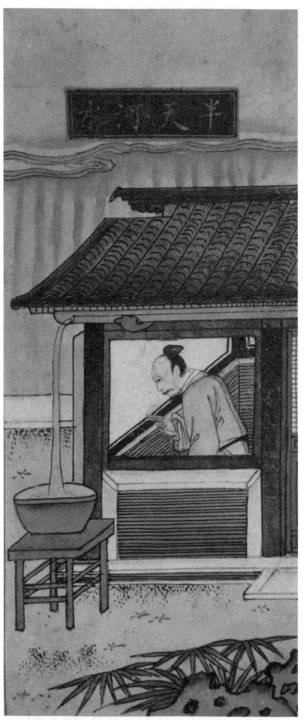

图4-5 半天河水（《食物本草》）

◎《本草品汇精要》：半天河，此水乃天泽水也，由雨贮于高树穴中及竹篱头上。盖禀乾阳之气，谓之半天河，故能镇心，杀鬼也。若诸水聚于地者，得坤阴之性，治疗于此有别。用之，当各适其宜可也。

◎《食物本草》：半天河水，即上天雨泽水也，治心病，鬼疰，狂邪气，恶毒。

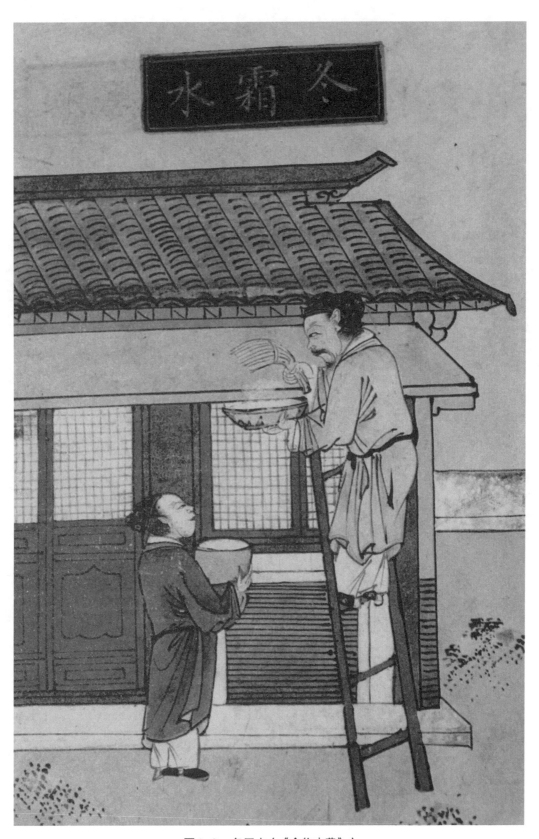

图4-6　冬霜水（《食物本草》）

◎《食物本草》：冬霜水，寒，无毒，团食者，主解酒，热伤寒，鼻塞，酒后面赤。

第四章　水部

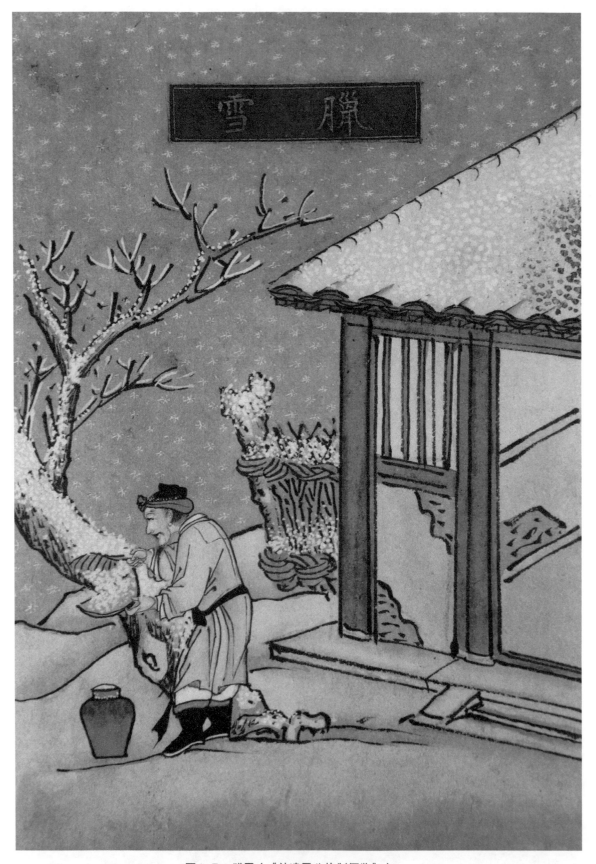

图4-7　腊雪（《补遗雷公炮制便览》）

◎《**本草品汇精要**》：大寒节后而雨雪，谓之腊雪。时当阳气潜伏，寒令大行，其花六出，乃禀纯阴之数，故能治一切瘟热之疾。及掩藏果实，经年不坏。其春雪则易生虫，水亦易败，前人故不收用。腊雪之功，斯可见矣。

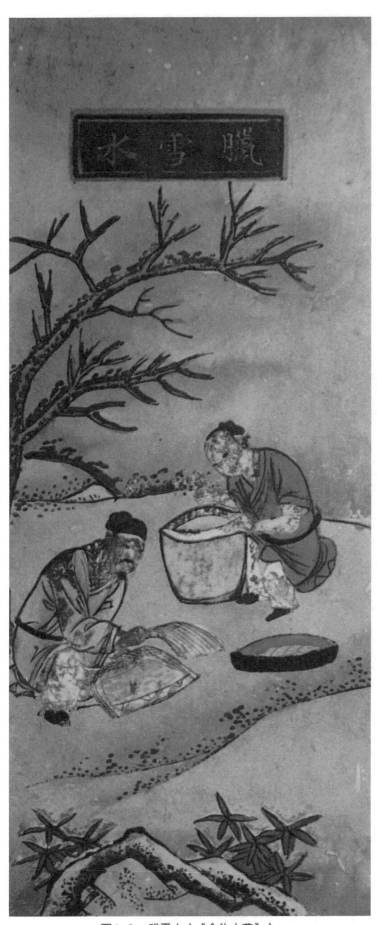

图4-8 腊雪水（《食物本草》）

◎《**食物本草**》：腊雪水，甘，大寒，解天行时疫及一切毒，淹藏果实良。春雪水，生虫不堪。

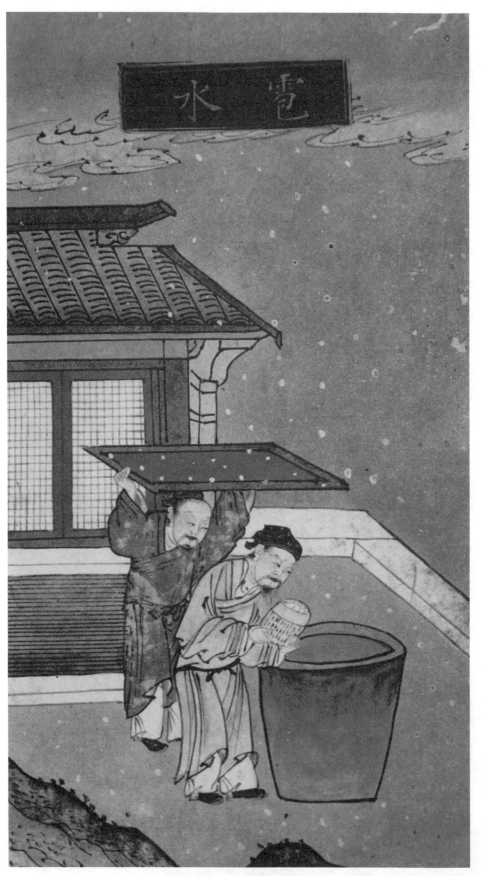

图4-9　甂水（《食物本草》）

◎《食物本草》：甂水，浆味不正，当时取一二升内瓮中，即如本味。

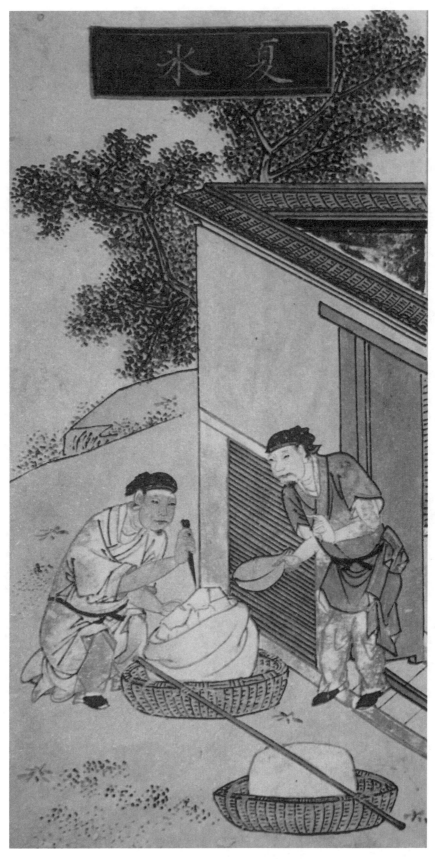

图4-10  夏冰（《食物本草》）

◎**《食物本草》**：夏冰，味甘，大寒，无毒，去热，除烦。暑月食之，与气候相反，入腹，冷热相激，非所宜也。止可隐映饮食，取其气之冷耳。若敲碎食之，暂时爽快，久当成疾。

井水类

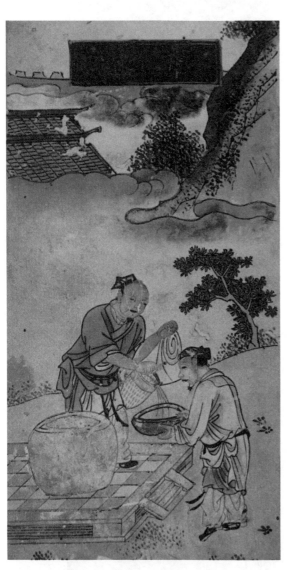

图4-11　井水（《食物本草》）

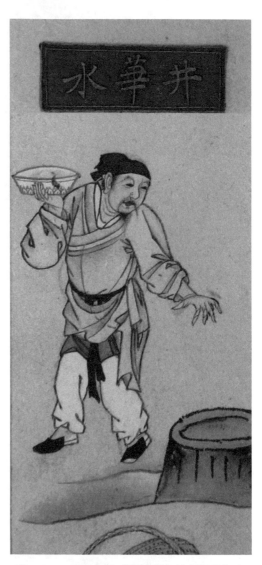

图4-12　井华水（《补遗雷公炮制便览》）

◎《食物本草》：井水，新汲即用，利人，疗病，平旦，第一汲者为井华水，又与诸水不同。凡井水，有远从地脉来者为上；有从近处江河中渗来者欠佳。又城市人家稠密，沟渠污水杂入，井中成碱，用须煎滚，停顿一时。候碱下坠，取上面清水用之，否则气味俱恶，而煎茶、酿酒、作豆腐三事尤不堪也。又雨后其水浑浊，须擂桃、杏仁连汁投入水中搅匀。少时则浑浊坠底矣。《易》曰井泥不食，谨之。

◎《本草本汇精要》：此水乃平旦第一汲者，取其清冷澄澈，静而不动，得纯阴之气，故疗疾与诸水有异。不尔，非谓之井华水也。水体虽属阴，汲而动之，则不得纯阴之性，其性既失，疗疾欲神不可得也。噫！前人取义深远，于斯可见矣。

传统技艺图典 中药炮制

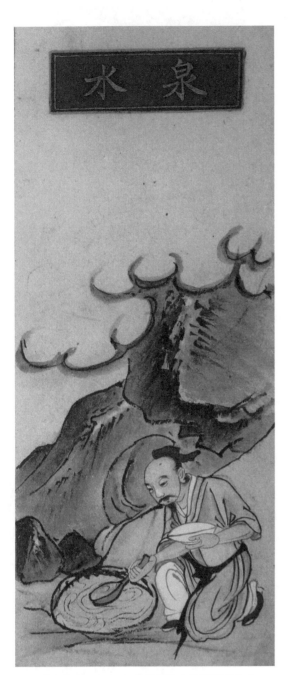

图4-13　泉水（《补遗雷公炮制便览》）

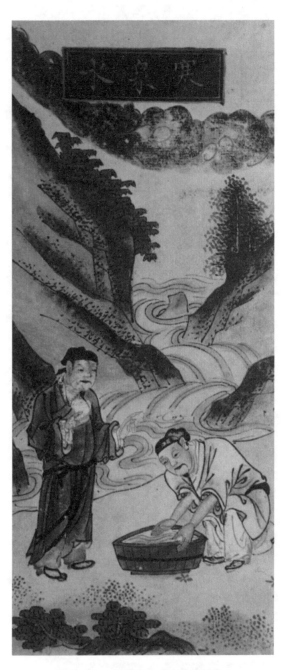

图4-14　寒泉水（《食物本草》）

◎《本草本汇精要》：水裹壬癸，乃天一所生，若穴沙石而出者，谓之泉水。《尔雅》云：一见一否为瀸泉，正出为滥泉，下出为沃泉，仄出为氿泉。此皆泉水发原之名也。亦有凿地取水曰井，夫井亦泉耳。《易》所谓改邑不改井，井洌寒泉是也。其皆得阴寒之性，具体玄洁润下，故有疗热、解毒之功。若男女心腹有疾，取新汲者互相授受饮之，得阴阳从治之义。腊日以椒投井而饮水，亦岁旦屠苏之意尔，用者当以类分可也。

◎《食物本草》：寒泉水，味甘，平，无毒，主消渴，反胃，去热淋及暑痢，兼洗漆疮，射痈肿，令散下热气，利小便，并宜饮之。

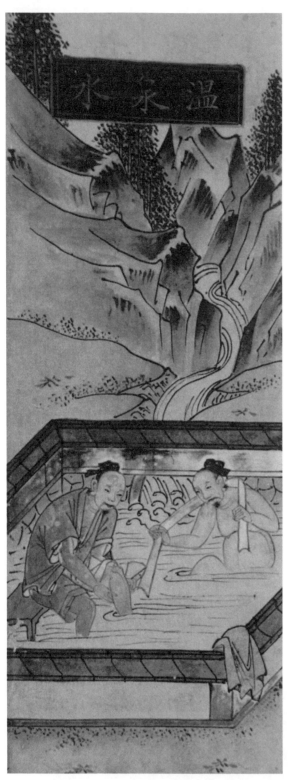

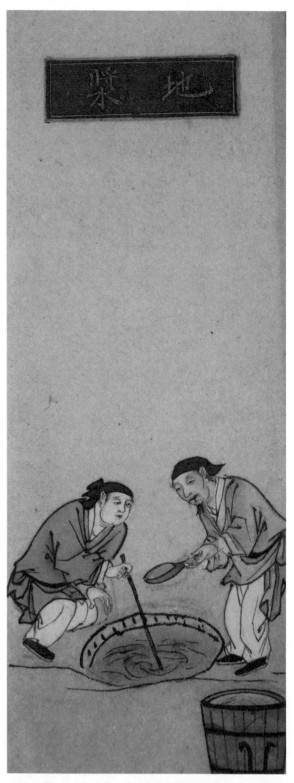

图4-15　温泉水（《食物本草》）　　　　图4-16　地浆（《补遗雷公炮制便览》）

◎《食物本草》：温泉水，性热，有毒，切不可饮。一云下有硫黄，即令水热，当其热处，可煠猪羊。主治风顽痹，浴之可除。庐山下有温泉池，往来方士，教令患疥癞及杨梅疮者，饱食入池，久浴得汗出，乃止，旬日，诸疮自愈。然水有硫黄，臭气，故应愈诸风恶疮、体虚者毋得轻入。

◎《本草本汇精要》：引陶隐居云：此掘地作坎，以水沃其中，搅令浑浊，俄顷取之，以解中诸毒。山中有毒菌，人不识，煮食之，无不死。又枫树菌食之，令人笑不止，惟饮此浆者瘥，余药不能救矣。

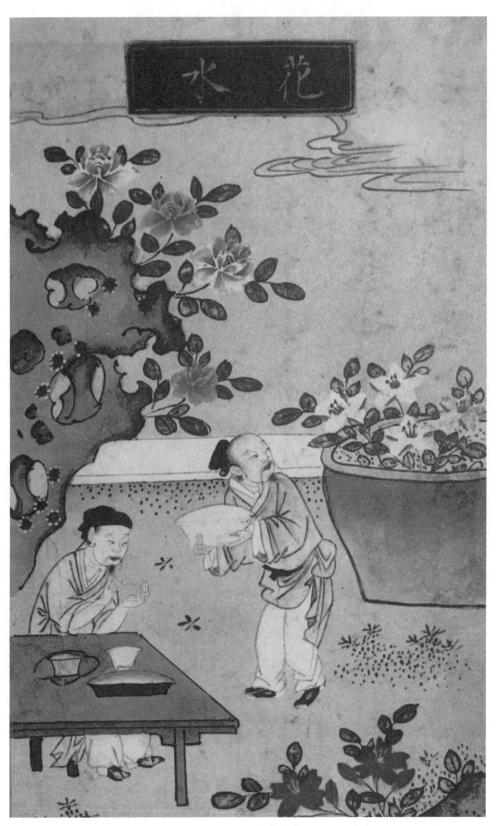

图4-17 花水（《食物本草》）

◎《食物本草》：花水，平，无毒，主渴。远行无水，和苦瓜蒌为丸，服之，永无渴。

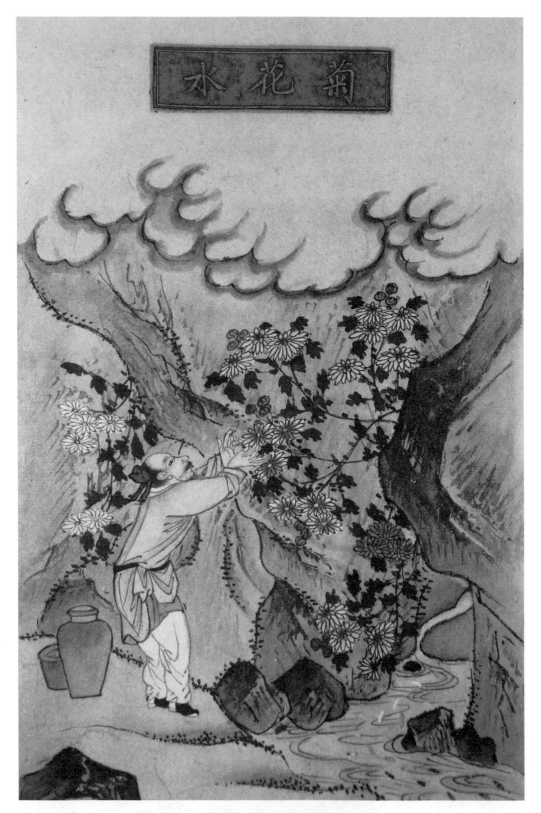

图4-18　菊花水（《补遗雷公炮制便览》）

◎《**本草本汇精要**》：引《衍义》云：菊花水，本条言南阳郦县北潭水，其源悉芳，菊生被崖，水为菊味。此说甚怪，且菊生于浮土上，根深者不过尺，百花之中，此特浅露水泉，莫非深远而来。况菊根亦无香，其花当九月十月间止开三两旬中，焉得香入水也？若因花而香，其无花之月合如何也？殊不详水自有甘淡咸苦，焉知无有菊味者？尝官于水耀间，沿干至洪门北山下古渠中泉水清澈，众官酌而饮，其味与惠山泉水等，亦微香。世皆未知之，烹茶尤相宜，由是知泉脉如此，非缘浮土上所生菊能变泉味。博识之士，宜细详之。

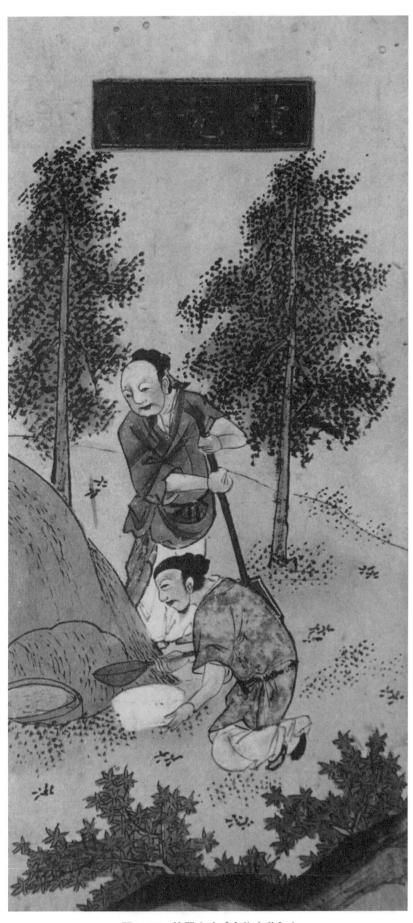

图4-19　粮罂水（《食物本草》）

◎《食物本草》：粮罂水，味辛，平，小毒，主鬼气，中恶，疰忤，心腹痛，恶梦，鬼神。进一合，多饮令人心闷。云：洗眼见鬼，出古塚物罂中。

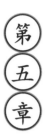

# 第五章

# 土部

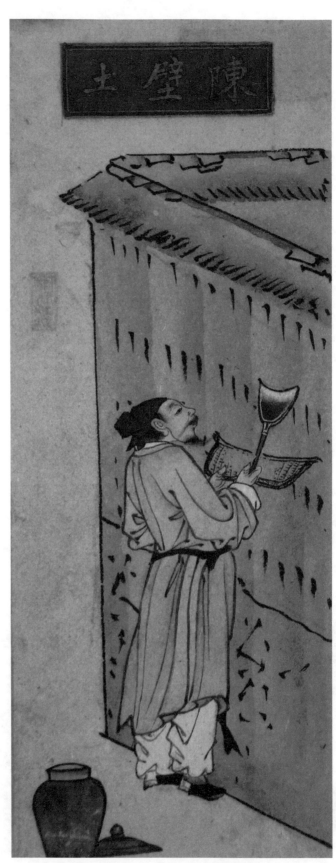

图5-1 东壁土（《补遗雷公炮制便览》）

◎《**本草品汇精要**》：引陶隐居云：此朽壁干久之土，取其东向者，故谓之东壁土也。由其感旭日之精华，钟震方发育之气。刮取之，亦可去衣油垢。张司空云：土三尺已上曰粪，三尺已下曰土。服之当去上恶物，勿令入客水。

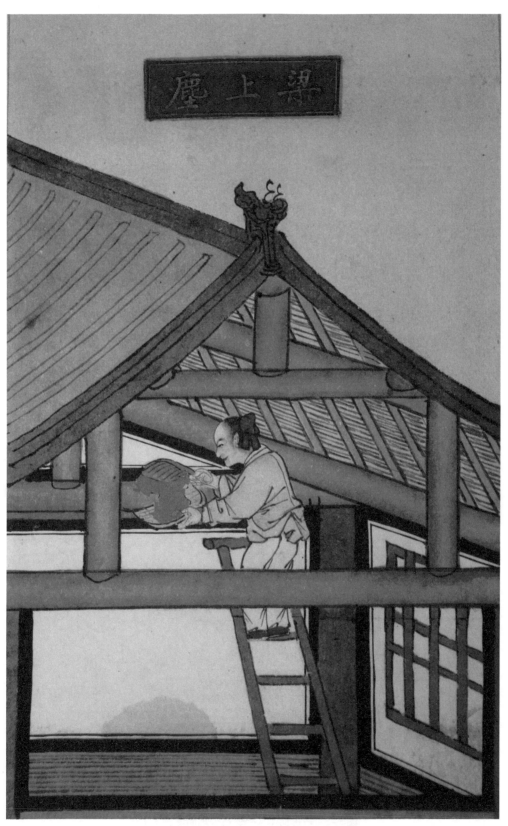

图5-2 梁上尘（《补遗雷公炮制便览》）

◎《雷公炮炙论》：凡使，须去烟火远，高堂殿上者，拂下，筛用之。

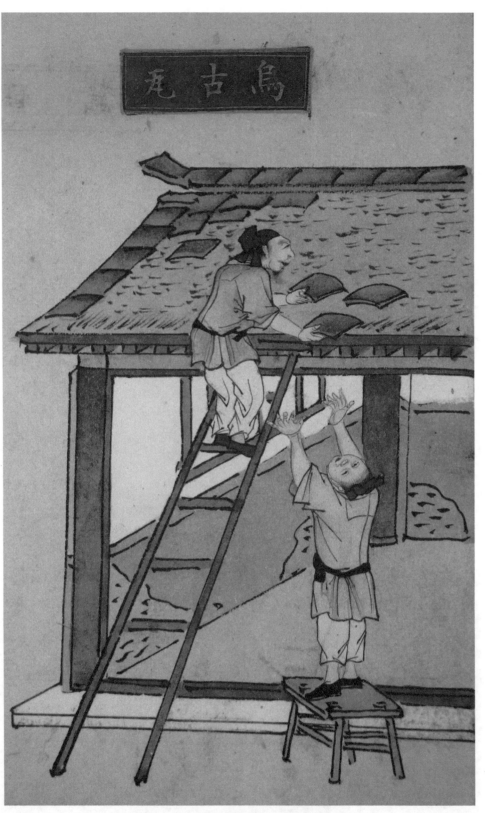

图5-3 乌古瓦（《补遗雷公炮制便览》）

◎《本草品汇精要》：引《名医别录》云：以水煮及渍汁饮，止消渴。水煮或渍汁用。

# 第一节 金分部

## 金浆

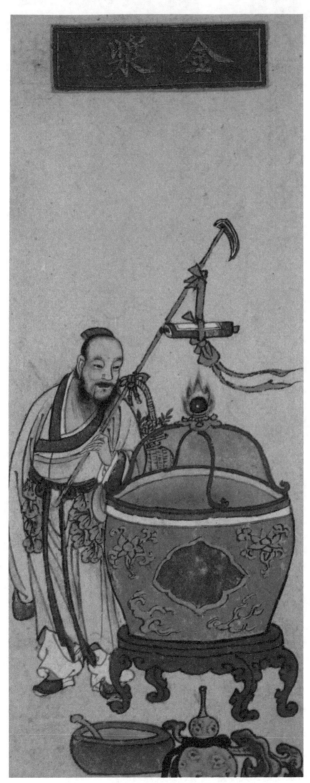

图6-1 金浆（《补遗雷公炮制便览》）

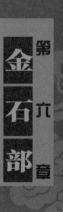

◎《**本草品汇精要**》：味辛，平，无毒，主长生神仙，久服肠中尽为金色。

| 银膏 | 赤铜屑 |

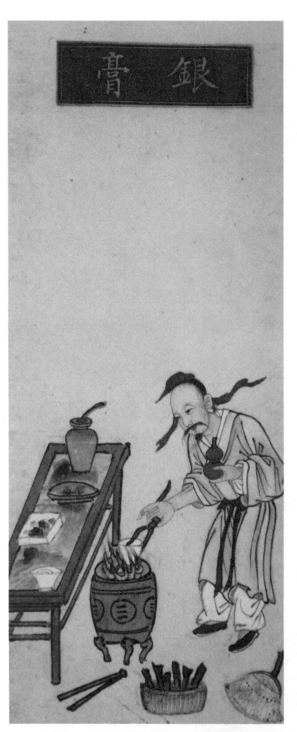

图6-2　银膏（《补遗雷公炮制便览》）

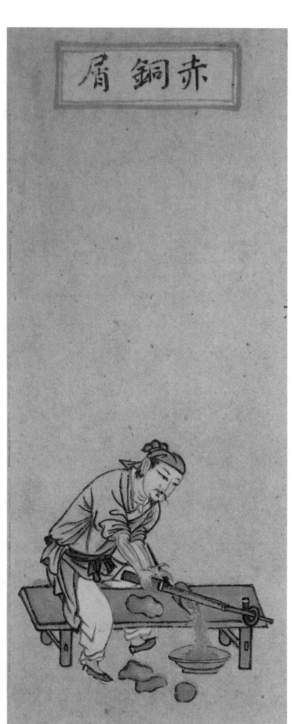

图6-3　赤铜屑（《本草品汇精要》）

◎《**本草品汇精要**》：《本经》合炼之法未详，询之方士，备云其法：先以汞一百分，银箔四十五分，杀作泥子。后用白锡九百分，内铁锅中，火熔成汁，出炉，约人行二十步，将泥子投入令匀，则成膏矣。其炼之法，以人行二十步为则者，恐锡太热则汞飞走，太冷则锡坚凝，与其不相合也。时经试炼，果如所言。

◎《**本草品汇精要**》：引陈藏器云：出武昌，盖铜裹东方乙阴之气结而成魄，其性利，能焊人骨，凡六畜有损者，取细研酒中温啖之，直入骨损处。六畜死后，取骨视之，犹有焊痕。赤铜为佳，黄熟铜不堪用。细锉为屑，或烧淬酒服。

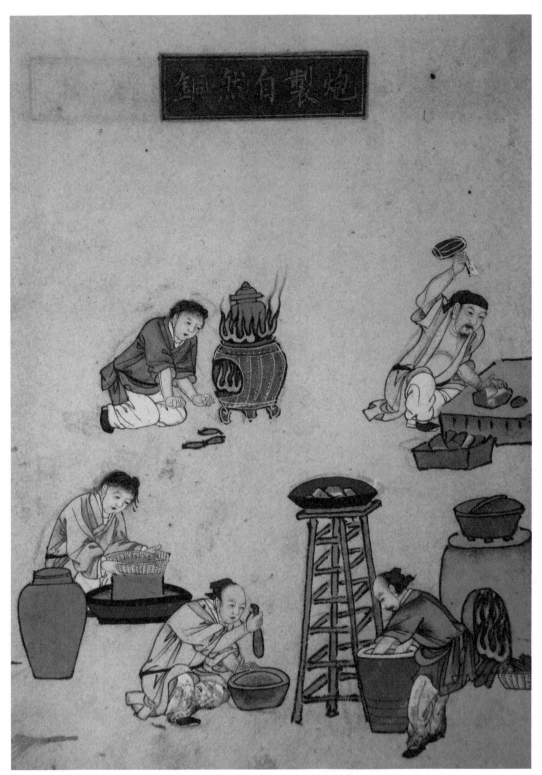

炮制自然铜

图6-4 自然铜（《补遗雷公炮制便览》）

◎《雷公炮炙论》：凡使，勿用方金牙，其方金牙真似石髓铅，若误饵，吐煞人。其石髓铅色似干银泥，味微甘。如采得，先捣碎，同甘草汤煮一伏时，至明漉出，摊令干，入臼中捣了，重筛过，以醋浸一宿，至明，用六一泥泥瓷合子，约盛得二升已来，于文武火中养三日夜，才干便用盖盖了，泥，用火煅两伏时，去土抉盖，研如粉用。若修事五两，以醋两镒为度。

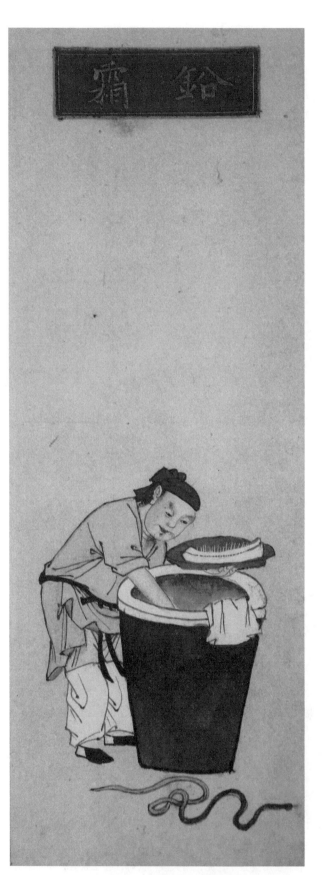

图6-5 铅霜（《补遗雷公炮制便览》）

◎《**本草品汇精要**》：引《图经》云：用蜀郡平泽铅十五两、符陵平土水银一两合炼作片，置醋瓮中，密封。经久成霜，谓之铅白霜，今医家多用之。研细用。

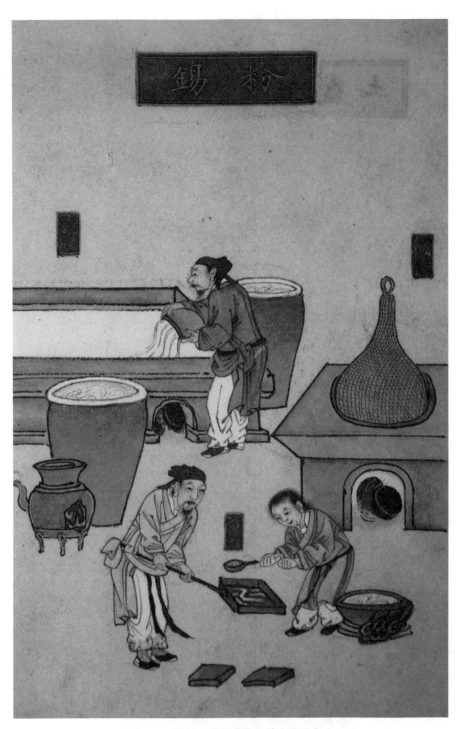

图6-6 粉锡（《补遗雷公炮制便览》）

◎《**本草品汇精要**》：今造粉之法：以砖作灶，高五六尺，中砌一小缸，贮糟醋至八分许，以竹箅平置缸口，箅底木作井字架之。用蜀郡平泽铅，不限分两，熔化成汁，以杓倾铁掀模，内作方片。每重二十两，至三百片，数攒积箅上，以酱蓬覆盖缸底，用重一斤炭墼，火煨，日夜各二饼，使醋气熏蒸于上。候至二七日夜，其醋已尽，将铅片上浮粉击取称过，泡水缸中，仍带水细罗澄于别缸，撇去上面清水。以粉三百斤为则，加白盐一斤、福蜜四两，二味相和炼熟，稍澄，罗滤入粉令匀。外作一炕，上铺细砂土一层，再以绵纸严遮其土，摊粉于纸上，炕下仍煨炭墼，微火转展将近一月方干，以竹刀切成块，冬月水寒不宜造也。研细用。

47

中药炮制
传统技艺图典

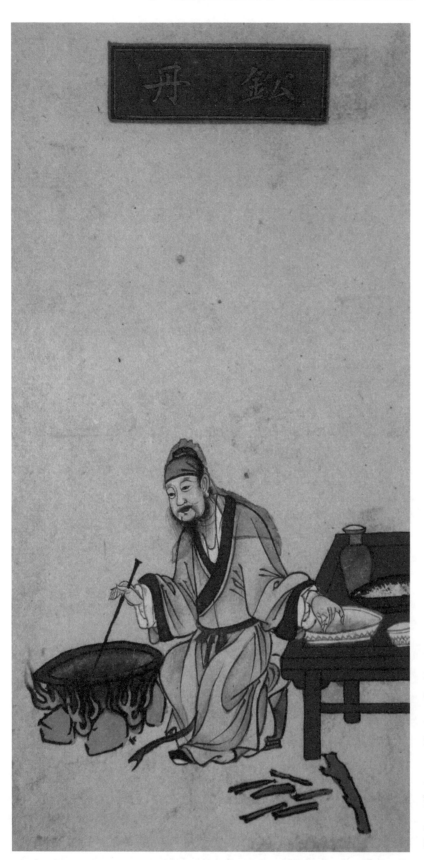

◎《本草品汇精要》：引《别录》云：出蜀郡平泽，即今熬铅而成者也。其制法以铅一斤、土硫黄一两、消石一两，先熔铅成汁，下醋点之，滚沸时下土硫黄一小块，续更下消石少许，沸定再点醋，依前下消黄少许，待消黄沸尽，炒为末，乃成丹也。水飞过，细研，炒紫色用。

图6-7　铅丹（《补遗雷公炮制便览》）

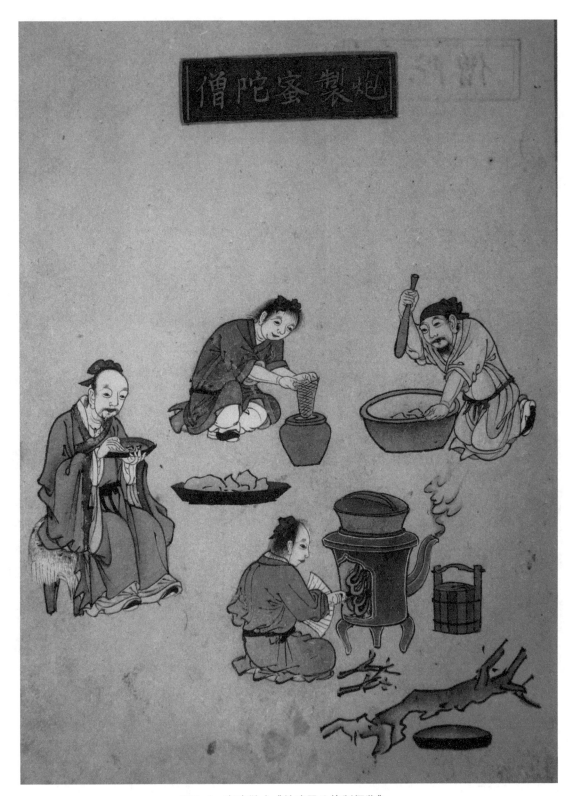

图6-8　蜜陀僧（《补遗雷公炮制便览》

◎《雷公炮炙论》：凡使，捣令细，于瓷埚中安置了，用重纸袋盛柳蚛末焙蜜陀僧，埚中次下东流水，浸令满，著火煮一伏时足，去柳末、纸袋，取蜜陀僧用。

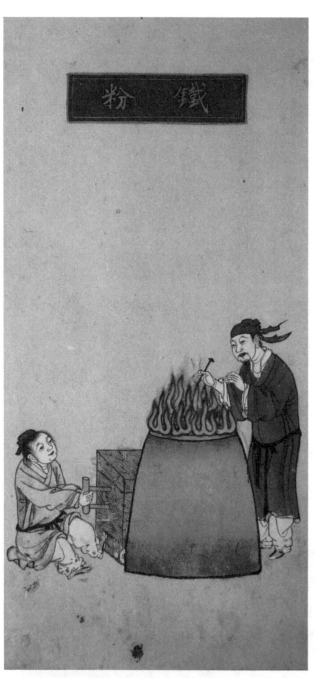

图6-9　铁粉（《补遗雷公炮制便览》）

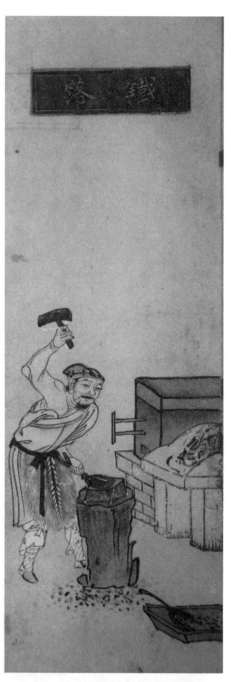

图6-10　铁落（《补遗雷公炮制便览》）

◎《本草品汇精要》：引《图经》云：旧不著所出州郡，今江南炉冶处皆有之，其造粉飞炼之法，文不多载，人以杂铁成屑，飞之，令体重，真钢则不尔。时人错柔铁屑，和针砂飞粉市之，飞炼家亦莫能辨也。

◎《本草品汇精要》：引《图经》云：出牧羊平泽及祊城或析城，今江南、西蜀有炉冶处皆有之。其铁落乃煅家烧铁赤沸，砧上打落细皮屑，俗呼为铁花是也。

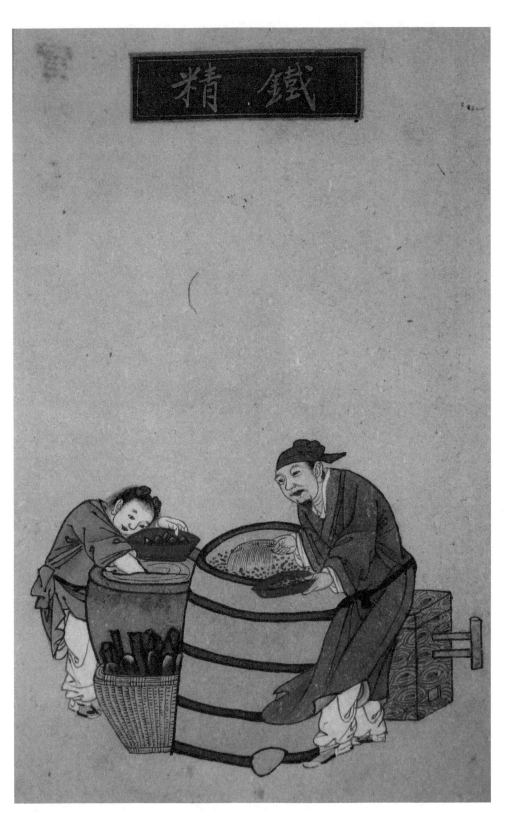

图6-11　铁精（《补遗雷公炮制便览》）

◎《**本草品汇精要**》：引日华子云：煅锁下铁屑，锁乃铁砧也，此炉冶处打铁砧下屑耳。又铁熟，以竹木熬火，于刀斧刃上烧之，津出如漆者。一名刀烟，江东人多用之，以防水是矣。若淬铁水，此打铁器时坚铁槽中水也。

## 铁华粉

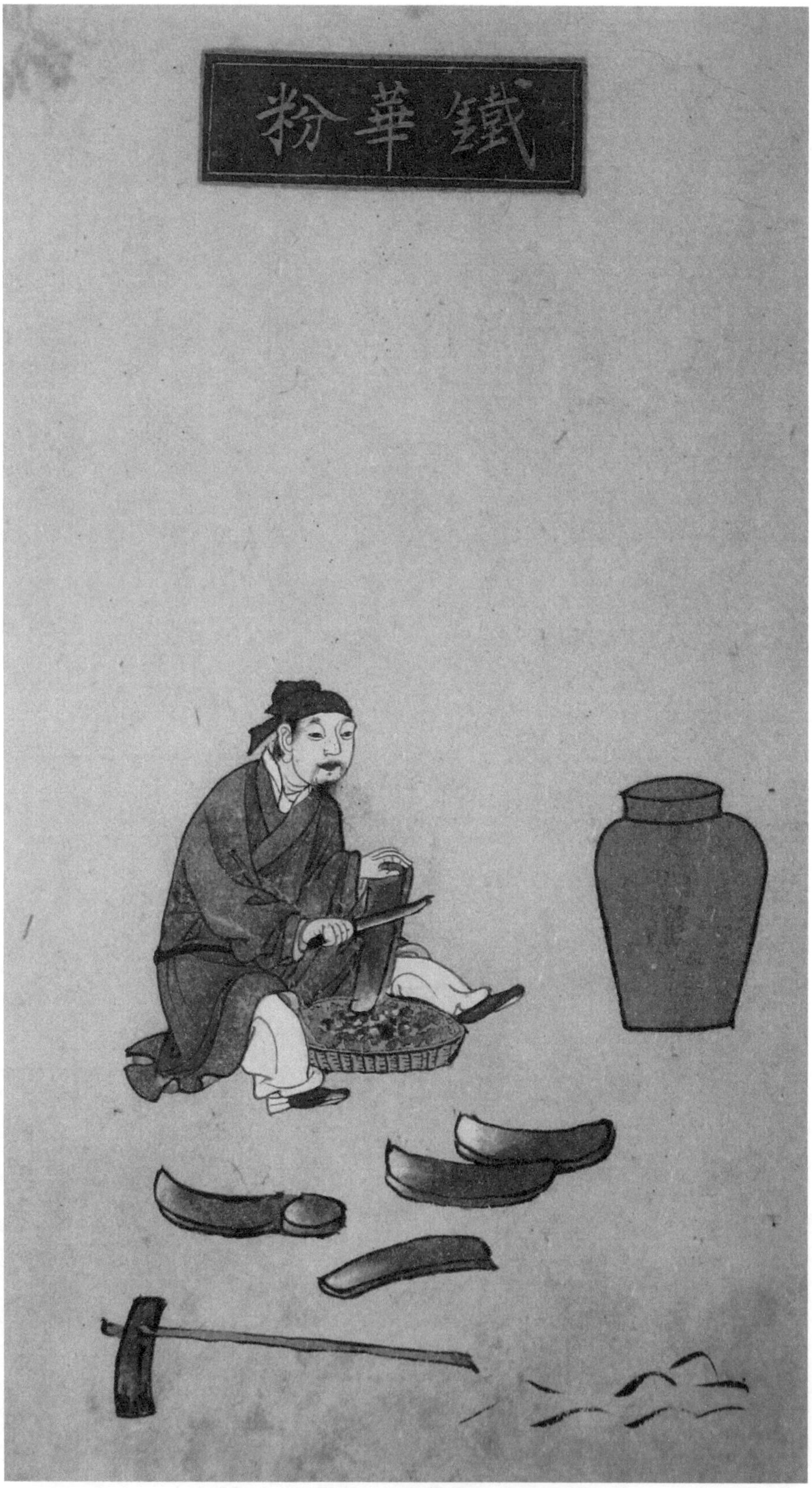


图6-12 铁华粉（《补遗雷公炮制便览》）

◎**《本草品汇精要》**：刮取霜，细捣筛，入乳钵研如面，入诸药用。

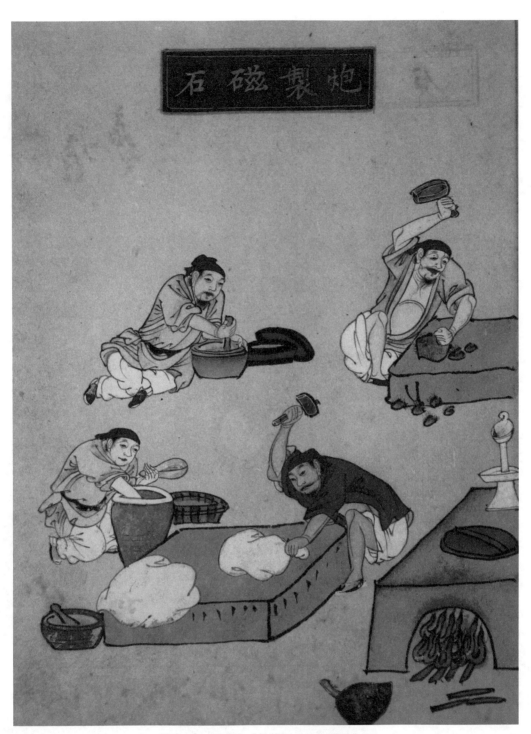

图6-13　磁石（《补遗雷公炮制便览》）

◎《雷公炮炙论》：凡使，勿误用玄中石并中麻石。此石之二真相似磁石，只是吸铁不得。中麻石心有赤，皮粗，是铁山石也。误服之，令人有恶疮，不可疗。夫欲验者，一斤磁石，四面只吸铁一斤者，此名延年沙；四面只吸得铁八两者，号曰续未石；四面只吸得五两已来者，号曰磁石。若夫修事一斤，用五花皮一镒、地榆一镒、故绵十五两，三件并细剉，以揪于石上碎作二、三十块，了，将磁石于瓷瓶子中，下草药，以东流水煮三日夜，然后漉出，拭干，以布裹之，向大石上再揪令细了，却，入乳钵中研细如尘，以水沉飞过了，又研如粉用之。

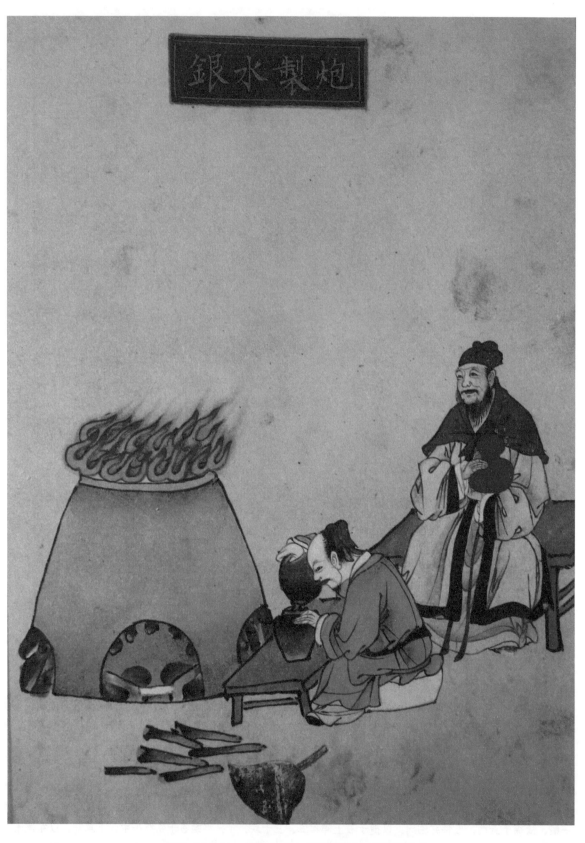

炮制水银

图6-14（1） 炮制水银（《补遗雷公炮制便览》）

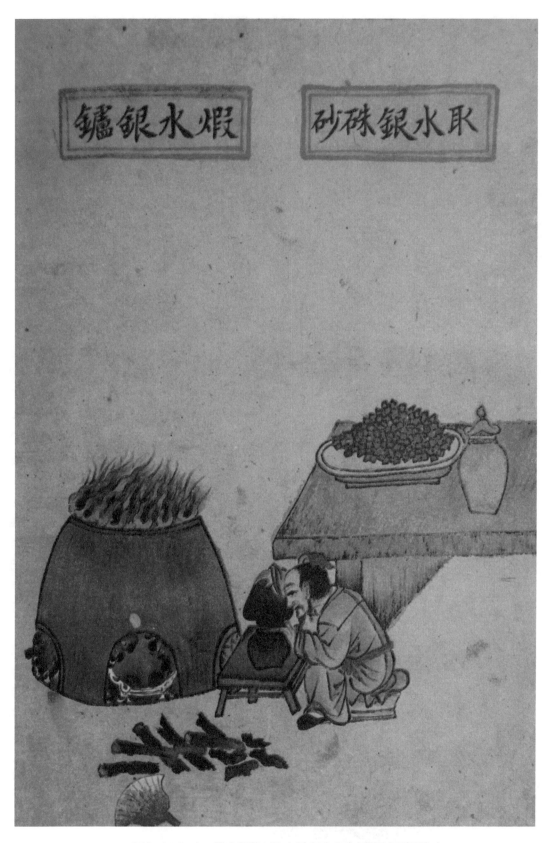

图6-14（2） 煅水银炉、取水银朱砂（《本草品汇精要》）

◎《雷公炮炙论》：凡使，勿用草中取者、并旧朱漆中者，勿用经别药制过者，勿用在尸过者、半生半死者。其水银若在朱砂中产出者，其水银色微红，收得后用胡芦收之，免遗失。若先以紫背天葵并夜交藤自然汁二味同煮一伏时，其毒自退。若修十两，用前二味汁各七镒和合，煮足为度。

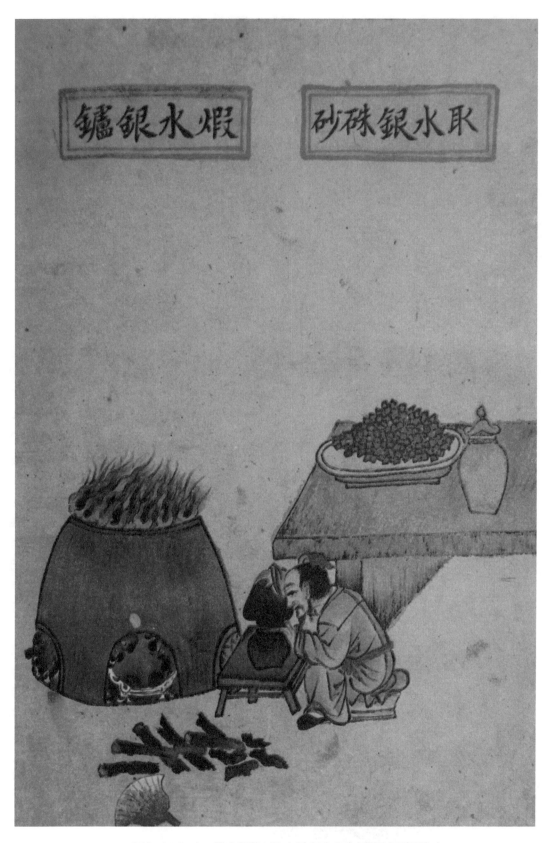

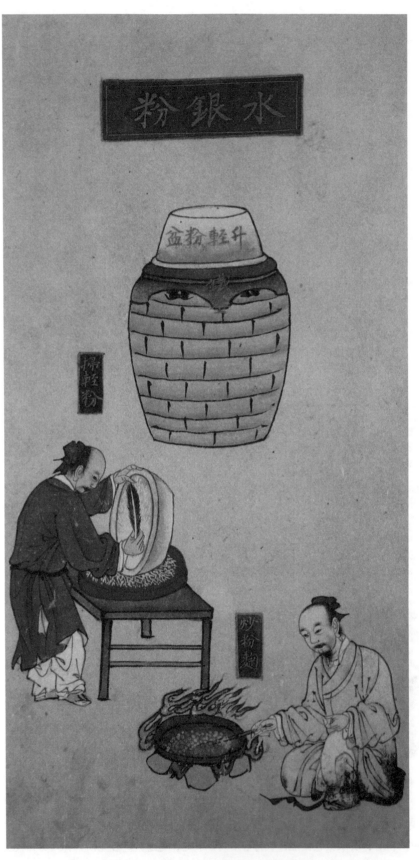

图6-15 水银粉（《补遗雷公炮制便览》）

◎《本草品汇精要》：引《图经》云：升符陵平土水银作轻粉，凡作粉先要作曲。其作曲之法：以皂矾一斤，盐减半，二味入旧铁锅内，以慢火炒之，仍以铁方铲搅不住手，炒干成曲，如柳青色。其升粉法：先置一平台，高三尺余，径二尺，不拘砖垍，以荆柴炭一斤，碎之如核桃大，烧于台上扇炽。每升粉一料，用水银一两二钱，曲二两二钱，内石臼内，石杵研，不见水银星为度。却，入白矾粗末二钱，三味搅匀，平摊铁盏中心，约厚三分许，鹅翎遍插小孔，将澄浆瓦盆覆之，缝以盐泥固济，勿令太实，实则难起。置盏于炽火上，候微热，以手蘸水轻抹其缝及盆，复用砖疏立盏下周护火气，待火尽，盆温揭之，勿令手重，重则振落。其粉凝于盆底，状若雪花而莹洁，以翎扫之，瓷器收贮。其盆盏浊滓，入后料再升。

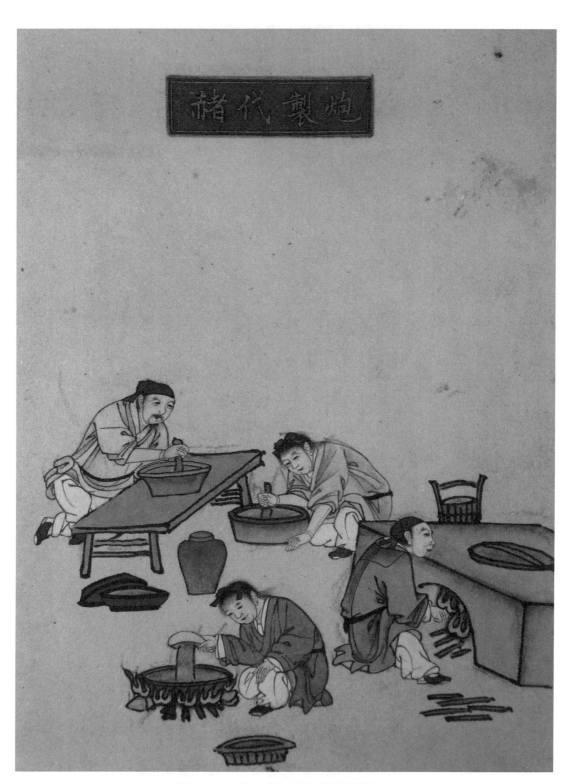

图6-16 代赭（《补遗雷公炮制便览》）

◎《雷公炮炙论》：凡使，不计多少，用蜡水细研尽，重重飞过，水面上有赤色如薄云者去之。然后用细茶脚汤煮之一伏时了，取出，又研一万匝方入。用净铁铛一口，著火，得铛热底赤，即下白蜡一两于铛底，逡巡间，便投新汲水冲之于中，沸一、二千度了，如此放冷，取出使之。

57

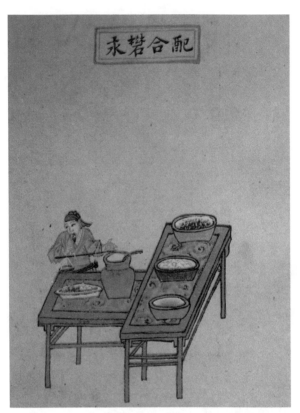

图6-17（1） 配合矾汞（《本草品汇精要》）

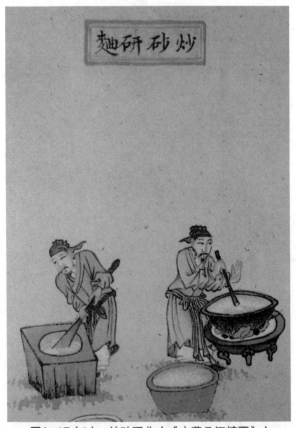

图6-17（2） 炒砂研曲（《本草品汇精要》）

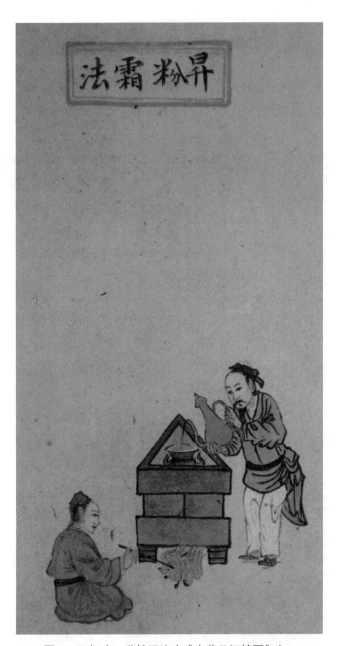

图6-17（3）　升粉霜法（《本草品汇精要》）

◎《本草品汇精要》：升粉霜之法：用焰硝、食盐、白矾、皂矾各一斤，入铁锅内炒，熔成汁，急以铁铲频搅，结成黄色砂子，谓之粗面。内石臼中，以铁杵研令极细，谓之细面。入水银一斤，研令不见微星为度，是谓汞面。分作四分，先以阳城罐长五六寸者，用细炭灰一斤，入盐六两，水和得所，留罐口二分许，周匝固济，晒干。内汞面一分于内，上用铁灯盏深一二寸者盖之，下用铁锹，上用铁线，将灯盏与锹缠束极紧。外用盐十两，白炭灰十六两，水和为泥，捏作饼子，烧通红，待冷，研为细末。水调得所，用小竹签细细将罐口封固，约一指厚，盏罐相平，晒极干。用大铁钉三个钉在地下，高三四寸，周围离罐二寸，用砖数个围成炉。煤用四斤，炭用二斤。

火候之法：先文后武。煤炭陆续旋添上，勿近盏。待盏热时，徐徐添极热水，止可九分满，水少即添，常令水足。仍以沿盏边滚为度，若满盏通滚为火大，火大则罐必裂；慢慢滚起为火小，火小则粉不升。水上火下，欲其相济，别点长线香，以三炷为则。至二炷香尽时，火方渐渐近盏，与盏相平；至三炷香完，即便去火。莫动其罐，待罐极冷时，方可开罐。罐底曲渣不用，盏下之霜用刀刮下，其色尚未白，至汞曲四分俱升毕时，共研为细末，通入一罐。如前法再升一遍，其色渐白，再研为细末。如前法再升一遍，其霜坚白，状如寒水石一般，方入药用也。

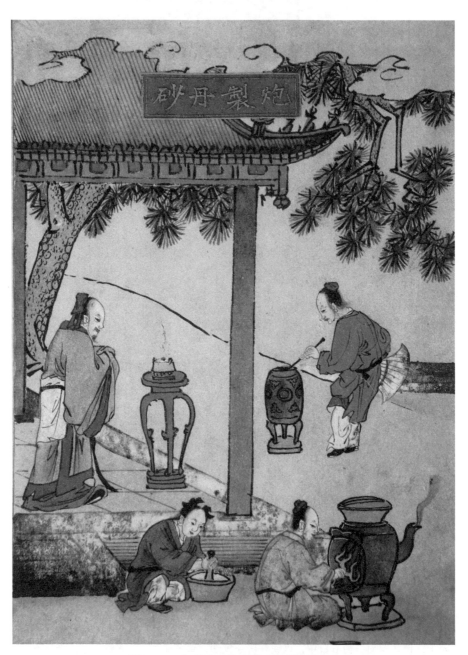

图6-18 朱砂（《补遗雷公炮制便览》）

◎《雷公炮炙论》：凡使，宜须细认取，诸般尚有百等，不可一一论之。有妙硫砂，如拳许大，或重一镒，有十四面，面如镜，若遇阴沉天雨，即镜面上有红浆汁出。有梅柏砂，如梅子许大，夜有光生，照见一室。有白庭砂，如帝珠子许大，面上有小星现。有神座砂，又有金座砂、玉座砂，不经丹灶，服之而自延寿命。次有白金砂、澄水砂、阴成砂、辰锦砂、芙蓉砂、镜面砂、箭镞砂、曹末砂、土砂、金星砂、平面砂、神末砂，以上不可一一细述也。

夫修事朱砂，先于一静室内焚香斋沐，然后取砂，以香水浴过，了，拭干，即碎捣之，后向钵中更研三伏时，竟，取一瓷锅子，着研了砂于内，用甘草、紫背天葵、五方草各剉之，著砂上下，以东流水煮，亦三伏时，勿令水火阙失，时候满，去三件草，又以东流水淘令净，干晒，又研如粉。用小瓷瓶子盛，又入青芝草、山须草半两盖之，下十斤火煅，从巳至子时方歇，候冷，再研似粉。如要服，则入熬蜜，丸如细麻子许大，空腹服一丸。如要入药中用，则依此法。凡煅，自然住火。每五两朱砂，用甘草二两、紫背天葵一镒、五方草自然汁一镒，若东流水，取足。

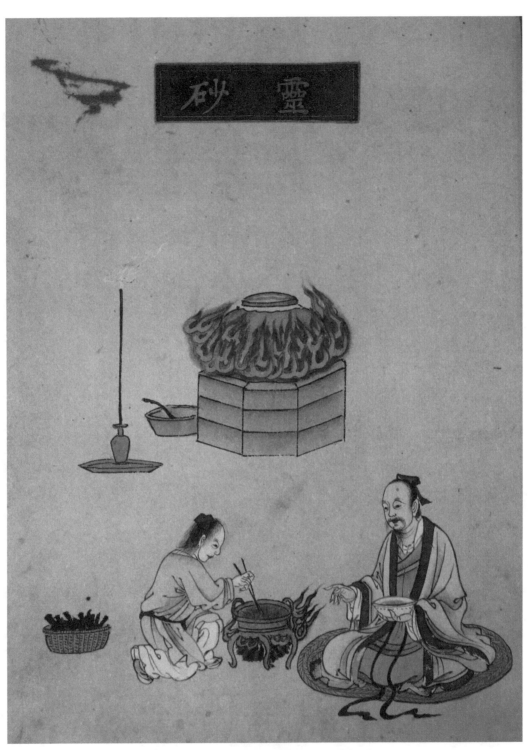

图6-19　灵砂（《补遗雷公炮制便览》）

◎**《本草品汇精要》**：升炼之法：用符陵平土水银四两，入铁锅内，以硫黄末一两，徐徐投下，慢火炒作青砂头。候冷研细，内阳城罐中，上坐铁盏，将铁线缠束数匝，钉纽之，弹线声清亮为紧。以赤石脂入盐密封其缝，仍用盐泥和豚毛令固济，厚一大指许，日干之。藉以铁架围砖作炉，外以文火自下煅至罐底，约红寸余，以香烬一炷。复用武火渐加至罐口，候香烬二炷为度。铁盏贮水，浅则益之，乃既济之义也。候冷取出，其砂升凝盏底如束针绞者，则成就矣。研细用。

## 砒霜

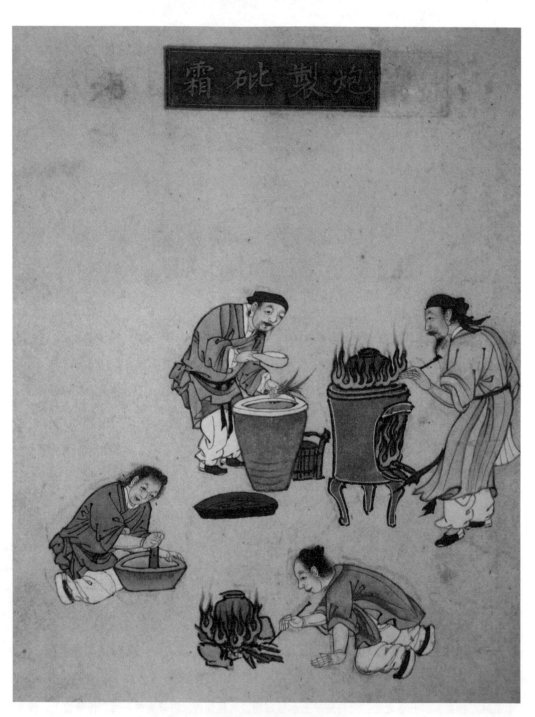

图6-20　砒霜（《补遗雷公炮制便览》）

◎《雷公炮炙论》：凡使，用小瓷瓶子盛后，入紫背天葵、石龙芮二味，三件便下火煅，从巳至申，便用甘草水浸，从申至子，出，拭干，却入瓶盛，于火中煅，别研三万下用之。

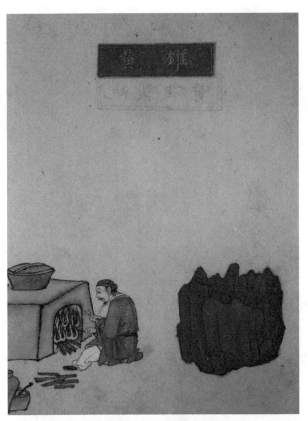

图6-21（1）　雄黄（《补遗雷公炮制便览》）

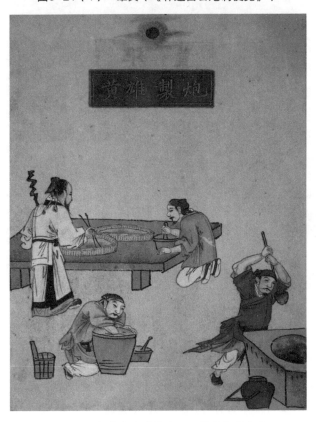

图6-21（2）雄黄（《补遗雷公炮制便览》）

◎《雷公炮炙论》：凡使，勿用黑鸡黄、自死黄、夹腻黄。其臭黄真似雄黄，只是臭，不堪用，时人以醋洗之三、两度便无臭气，勿误用也；次有夹腻黄，亦似雄黄，其内一重黄，一重石，不堪用；次有黑鸡黄，亦似雄黄，如乌鸡头上冠也。凡使，要似鹧鸪鸟肝色为上。凡修事，先以甘草、紫背天葵、地胆、碧棱花四件，并细剉，每件各五两，雄黄三两，下东流水入坩埚中，煮三伏时，漉出，捣如粉，水飞，澄去黑者，晒干再研，方入药用。其内有劫铁石，是雄黄中有，又号赴矢黄，能劫于铁，并不入药用。

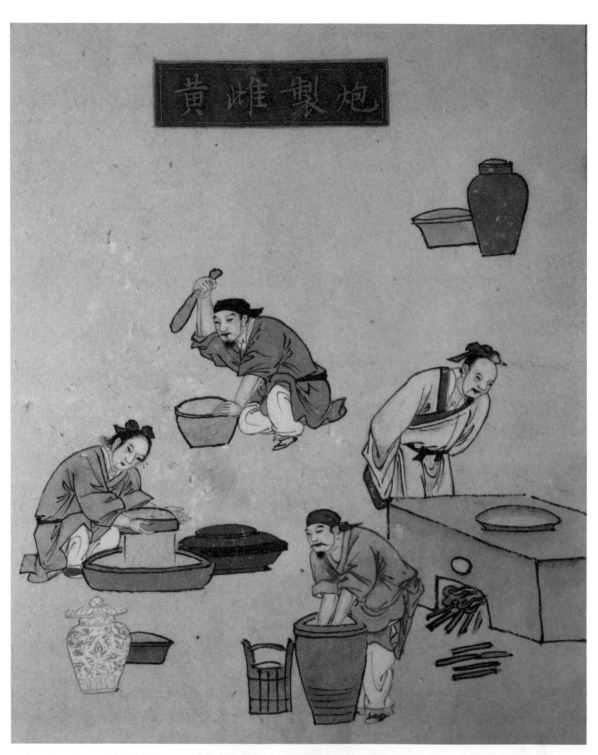

图6-22 雌黄（《补遗雷公炮制便览》）

◎《雷公炮炙论》：凡使，勿误用夹石黄、黑黄、珀熟等。雌黄一块重四两。按《乾宁记》云：指开，拆得千重，软如烂金者上。凡修事，勿令妇人、鸡、犬、新犯淫人、有患人、不男人、非形人，曾是刑狱地臭秽，已上并忌，若犯触者，雌黄黑如铁，不堪用也，及损人寿。凡修事四两，用天碧枝、和阳草、粟遂子草各五两，三件，干，湿加一倍用，瓷埚子中煮三伏时了，其色如金汁一垛在埚底下，用东流水猛投于中，如此淘三度了，去水，取出，拭干，却，于臼中捣，筛过，研如尘可用之。

| 青琅玕 | 黑羊石 |

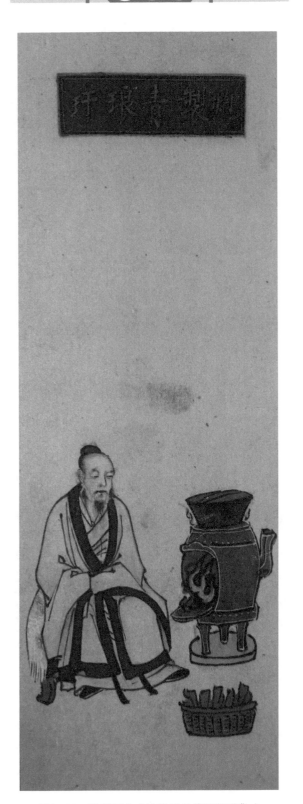

图6-23　青琅玕（《补遗雷公炮制便览》）

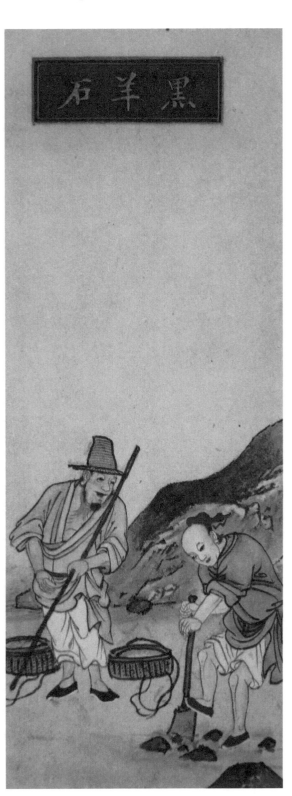

图6-24　黑羊石（《补遗雷公炮制便览》）

◎《本草品汇精要》：引《图经》云：青琅玕，生蜀郡平泽及巂州、西乌、白蛮中于阗国。苏恭云：琅玕乃有数种，是琉璃之类，火齐宝也。火齐珠名琅玕，五色惟青者入药为胜。

◎《本草品汇精要》：引《图经》云：生兖州宫山之西。春中掘地采之，以色黑有墙壁光莹者为上。研细，水飞用。

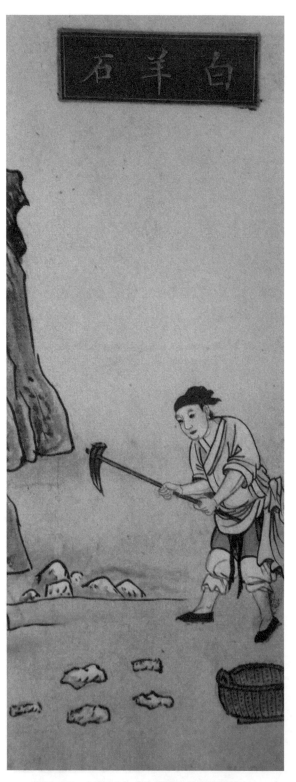

图6-25　白羊石（《补遗雷公炮制便览》）

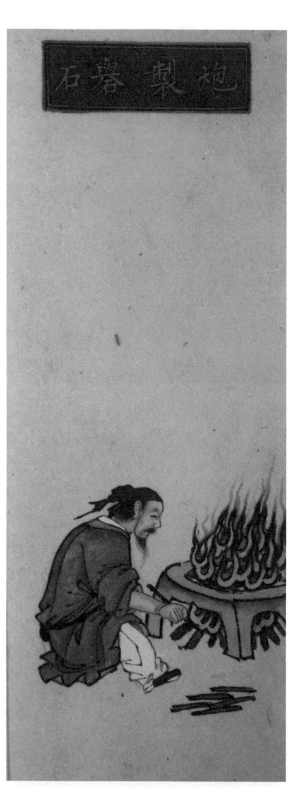

图6-26　磐石（《补遗雷公炮制便览》）

◎ **《本草品汇精要》**：引《图经》云：生兖州白羊
山。春中掘地取之，以白莹者为良。研细，水飞用。

◎ **《本草品汇精要》**：引《图经》云：生汉中山谷及少
室，今潞州亦有焉。其性大热，置水中令水不冰，质坚
而能拒火，烧之一日夕，但解散而不夺其坚。市人多取
洁白细理石当之，烧即为灰也。火煅，研细，水飞用。

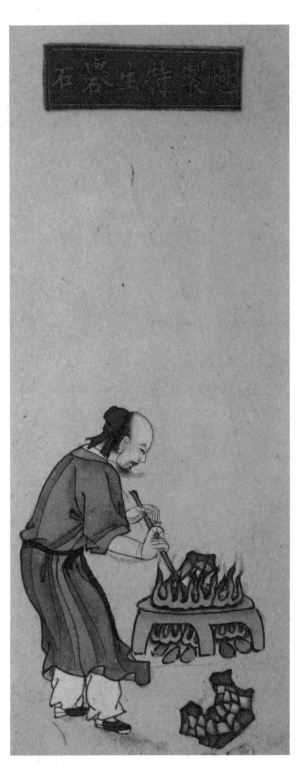

图6-27 特生礬石（《补遗雷公炮制便览》）

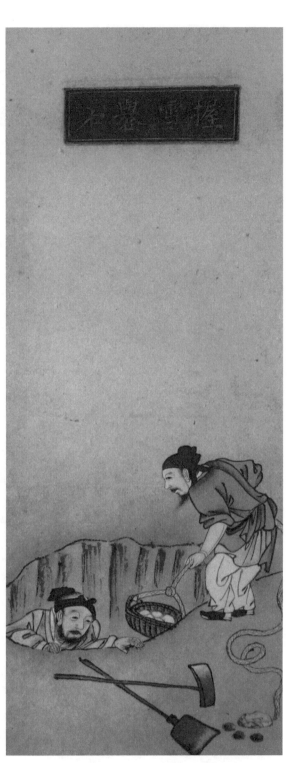

图6-28 握雪礬石（《补遗雷公炮制便览》）

◎《**本草品汇精要**》：引陶隐居云：旧鹳巢中者最佳，鹳常入水，冷，故取以壅卵令热，今不可得。惟用出汉中者，其外形紫赤色，内白如霜，中央有白，形状如齿者佳。《大散方》云：又出荆州新城郡房陵县，缥白色为好。用之亦先以黄土包烧之，合玉壶诸丸用。

◎《**本草品汇精要**》：引《图经》云：出徐州西宋里山，入土丈余，于烂土石间，黄白色，细软如面。研细用。

金石部

第六章

67

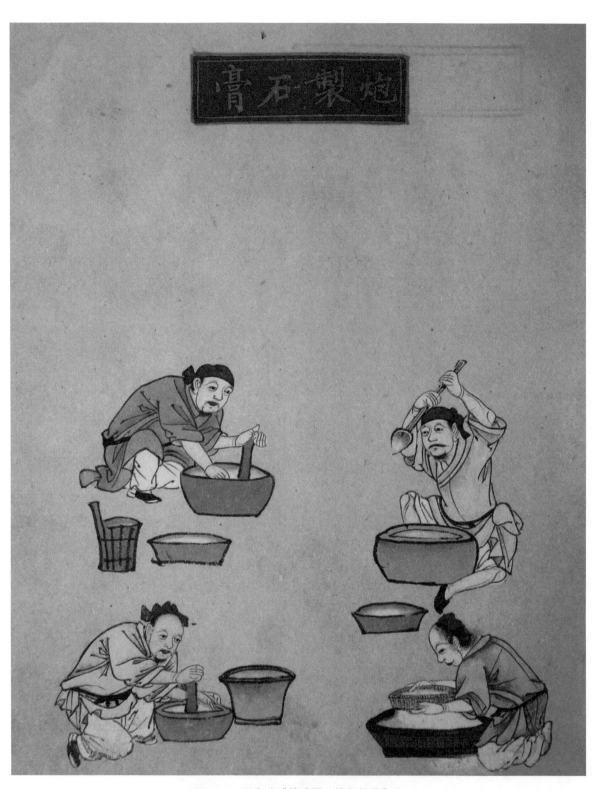

图6-29 石膏(《补遗雷公炮制便览》)

◎《雷公炮炙论》:凡使,勿用方解石。方解石虽白,不透明,其性燥;若石膏,出剡州茗山县义情山,其色莹净如水精,性良善也。凡使之,先于石臼中捣成粉,以夹物罗过,生甘草水飞过了,水尽令干,重研用之。

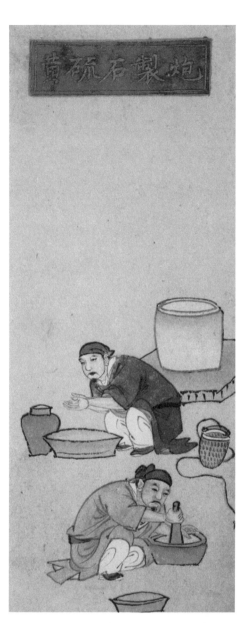

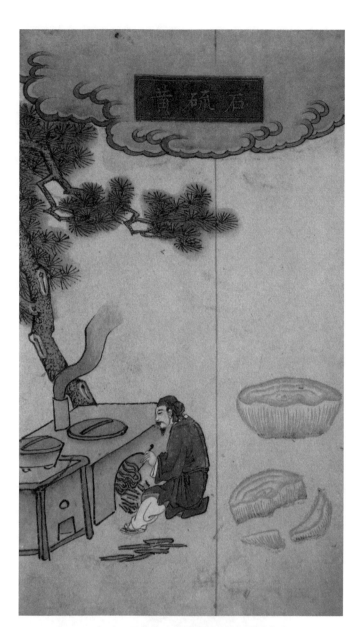

图6-30（1） 石硫黄（《补遗雷公炮制便览》）　　　图6-30（2） 石硫黄（《补遗雷公炮制便览》）

◎《雷公炮炙论》：凡使，勿用青赤色及半白半青、半赤半黑者。自有黄色，内莹净似物命者，贵也。凡用，四两，先以龙尾蒿自然汁一镒、东流水三镒、紫背天葵汁一镒、粟遂子茎汁一镒，四件合之，搅令匀一，坩埚用六一泥固济底下，将硫黄碎之，入于埚中，以前件药汁旋旋添入，火煮之，汁尽为度，了，再以百部末十两、柳蚪末二斤、一簇草二斤，细剉之，以东流水并药等，同煮硫黄二伏时，日满，去诸药，取出，用熟甘草汤洗了，入钵中研二万币方用。

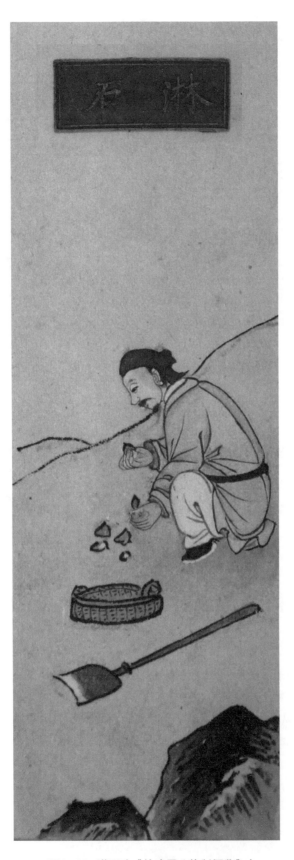

图6-31 淋石（《补遗雷公炮制便览》）

◎《**本草品汇精要**》：淋石乃患石淋之人溺中出者，非他物也。盖人下部郁结湿热，积久不散，移入膀胱，煎熬日渍，轻则凝如脂膏，甚则结如砂石，即若烹器煎熬日久遂成汤硷之义。候出时收之仍服以治淋，正谓物各从其类也。水磨服之。

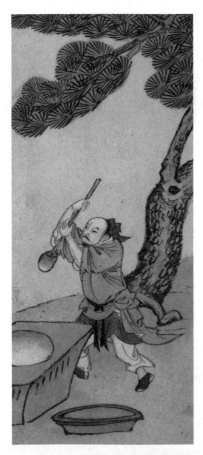

图6-32（1） 滑石（《补遗雷公炮制便览》）

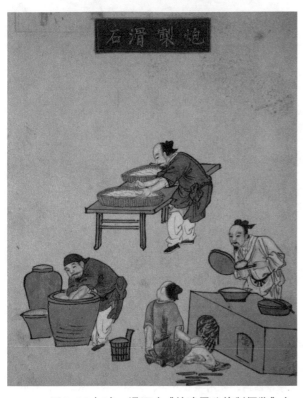

图6-32（2） 滑石（《补遗雷公炮制便览》）

◎《雷公炮炙论》：凡使，有多般，勿误使之。有白滑石、绿滑石、乌滑石、冷滑石、黄滑石。其白滑石如方解石，色白，于石上画有白腻文，方使得。滑石绿者，性寒，有毒，不入药中用。乌滑石似鳖色，画石上有青白腻文，入用妙也。黄滑石色似金，颗颗圆，画石上有青黑色者，勿用，杀人。冷滑石青苍色，画石上作白腻文，亦勿用。若滑石，色似冰，白青色，画石上有白腻文者，真也。凡使，先以刀刮研如粉，以牡丹皮同煮一伏时，出，去牡丹皮，取滑石，却用东流水淘过，于日中晒干方用。

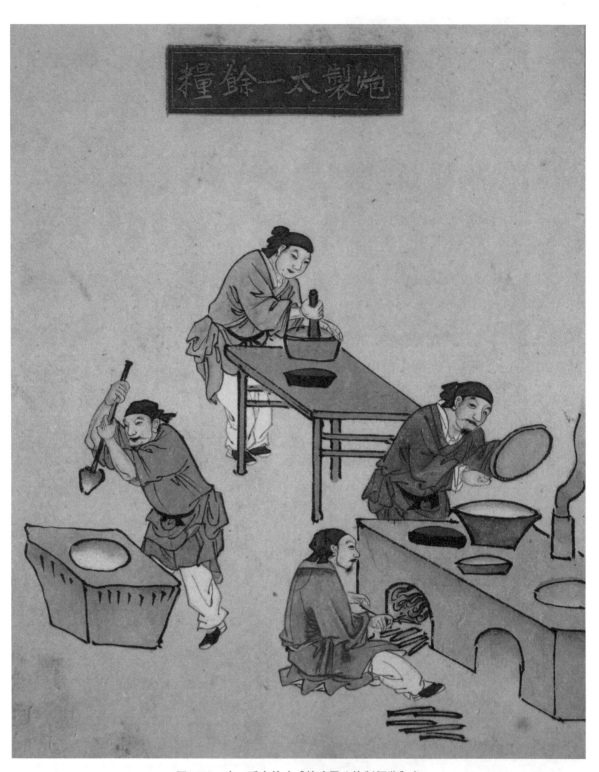

图6-33　太一禹余粮（《补遗雷公炮制便览》）

◎《雷公炮炙论》：凡使，勿误用石中黄并卵石黄，此二名石真似太一禹余粮也。其石中黄向里赤黑黄，味淡微咀。卵石黄味酸，个个如卵，内有子一块，不堪用也。若误饵之，令人肠干。太一禹余粮，看即如石，轻敲便碎可如粉也；兼重重如叶子雌黄，此能益脾，安藏气。凡修事四两，先用黑豆五合、黄精五合，水二斗，煮取五升，置于瓷埚中，下太一禹余粮，著火煮，旋添，汁尽为度，其药气自然香如新米，捣了，又研一万杵方用。

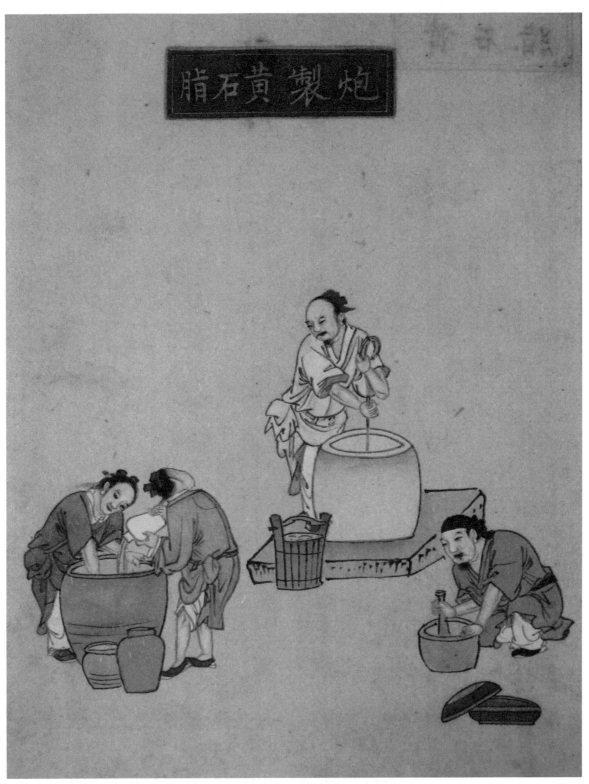

炮製黄石脂

图6-34 黄石脂（《补遗雷公炮制便览》）

◎《雷公炮炙论》：凡使，须研如粉，用新汲水投于器中，搅不住手，了，倾作一盆，如此飞过三度，澄者去之，取飞过者，任入药中使用。服之，不问多少，不得食卵味。

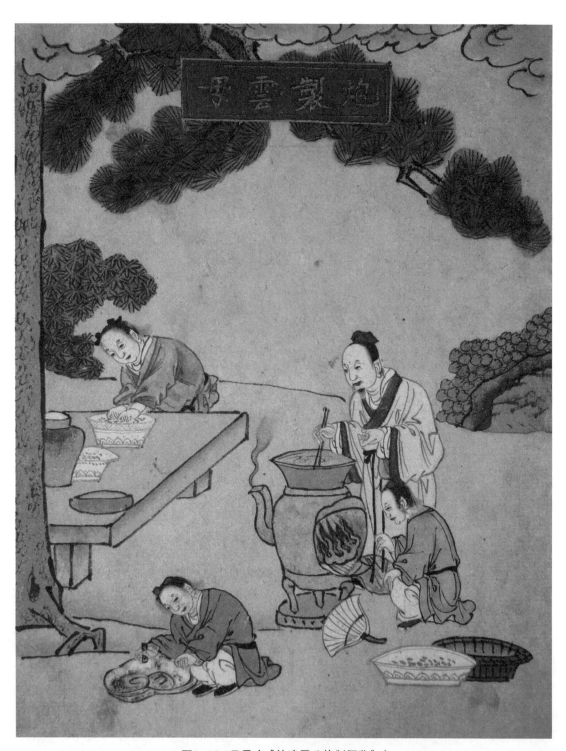

图6-35 云母(《补遗雷公炮制便览》)

◎《雷公炮炙论》：凡使，色黄黑者厚而顽，赤色者，经妇人手把者，并不中用。须要光莹如冰色者为上。凡修事一斤，先用小地胆草、紫背天葵、生甘草、地黄汁各一镒，干者细剉，湿者取汁，了，于瓷锅中安云母并诸药了，下天池水三镒，著火煮七日夜，水火勿令失度，其云母自然成碧玉浆在锅底，却，以天池水猛投其中，将物搅之，浮如蜗涎者即去之。如此三度，淘净了，取沉香一两，捣作末，以天池水煎沉香汤三升已来，分为三度，再淘云母浆了，日中晒，任用之。

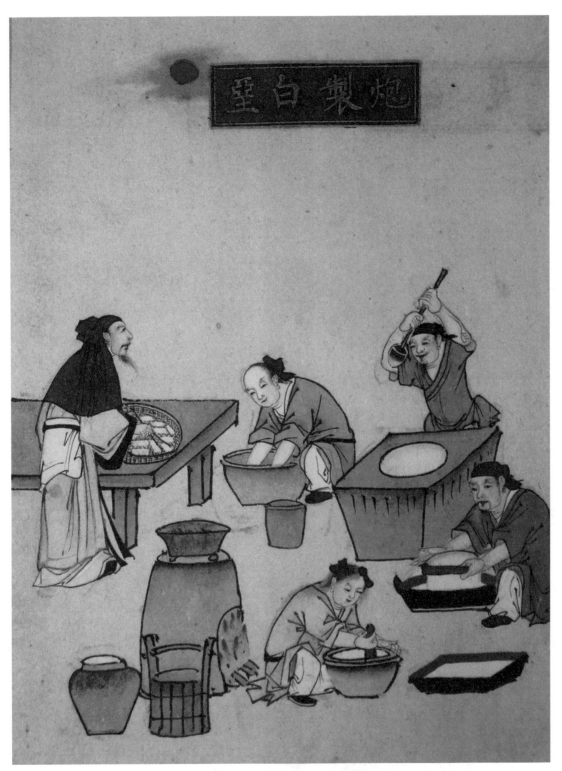

炮制白垩

图6-36 白垩（《补遗雷公炮制便览》）

◎《雷公炮炙论》：凡使，勿用色青并底白者。凡使，先单捣令细，三度筛过了，又入钵中研之，然后将盐汤飞过，晾干。每修事白垩二两，用白盐一分，投于斗水中，用铜器物内沸十余沸了，然后用此沸了水飞过白垩，免结涩人肠也。

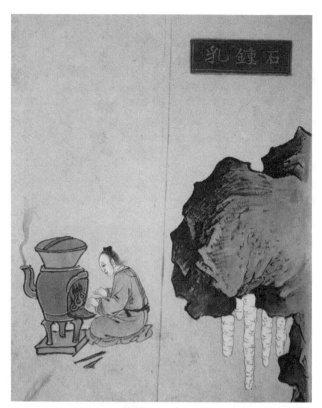

图6-37（1）　石钟乳（《补遗雷公炮制便览》）

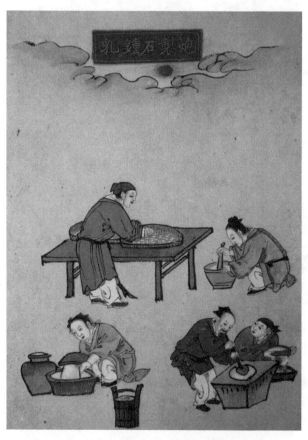

图6-37（2）　石钟乳（《补遗雷公炮制便览》）

◎《雷公炮炙论》：凡使，勿用头粗厚并尾大者，为孔公石，不用。色黑及经大火惊过、并久在地上收者，曾经药物制者，并不得用。须要鲜明、薄而有光润者，似鹅翎筒子为上，有长五、六寸者。凡修事法：以五香水煮过一伏时，然后滤出，又别用甘草、紫背天葵汁渍，再煮一伏时。凡八两钟乳，用沉香、零陵、藿香、甘松、白茅等各一两，以水先煮过一度了，第二度方用甘草等二味各二两再煮，了，滤出，拭干，缓火焙之，然后入白，杵如粉，筛过，却，入钵中，令有力少壮者三、两人，不住研三日夜勿歇，然后用水飞，澄了，以绢笼之，于日中晒令干，又入钵中研二万遍后，以瓷合子收贮用之。

## 井泉石

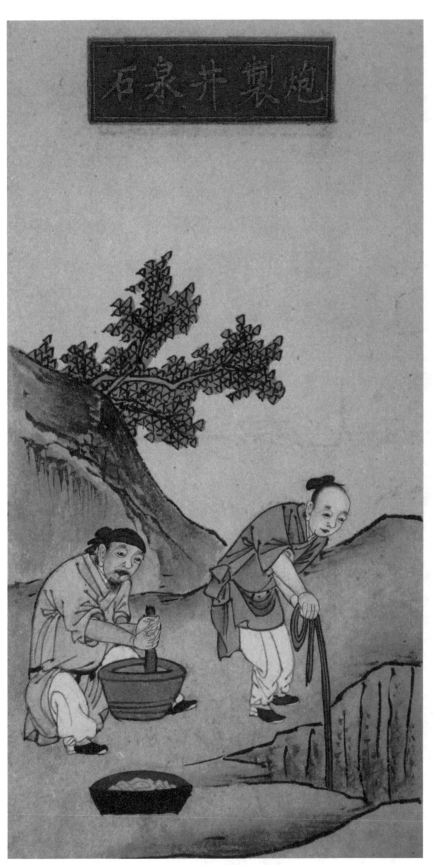

◎《本草品汇精要》：引《图经》云：生深州城西二十里剧家村地，泉深一丈许，其石如土色，圆方、长短、大小不等，内实外圆，作层重叠相交者。一种出饶阳郡者为胜，生田野间，穿地深丈余得之。研细如粉，水飞过用。

图6-38 井泉石（《补遗雷公炮制便览》）

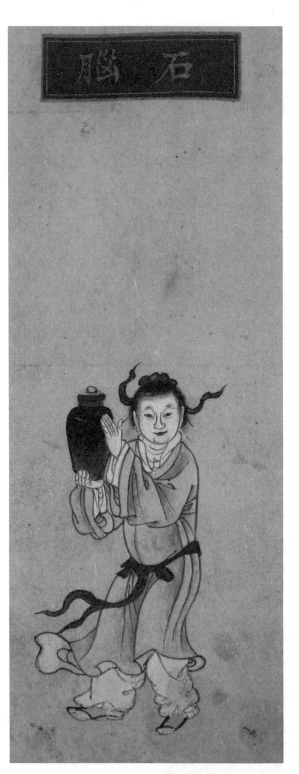

图6-39　石脑（《补遗雷公炮制便览》）

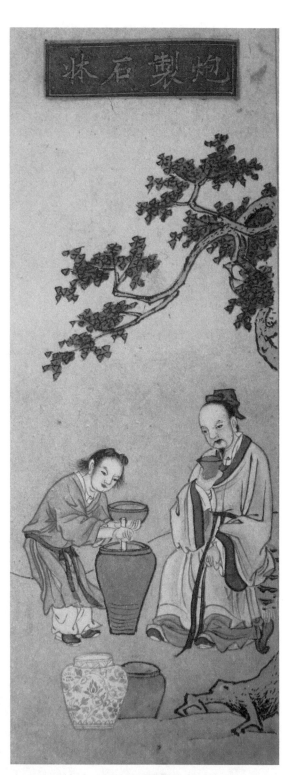

图6-40　石床（《补遗雷公炮制便览》）

◎《**本草品汇精要**》：引陶隐居云：生名山土石中。此石亦钟乳之类，形如曾青而白色，黑斑软易破。今茅山东及西平山并有，凿土龛取之，俗方不见用，《仙经》有刘君导仙散用之。研细用。

◎《**本草品汇精要**》：引《图经》云：出南海及赵国、梁山山谷。从石室中汁溜积久，盘结为床，谓之石床。研细，水飞过用。

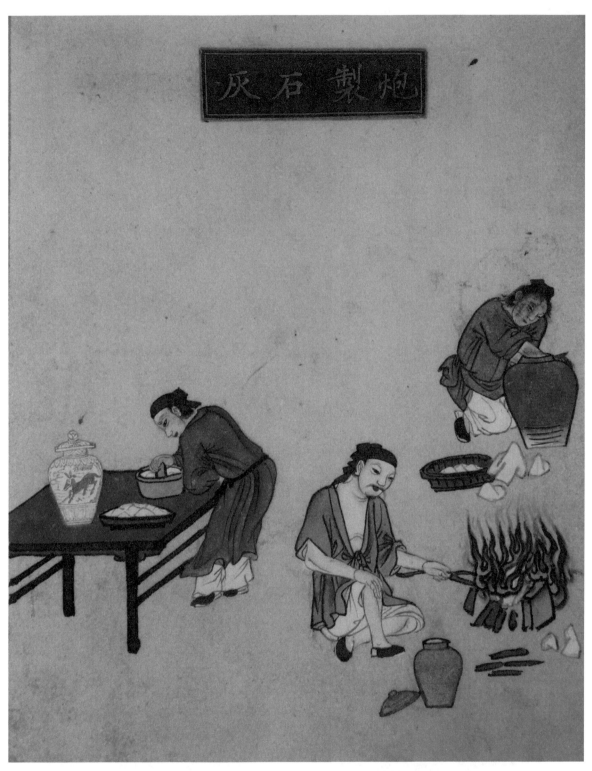

炮製石灰

图6-41　石灰（《补遗雷公炮制便览》）

◎《雷公炮炙论》：凡使，用醋浸一宿，滤出，待干，下火煅令腥秽气出，用瓶盛，著密盖，放冷，拭上灰令净，细研用。

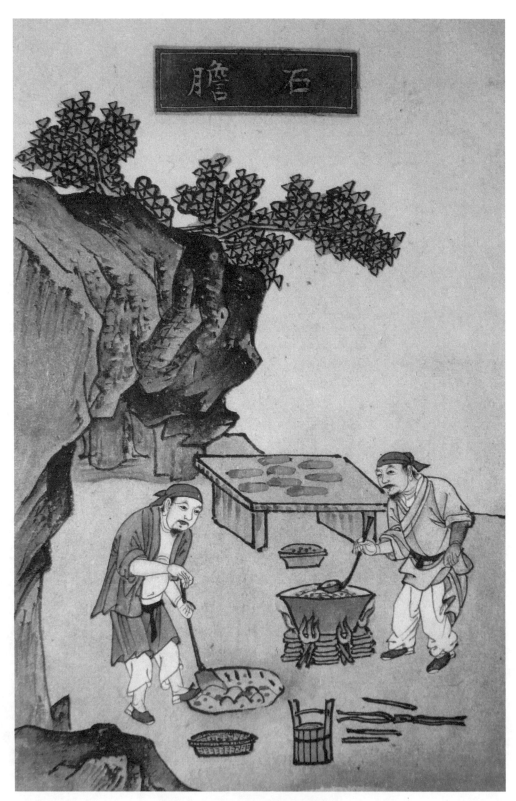

图6-42 石胆（《补遗雷公炮制便览》）

◎《**本草品汇精要**》：引《图经》云：出羌道山谷，羌里句青山，今惟信州铅山县有之。生于铜坑中，采得煎炼而成。又有自然生者，尤为珍贵。凡用，研为细末。

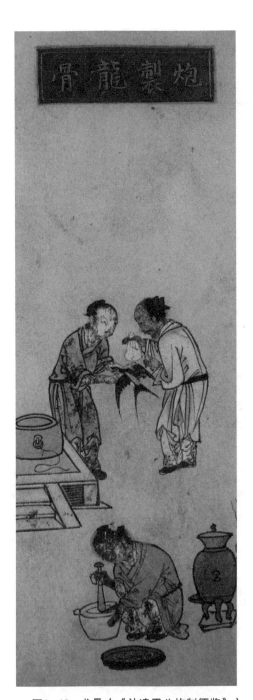

图6-43 龙骨（《补遗雷公炮制便览》）

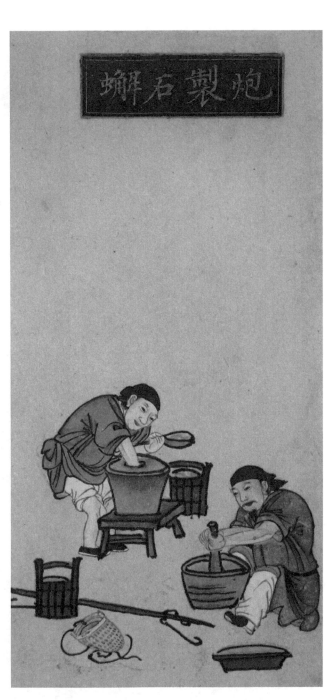

图6-44 石蟹（《补遗雷公炮制便览》）

◎《雷公炮炙论》：剡州生者，仓州、太原者上。其骨细、文广者是雌；骨粗、文狭者是雄。骨五色者上，白色者中，黑色者次，黄色者稍得。经落不净之处不用，妇人采得者不用。夫使，先以香草煎汤浴过两度，捣研如粉，用绢袋子盛粉末了，以燕子一只，擘破腹，去肠，安骨末袋于燕腹内，悬于井面上一宿，至明，去燕子并袋子，取骨粉重研万下，其效神妙。但是，丈夫服，空心。益肾药中安置，图龙骨气入肾藏中也。

◎《本草品汇精要》：引《图经》云：生南海，今岭南近海州郡皆有之。体质石也，而都与蟹相似。又云：是寻常蟹尔，年月深久，水沫相著，因化成石。每遇海潮即飘出。又一种入洞穴年深者亦然。去泥并粗石细研，水飞过用。

81

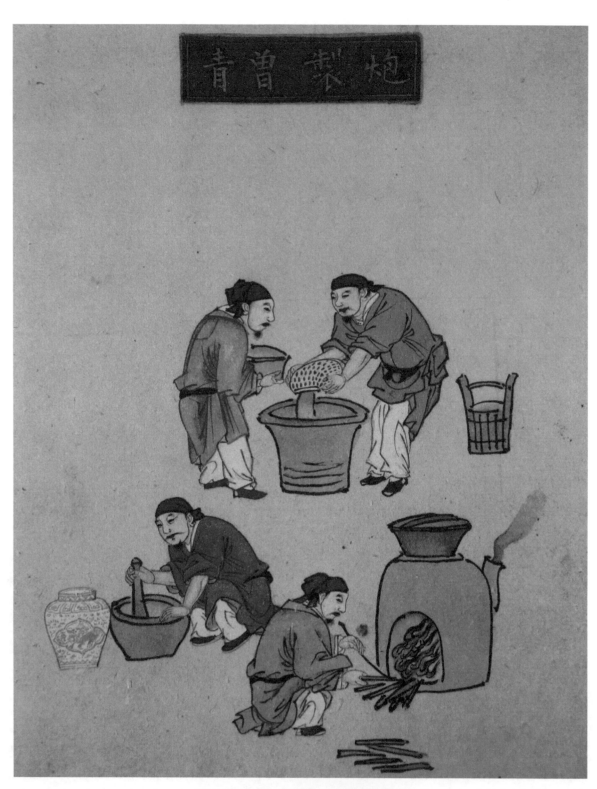

图6-45 曾青（《补遗雷公炮制便览》）

◎《雷公炮炙论》：凡使，勿用夹石及铜青。若修事一两，要紫背天葵、甘草、青芝草三件，干、湿各一镒，并细剉，放于一瓷埚内，将曾青于中，以东流水二镒并诸药等，缓缓煮之，五昼夜，勿令水火失。时足取出，以东流水浴过，却，入乳钵中研如粉用。

## 肤青 | 消石

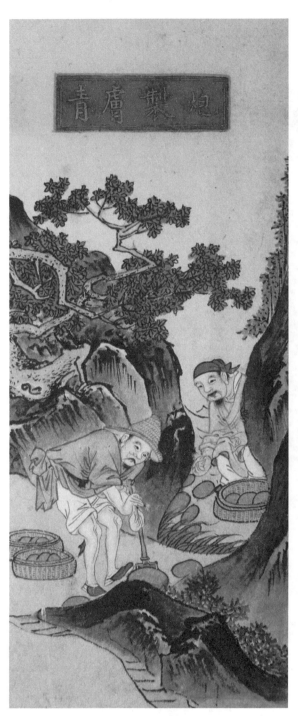

图6-46 肤青（《补遗雷公炮制便览》）

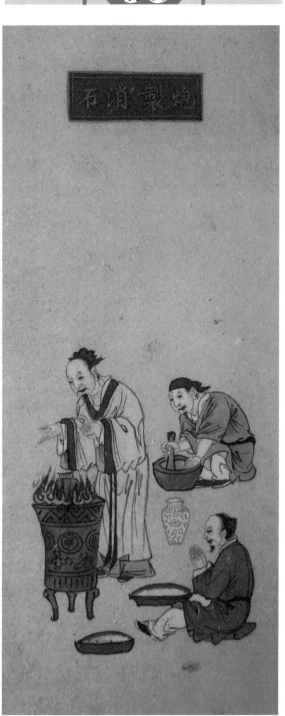

图6-47 消石（《补遗雷公炮制便览》）

◎《**本草品汇精要**》：引《图经》云：生益州川谷，俗方及《仙经》并无用此者，亦相与不复识。

◎《**雷公炮炙论**》：凡使，先研如粉，以瓷瓶子于五斤火中煅令通赤，用鸡肠菜、柏子仁和作一处，分丸如小帝珠子许，待瓶子赤时，投消石于瓶子内，帝珠子尽为度，其消石自然伏火。每四两消石，用鸡肠菜、柏子仁共十五个。

第六章　金石部

83

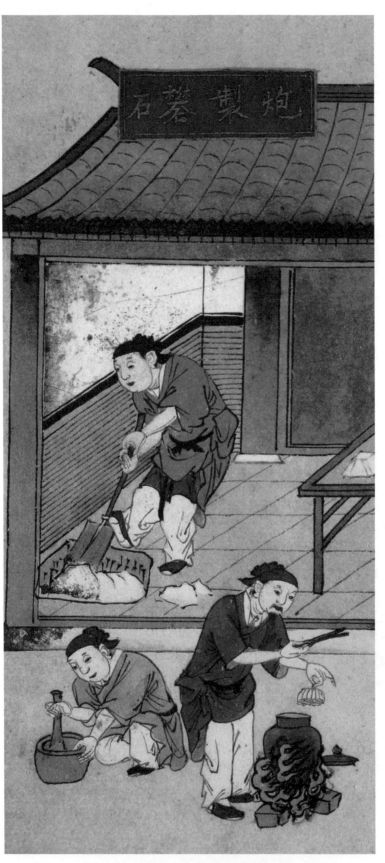

## 矾石

图6-48 矾石（《补遗雷公炮制便览》）

◎《雷公炮炙论》：凡使，须以瓷瓶盛，于火中煅令内外通赤，用钳揭起盖，旋安石蜂窠于赤瓶子中，烧蜂窠尽为度。将钳夹出，放冷，敲碎，入钵中研如粉后，于屋下掘一坑，可深五寸，却，以纸裹，留坑中一宿，取出，再研。每修事十两，用石蜂窠六两，尽为度。又云：凡使，要光明如水精，酸、咸、涩味全者，研如粉，于瓷瓶中盛。其瓶盛得三升已来，以六一泥泥，于火畔炙之令干，置研了白矾于瓶内，用五方草、紫背天葵二味自然汁各一镒，旋旋添白矾于中，下火逼令药汁干，用盖子并瓶口，更以泥泥上，下用火一百斤煅，从巳至未，去火，取白矾瓶出，放冷，敲破，取白矾，捣细，研如轻粉，方用之。若经大火一煅，色如银，自然伏火，铢象不失。

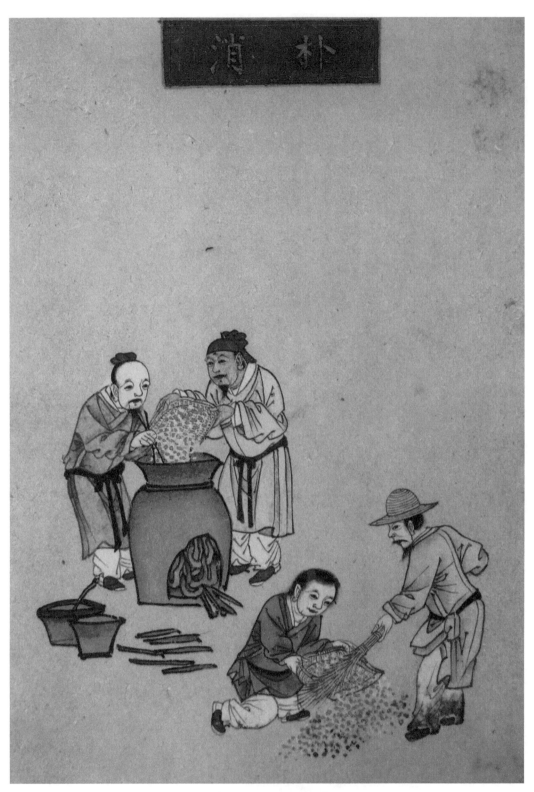

图6-49　朴消（《补遗雷公炮制便览》）

◎《**本草品汇精要**》：引《图经》云：生益州山谷、咸水之阳及武都、陇西、西羌，以西川者为佳。彼人采扫之，以水淋取汁一煎而成，乃朴消也。炼之白如银，能寒能热，能滑能涩，能辛能苦，能咸能酸。入地千年不变色。青白者佳，黄者伤人，赤者杀人。

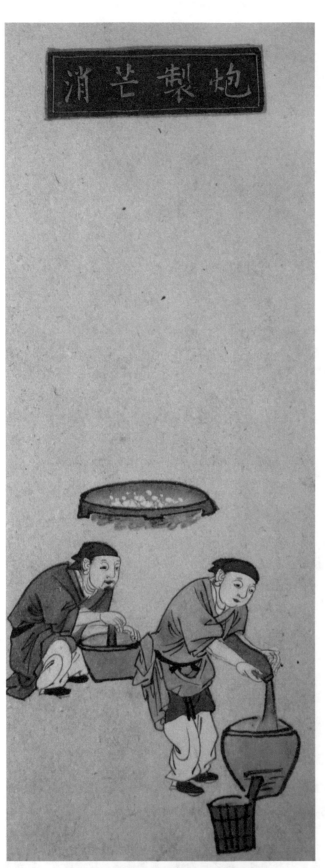

图6-50　芒消（《补遗雷公炮制便览》）

◎《雷公炮炙论》：凡使，先以水飞过，用五重纸滴过，去脚，于铫中干之，方入乳钵，研如粉任用。芒消是朴消中炼出，形似麦芒者，号曰芒消。

# 玄明粉

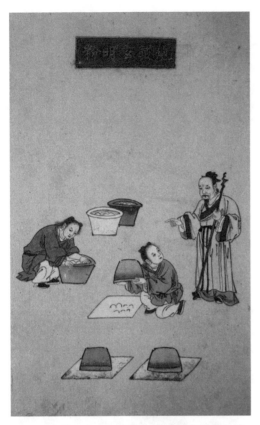

图6-51（1）　玄明粉（《本草品汇精要》）

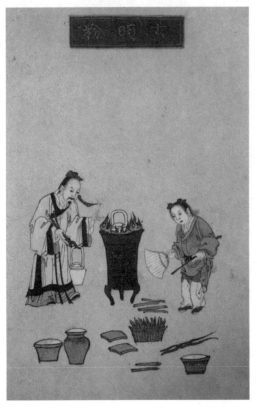

图6-51（2）　玄明粉（《本草品汇精要》）

◎《本草品汇精要》：引《太阴经》云：以益州朴消二斤，须是白净者，以瓷罐一个叠实。却，以瓦一片盖罐，用十斤炭火一煅，罐口不盖，著炭一条，候沸定了方盖之。复以十五斤炭煅之，放冷一伏时，提罐出药，以纸摊在地上，盆盖之一伏时。日取干，入甘草二两，生熟用细捣罗为末。

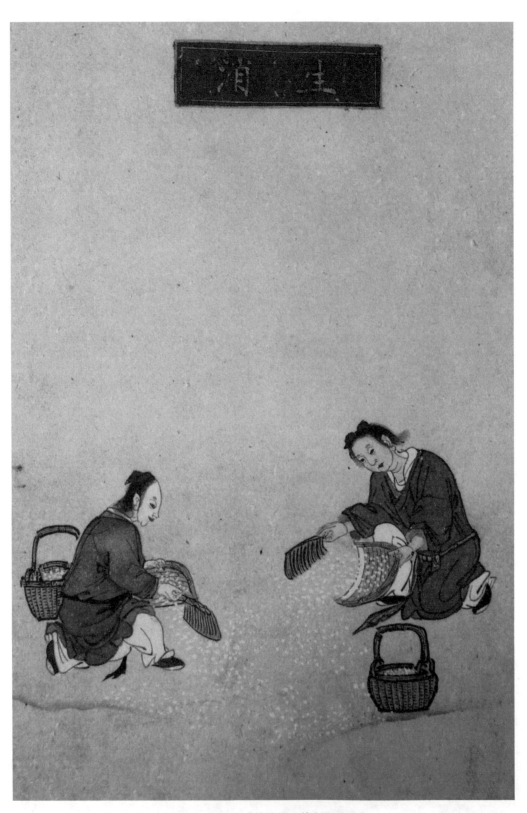

图6-52 生消（《补遗雷公炮制便览》）

◎《**本草品汇精要**》：引《图经》云：生茂州西山岩石间及蜀道。其形块大小不常，似朴消而小坚，其色青白，不由煮炼而成者也。

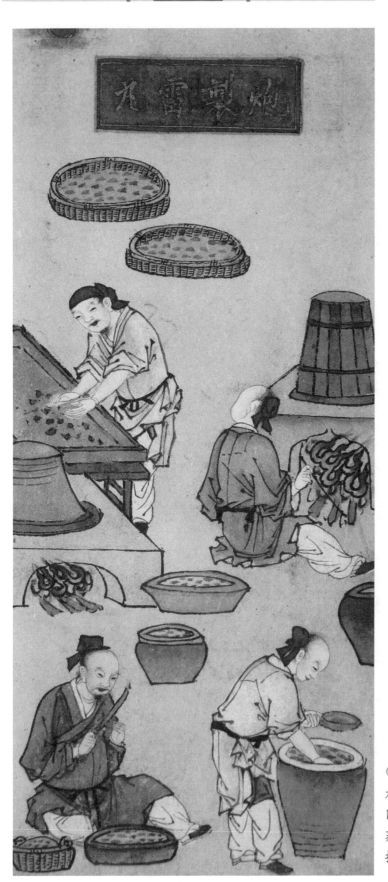

雷丸

图7-1　雷丸（《补遗雷公炮制便览》）

# 第七章

# 藻蘚部

◎《雷公炮炙论》：凡使，用甘草水浸一宿，了，铜刀刮上黑皮，破作四、五片，又用甘草汤浸一宿后，蒸，从巳至未，出，日干，却以酒拌，如前从巳至未蒸，日干用。

藻蘚部

第七章

89

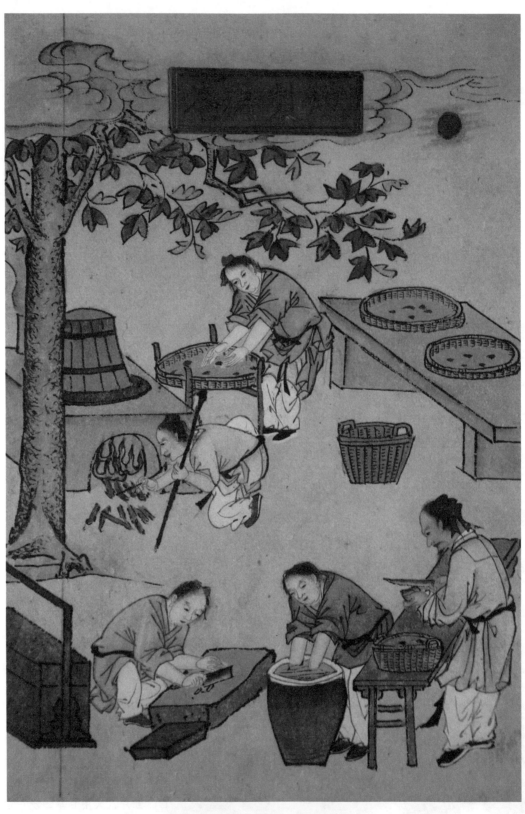

图7-2 猪苓（《补遗雷公炮制便览》）

◎《雷公炮炙论》：凡采得，用铜刀削上粗皮一重，薄切，下东流水浸一夜，至明漉出，细切，以升麻叶对蒸一日，出，去升麻叶令净，晒干用。

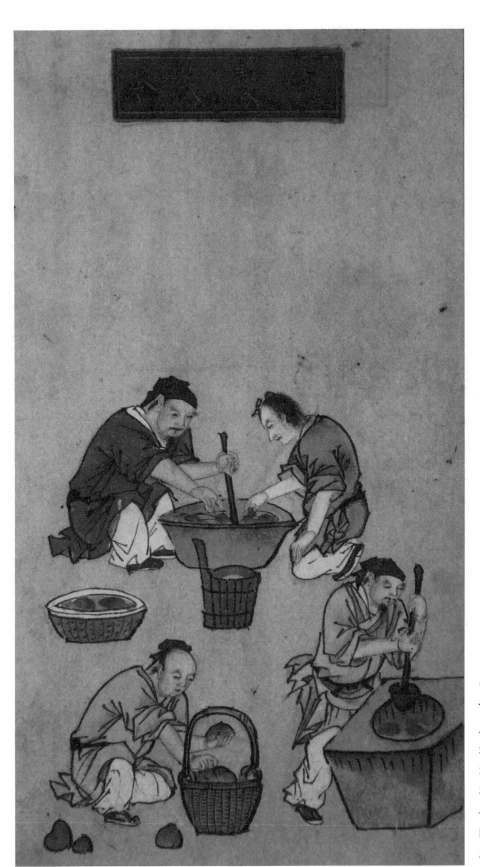

图7-3 茯苓（《补遗雷公炮制便览》）

◎《雷公炮炙论》：凡采得后，去皮、心、神了，捣令细，于水盆中搅令浊，浮者去之，是茯苓筋，若误服之，令人眼中童子并黑睛点小，兼盲目，甚记之。

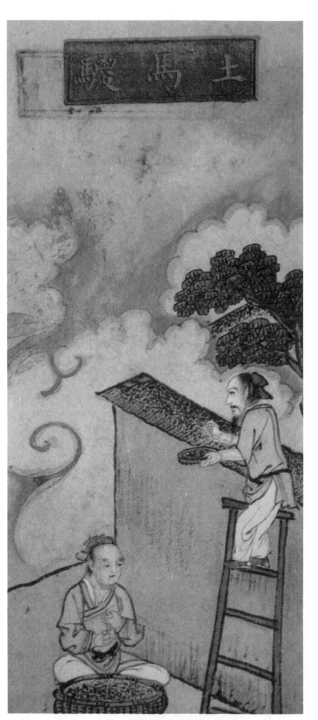

图7-4 土马鬃（《补遗雷公炮制便览》）

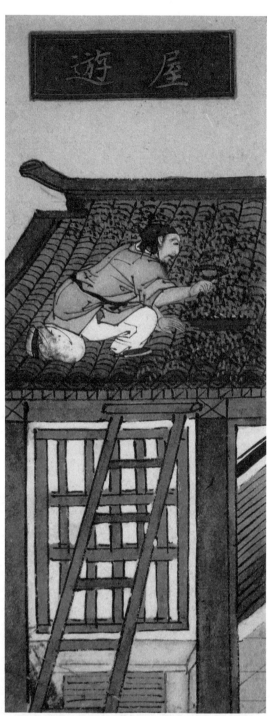

图7-5 屋游（《补遗雷公炮制便览》）

◎ **《本草品汇精要》**：引《图经》云：生于背阴，古墙垣上有之，岁多雨则茂盛。世人以为垣衣，非也。垣衣生垣墙之侧，此物生垣墙之上，比垣衣更长。大抵苔之类也。以其所附不同，故立名与主疗亦异。在屋则谓之屋游、瓦苔；在墙垣则谓之垣衣、土马鬃；在地则谓之地衣；在井则谓之井苔；在水中石上则谓之陟厘。

◎ **《本草品汇精要》**：引陶隐居云：此古瓦屋上青苔衣也。剥取，净洗服。

中药炮制
传统技艺图典

## 第一节 山草分部

### 甘草

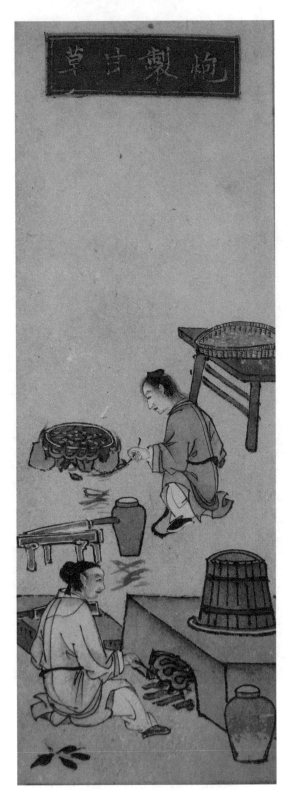

图8-1 甘草（《补遗雷公炮制便览》）

◎《雷公炮炙论》：凡使，须去头、尾尖处，其头、尾吐人。凡修事，每斤皆长三寸剉，劈破作六、七片，使瓷器中盛，用酒浸蒸，从巳至午，出，暴干，细剉。使一斤，用酥七两涂上，炙酥尽为度。又，先炮令内外赤黄用良。

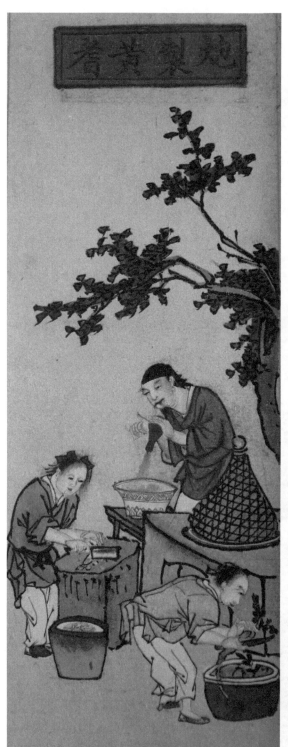

图8-2　黄芪（《补遗雷公炮制便览》）

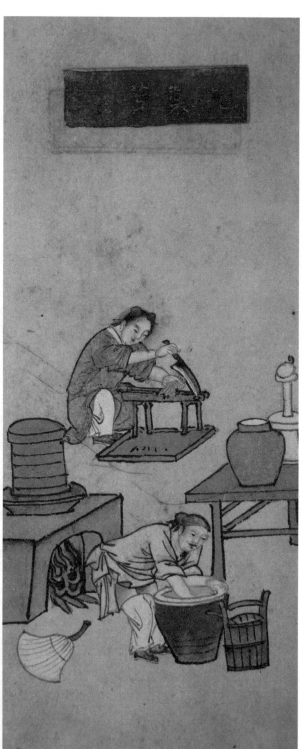

图8-3　苦参（《补遗雷公炮制便览》）

◎《雷公炮炙论》：凡使，勿用木耆草，真相似，只是生时叶短并根横。凡修事，先须去头上皱皮，了，蒸半日出，后用手擘令细，于槐砧上剉用。

◎《雷公炮炙论》：凡使，不计多少，先须用糯米浓泔汁浸一宿，上有腥秽气，并在水面上浮，并须重重淘过，即蒸，从巳至申，出，晒干，细剉用之。

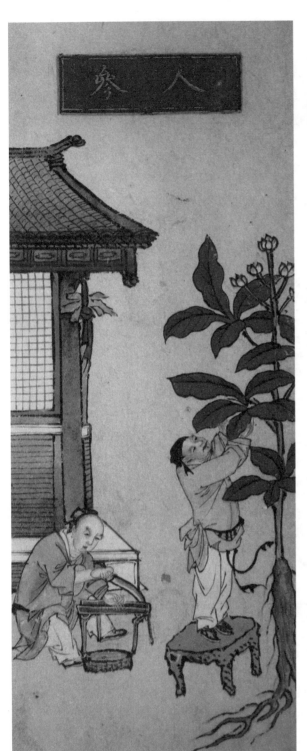

图8-4　人参（《补遗雷公炮制便览》）

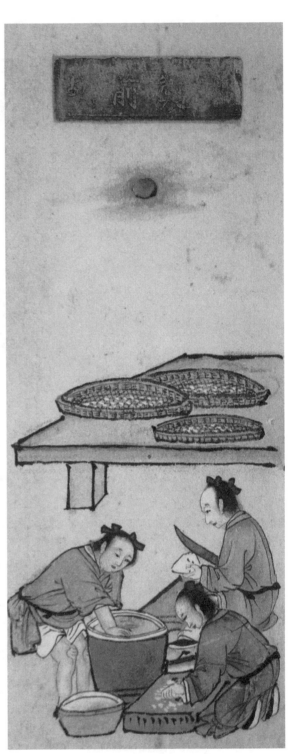

图8-5　前胡（《补遗雷公炮制便览》）

◎《雷公炮炙论》：凡使，要肥大，块如鸡腿并似人形者。凡采得，阴干，去四边芦头并黑者，剉入药中。夏中少使，发心疡之患也。

◎《雷公炮炙论》：凡使，勿用野蒿根，缘真似前胡，只是味粗酸。若误用，令人胃反不受食。若是前胡，味甘、微苦。凡修事，先用刀刮上苍黑皮并髭、土，了，细剉，用甜竹沥浸令润，于日中晒干用之。

第八章　草部

95

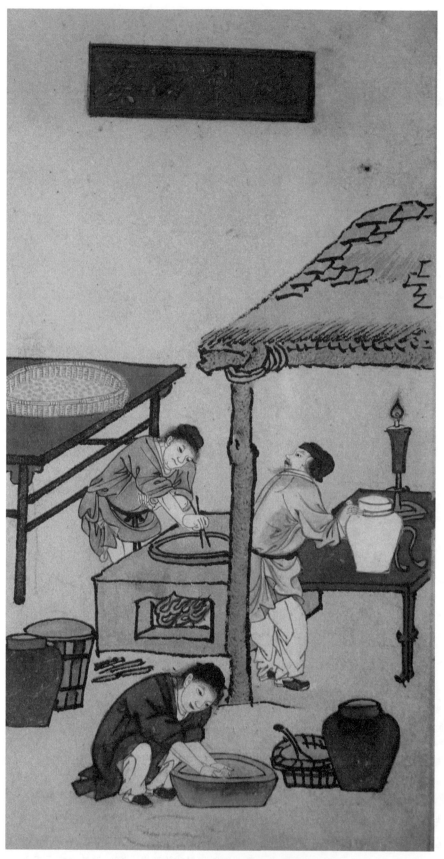

图8-6 防葵（《补遗雷公炮制便览》）

◎《雷公炮炙论》：凡使，勿误用狼毒，缘真似防葵，而验之有异，效又不同，切须审之，恐误疾人。其防葵在蔡州沙土中生，采得二十日便蚛，用之唯轻为妙。凡欲使，先须拣去蚛末，后用甘草汤浸一宿，漉出，暴干，用黄精自然汁一、二升拌了，土器中炒令黄精汁尽。

96

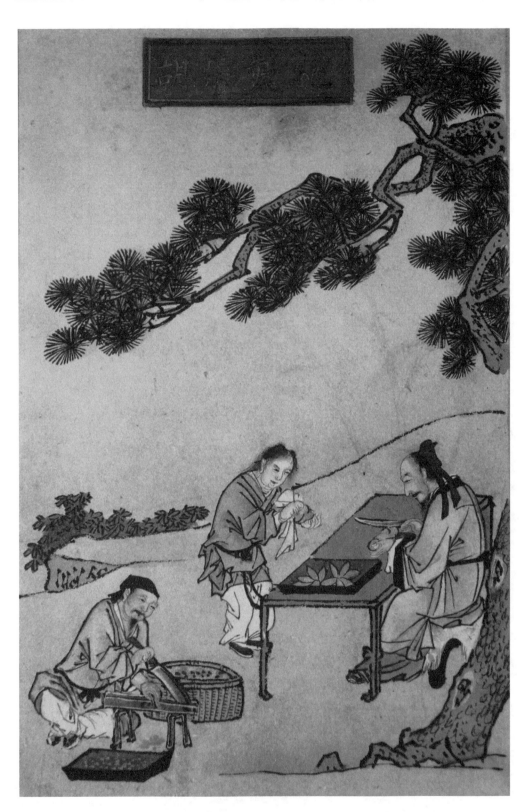

图8-7　柴胡（《补遗雷公炮制便览》）

◎《雷公炮炙论》：凡使，茎长软、皮赤、黄髭须。出在平州平县，即今银州银县也。西畔生处，多有白鹤、绿鹤于此翔处，是柴胡香直上云间，若有过往闻者，皆气爽。凡采得后，去髭并头，用银刀削上赤薄皮少许，却，以粗布拭了，细剉用之。勿令犯火，立便无效也。

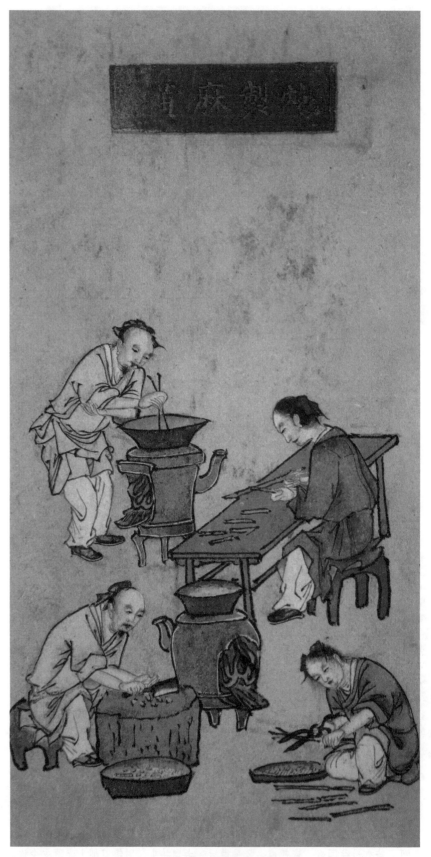

图8-8　麻黄（《补遗雷公炮制便览》）

◎《雷公炮炙论》：凡使，去节并沫，若不尽，服之令人闷。凡修事，用夹刀剪去节并头，槐砧上用铜刀细剉，煎三、四十沸，竹片掠去上沫尽，漉出，晒干用之。

## 肉苁蓉

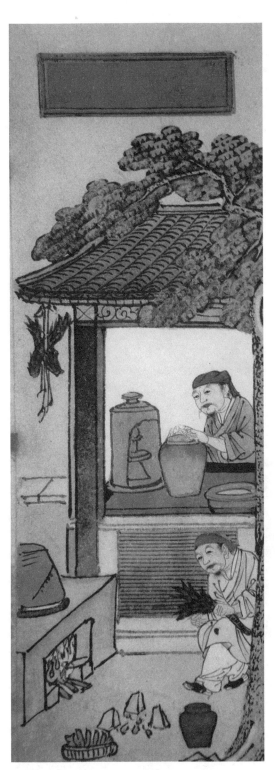

图8-9　肉苁蓉（《补遗雷公炮制便览》）

◎《雷公炮炙论》：凡使，先须用清酒浸一宿，至明，以棕刷刷去沙土、浮甲尽，劈破中心，去白膜一重，如竹丝草样是，此偏隔人心前气不散，令人上气不出。凡使用，先须酒浸，并刷草，了，却蒸，从午至酉，出，又用酥炙得所。

## 远志

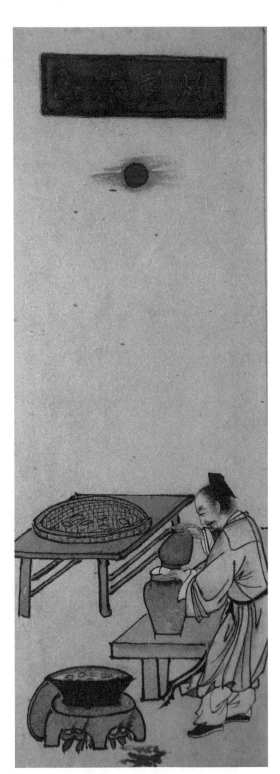

图8-10　远志（《补遗雷公炮制便览》）

◎《雷公炮炙论》：远志凡使，先须去心，若不去心，服之令人闷。去心了，用熟甘草汤浸一宿，漉出，暴干用之也。

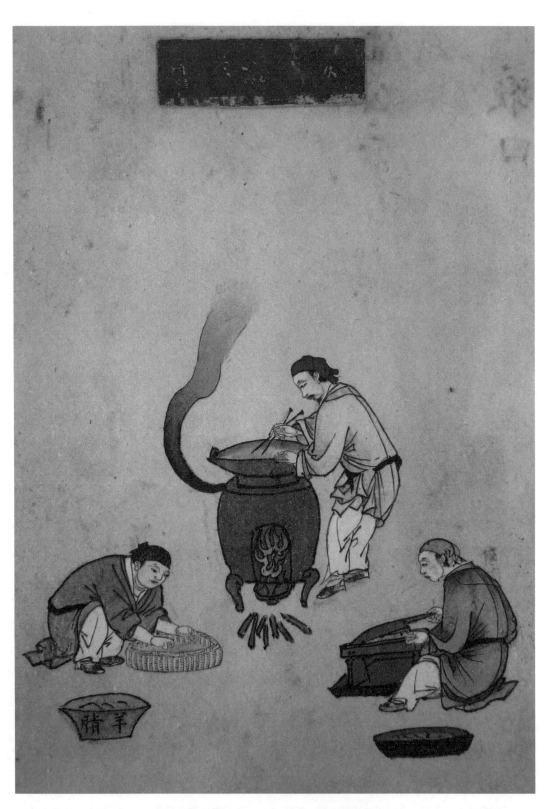

图8-11 淫羊藿（《补遗雷公炮制便览》）

◎《雷公炮炙论》：凡使，时呼仙灵脾，须用夹刀夹去叶四畔花枝，尽后，细剉，用羊脂相对拌炒过，待羊脂尽为度。每修事一斤，用羊脂四两为度也。

| 仙茅 | 黄芩 |
| --- | --- |

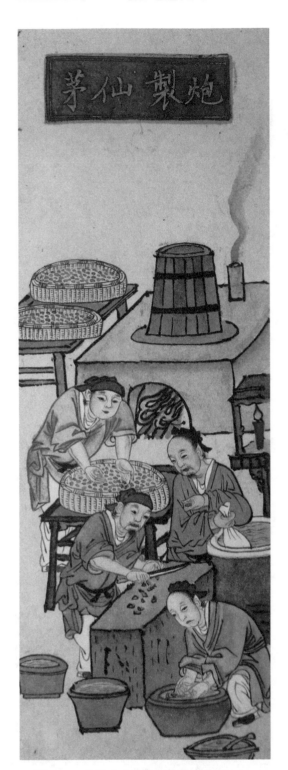

图8-12　仙茅（《补遗雷公炮制便览》）

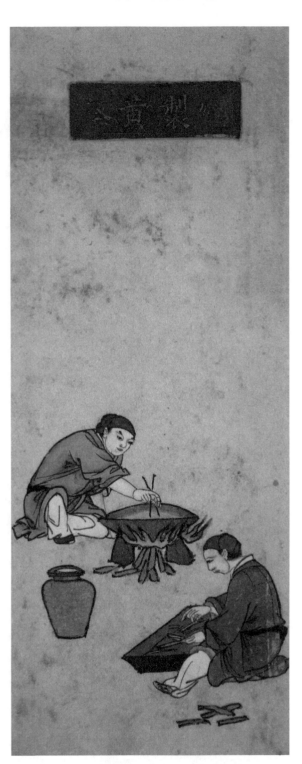

图8-13　黄芩（《补遗雷公炮制便览》）

◎《雷公炮炙论》：凡采得后，用清水洗令净，刮上皮，于槐砧上用铜刀切豆许大，却，用生稀布袋盛，于乌豆水中浸一宿，取出，用酒湿拌了蒸，从巳至亥，取出，暴干。勿犯铁，斑人须鬓。

◎《本草品汇精要》：引《神农本经》云：主诸热黄疸，肠澼，泻痢，逐水，下血闭，恶疮疽，蚀火疡。去粗皮及腐烂者，锉用或酒炒。

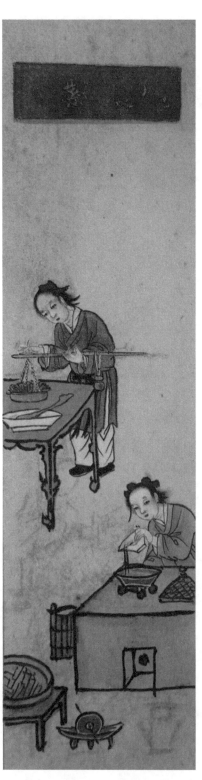

图8-14 紫草（《补遗雷公炮制便览》）

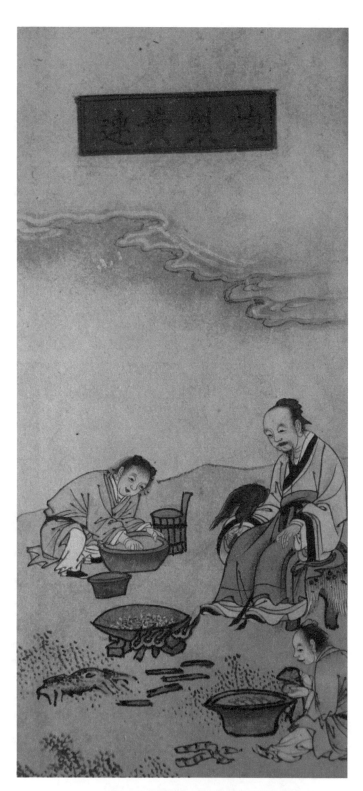

图8-15 黄连（《补遗雷公炮制便览》）

◎《雷公炮炙论》：凡使，须用蜡水蒸之，待水干取，去头并两畔髭，细剉用。每修事紫草一斤，用蜡三两，于铛中镕，镕尽，便投蜡水作汤用。

◎《雷公炮炙论》：凡使，以布拭上肉毛，然后用浆水浸二伏时，漉出，于柳木火中焙干用。若服此药得十两，不得食猪肉；若服至三年，不得食猪肉一生也。

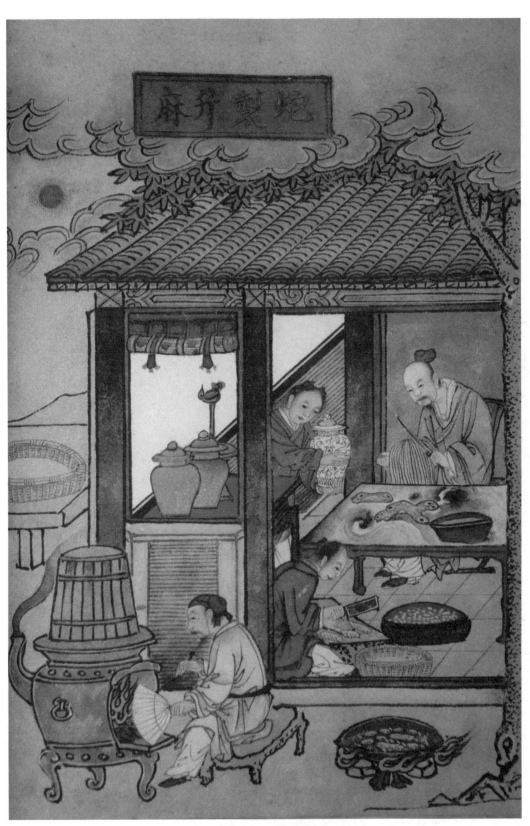

图8-16 升麻（《补遗雷公炮制便览》）

◎《雷公炮炙论》：凡使，采得了，刀刮上粗皮一重，了，用黄精自然汁浸一宿，出，暴干，细剉，蒸了，暴干用之。

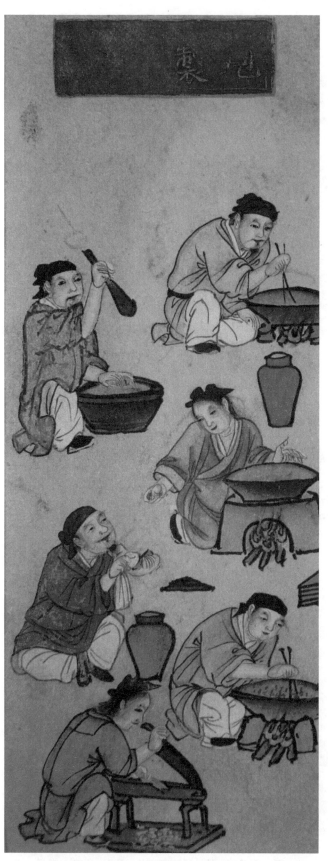

图8-17 天麻（《补遗雷公炮制便览》）

◎《雷公炮炙论》：凡使，勿用御风草，缘与天麻相似，只是叶、茎不同。其御风草根茎斑，叶皆白、有青点。使御风草根勿使天麻。二件若同用，即令人有肠结之患。若修事天麻十两，用蒺藜子一镒，缓火煼焦熟后，便先安置天麻十两于瓶中，上用火煼过蒺藜子盖，内外便用三重纸盖、并系，从巳至未时，又出蒺藜子，再入煼炒，准前安天麻瓶内，用炒了蒺藜子于中，依前盖，又隔一伏时后出，如此七遍。瓶盛出后，用布拭上气汗，用刀劈，焙之，细剉，单捣然用。

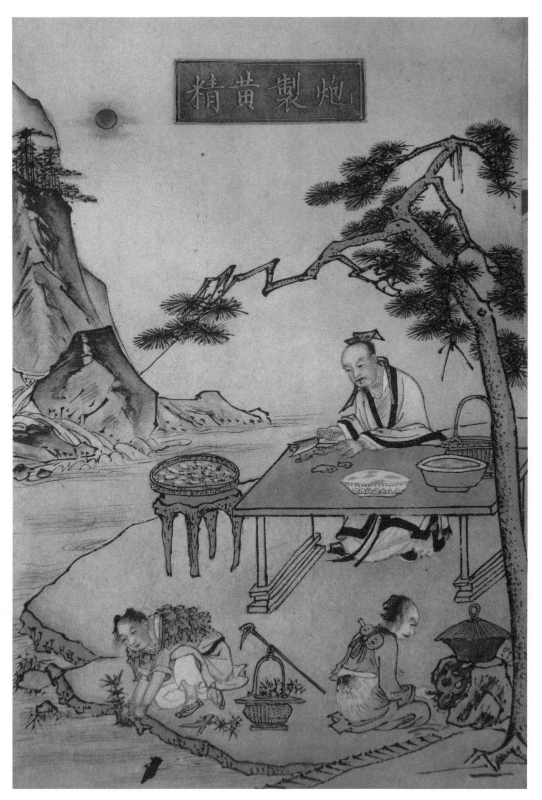

图8-18 黄精（《补遗雷公炮制便览》）

◎《雷公炮炙论》：凡使，勿用钩吻，真似黄精，只是叶有毛钩子二个，是别认处。若误服，害人。黄精叶似竹叶。凡采得，以溪水洗净后，蒸，从巳至子，刀薄切，暴干用。

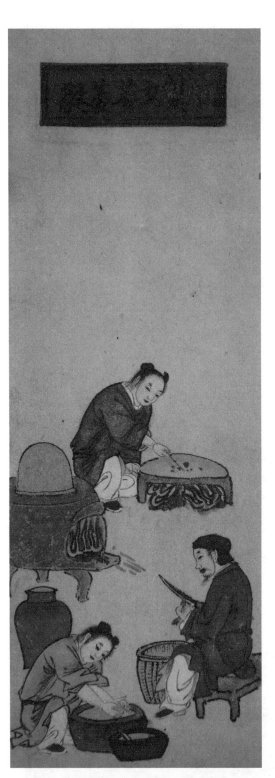

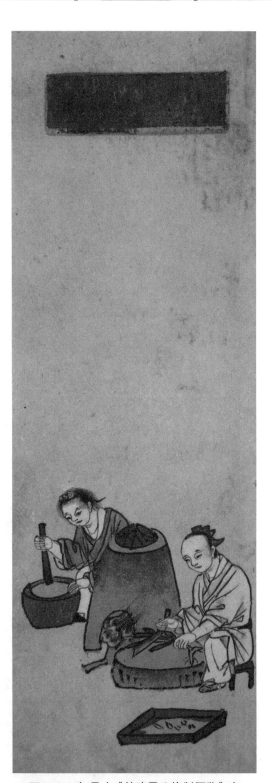

图8-19 葳蕤（《补遗雷公炮制便览》）　　　图8-20 知母（《补遗雷公炮制便览》）

◎《雷公炮炙论》：凡使，勿用钩吻并黄精，其二物相似葳蕤，只是不同，有误疾人。葳蕤节上有毛，茎斑，叶尖处有小黄点。凡修事，采得，先用竹刀刮上节皮了，洗净，却，以蜜水浸一宿，蒸了，焙干用。

◎《雷公炮炙论》：凡使，先于槐砧上细锉，焙干，木臼杵捣。勿令犯铁器。

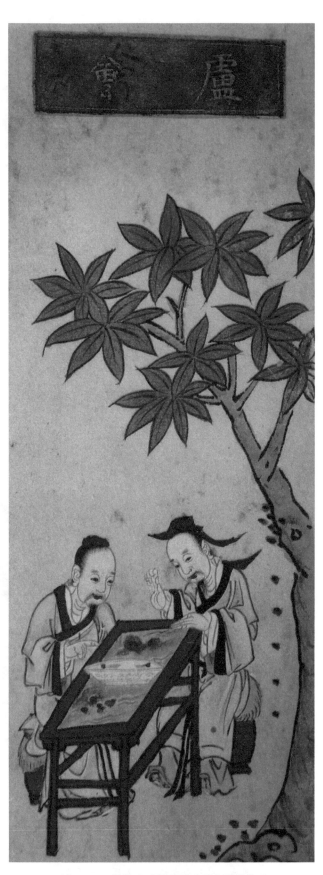

图8-21 芦荟（《补遗雷公炮制便览》）

◎《本草品汇精要》：引《图经》云：其木生山野中，滴脂泪而成，俗呼为象胆，盖以其味苦如胆而然也。《药谱》云：树脂也。《本草》不细委曲，谓是象胆，殊非矣。捣细用。

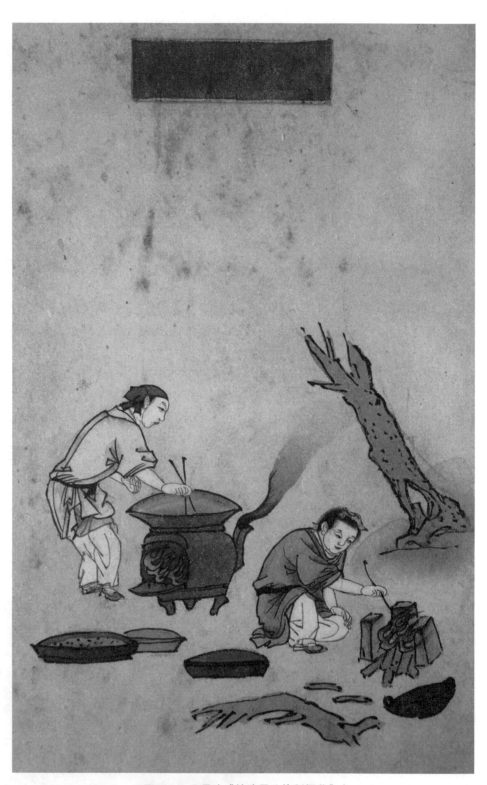

图8-22 贝母（《补遗雷公炮制便览》）

◎《雷公炮炙论》：凡使，先于柳木灰中炮令黄，擘破，去内口鼻上有米许大者心一小颗，后拌糯米于镞上同炒，待米黄熟，然后去米，取出。其中有独颗团、不作两片、无皱者，号曰丹龙精，不入用。若误服，令人筋脉永不收，用黄精、小蓝汁合服，立愈。

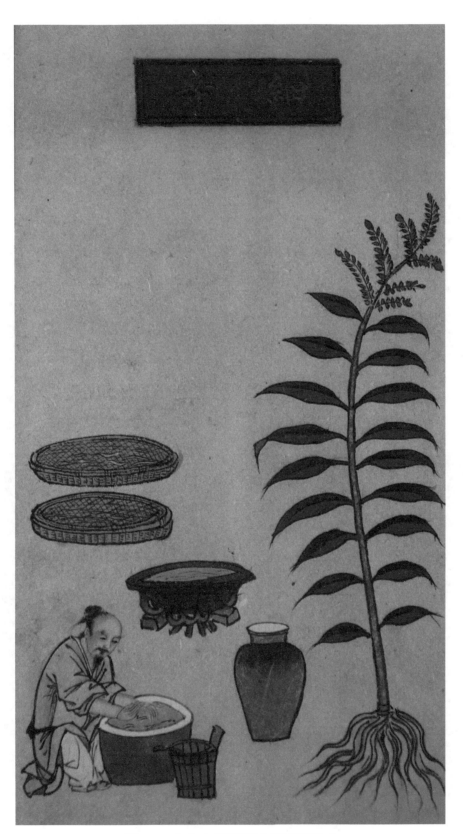

图8-23　细辛（《补遗雷公炮制便览》）

◎《雷公炮炙论》：凡使，一一拣去双叶，服之害人。须去头、土，了，用瓜水浸一宿，至明漉出，暴干用之。

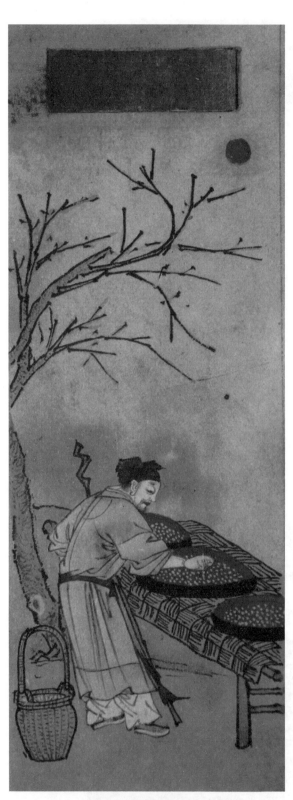

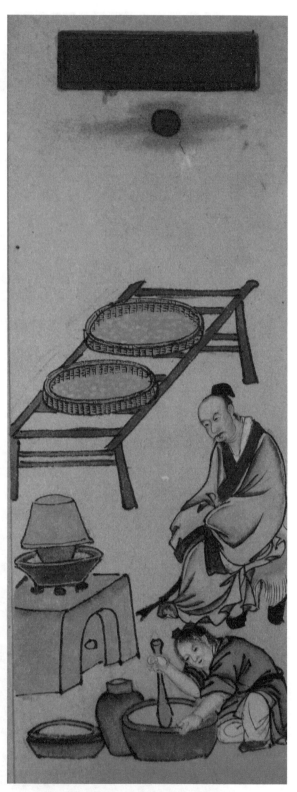

图8-24　蔄草（《补遗雷公炮制便览》）　　图8-25　徐长卿（《补遗雷公炮制便览》）

◎《**本草品汇精要**》：引陈藏器云：叶如茗而细，黑色，生山泽间。今疮家多用之。九蒸九暴。

◎《**雷公炮炙论**》：凡采得，粗杵，拌少蜜令遍，用瓷器盛，蒸三伏时，日干用。

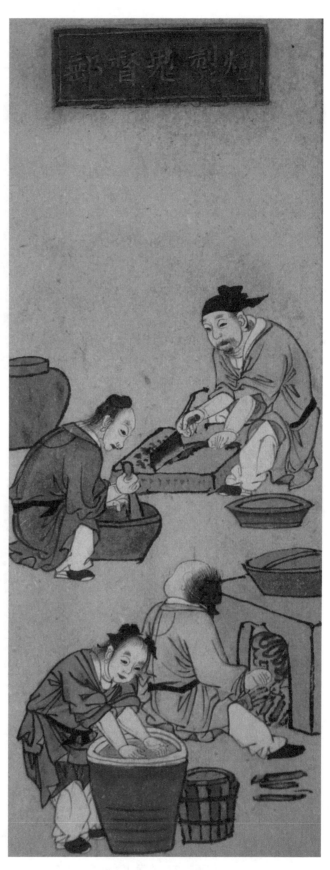

◎《雷公炮炙论》：凡采，并细剉了，捣，用生甘草水煮一伏时，漉出用也。

图8-26　鬼督邮（《补遗雷公炮制便览》）

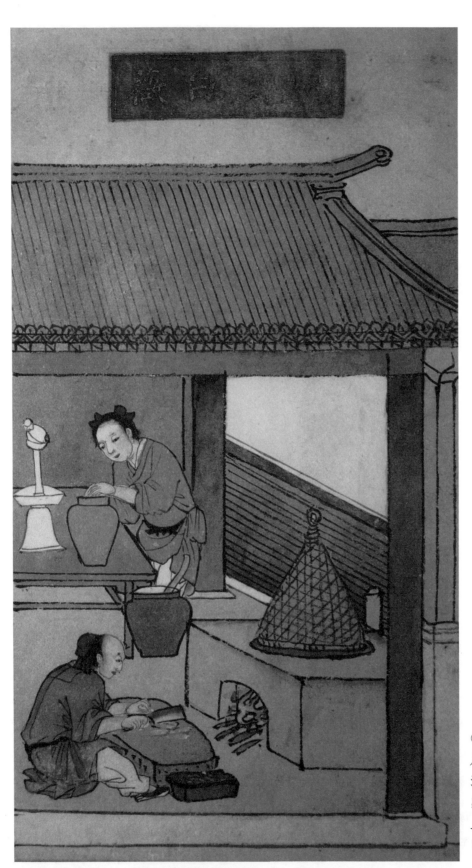

◎《雷公炮炙论》：
凡采得后，用糯米泔
汁浸一宿，至明取
出，去髭了，于槐砧
上细剉，蒸，从巳至
申，出用。

图8-27　白薇（《补遗雷公炮制便览》）

## 第二节 芳草分部

### 白芷

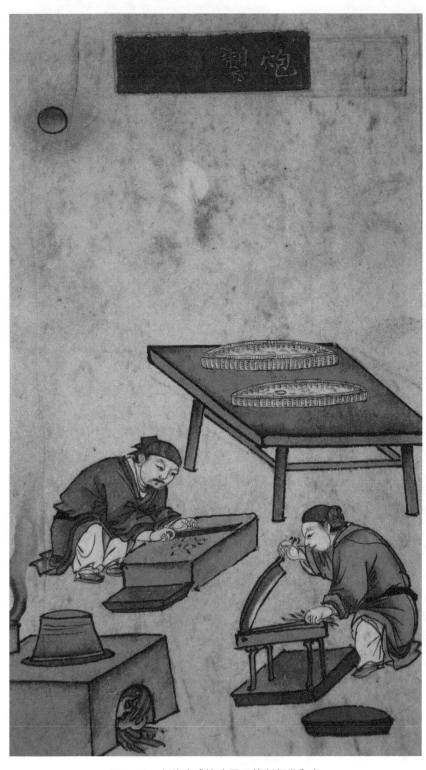

◎《雷公炮炙论》：凡采得后，勿用四条作一处生者，此名丧公藤。兼勿用马蔺，并不入药中。凡使，采得后，刮削上皮，细锉，用黄精亦细锉，以竹刀切二味等分，两度蒸一伏时后，出，于日中晒干，去黄精用之。

图8-28 白芷（《补遗雷公炮制便览》）

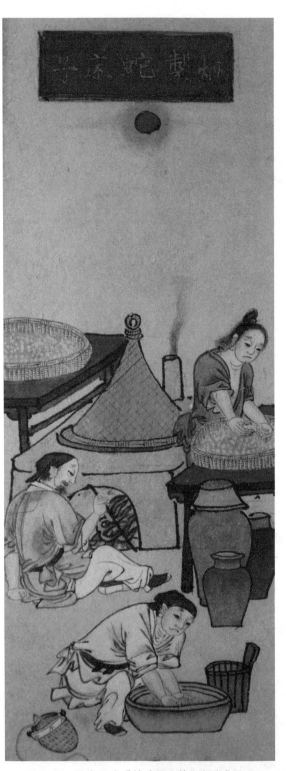

图8-29　蛇床子（《补遗雷公炮制便览》）

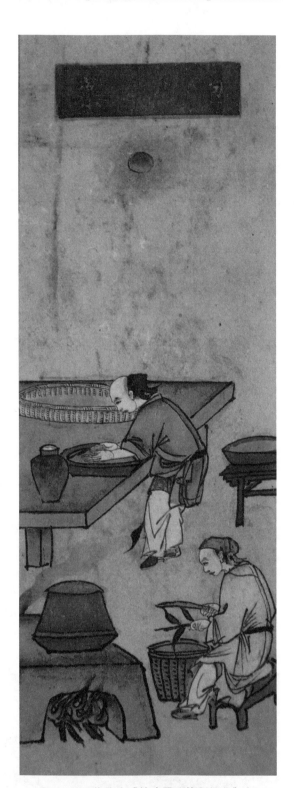

图8-30　芍药（《补遗雷公炮制便览》）

◎《雷公炮炙论》：凡使，须用浓兰汁、并百部草根自然汁二味，同浸三伏时，漉出，日干。却，用生地黄汁相拌蒸，从午至亥，日干用。此药只令阳气盛数，号曰鬼考也。

◎《雷公炮炙论》：凡采得后，于日中晒干，以竹刀刮上粗皮并头土了，剉之，将蜜水拌蒸，从巳至未，晒干用之。

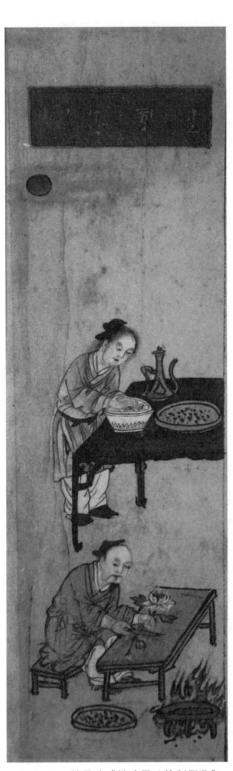

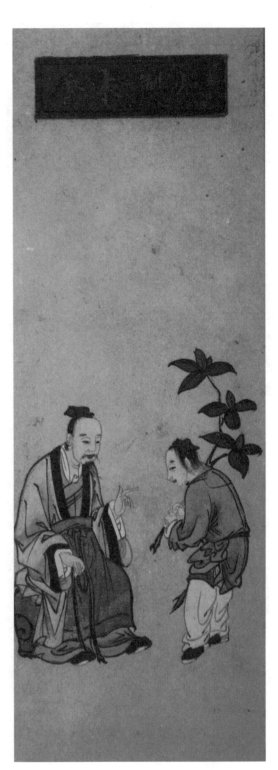

| 牡丹 | 木香 |

图8-31 牡丹（《补遗雷公炮制便览》 图8-32 木香（《补遗雷公炮制便览》）

◎《雷公炮炙论》：凡使，采得后，日干，用铜刀劈破，去骨了，细剉如大豆许，用清酒拌蒸，从巳至未，出，日干用。

◎《雷公炮炙论》：凡使，其香是芦蔓根条，左盘旋。采得二十九日，方硬如朽骨，硬碎。其有芦头丁盖子色青者，是木香神也。

草 第
八
部 章

| 杜若 | 蓬莪茂 |

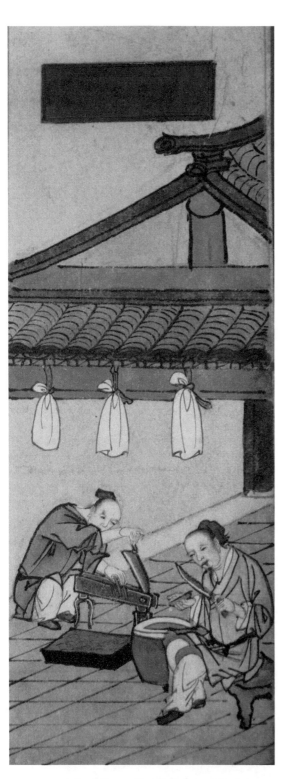

图8-33 杜若（《补遗雷公炮制便览》）

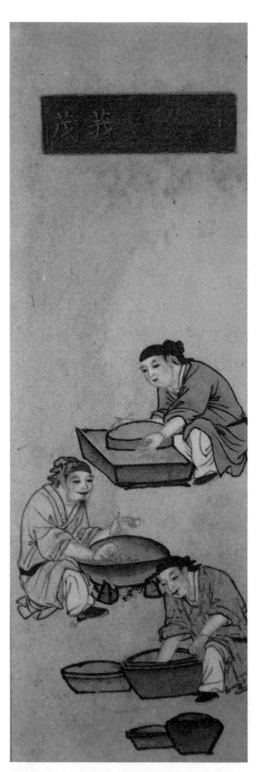

图8-34 蓬莪茂（《补遗雷公炮制便览》）

◎《雷公炮炙论》：凡使，勿用鸭喋草根，真相似，只是味、效不同。凡修事，采得后，刀刮上黄赤皮了，细剉，用二、三重绢作袋盛，阴干。临使，以蜜浸一夜，至明漉出用。

◎《雷公炮炙论》：凡使，于砂盆中用醋磨，令尽，然后于火畔，吸令干，重筛过用。

## 荜拨

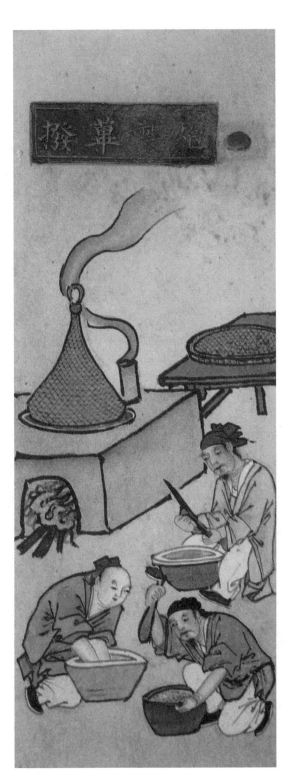

图8-35 荜拨（《补遗雷公炮制便览》）

## 蒟酱

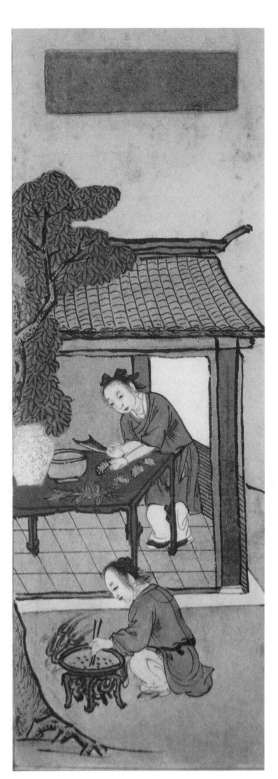

图8-36 蒟酱（《补遗雷公炮制便览》）

◎《雷公炮炙论》：凡使，先去挺，用头醋浸一宿，焙干，以刀刮去皮粟子令净方用，免伤人肺，令人上气。

◎《雷公炮炙论》：凡使，采得后，以刀刮上粗皮，便捣，用生姜自然汁拌之，蒸一日了，出，日干。每修事五两，用生姜汁五两，蒸干为度。

第八章 草部

117

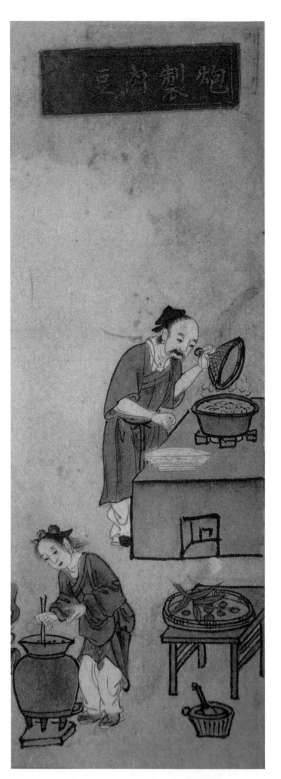

图8-37 肉豆蔻（《补遗雷公炮制便览》）

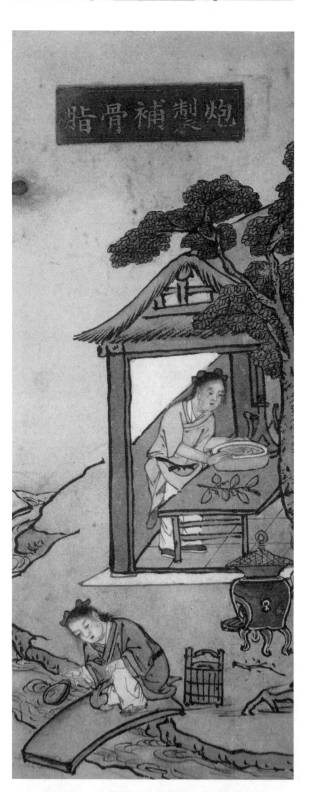

图8-38 补骨脂（《补遗雷公炮制便览》）

◎《雷公炮炙论》：凡使，须以糯米作粉，使热汤搜裹豆蔻，于糠灰中炮，待米团子焦黄、熟，然后出，去米，其中有子，取用。勿令犯铜。

◎《雷公炮炙论》：凡使，性本大燥，毒，用酒浸一宿后，漉出，却用东流水浸三日夜，却，蒸，从巳至申，出，日干用。

传统技艺图典 中药炮制

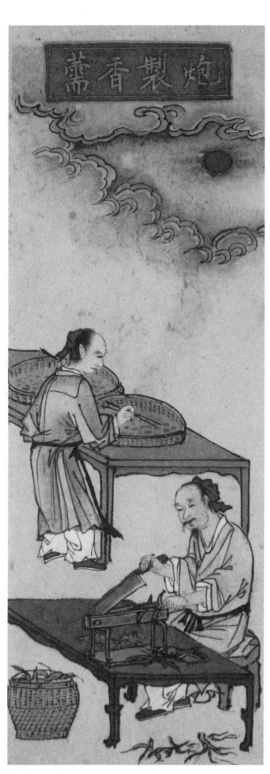

图8-39　香薷（《补遗雷公炮制便览》）

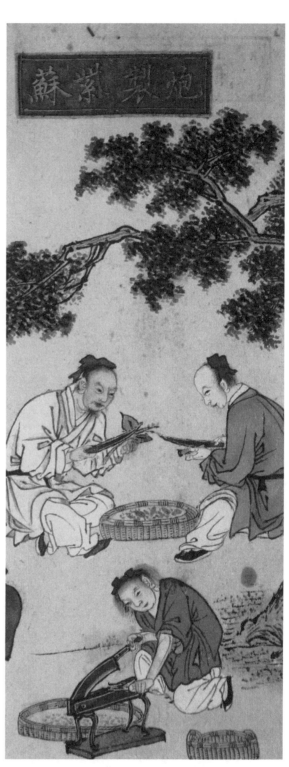

图8-40　紫苏（《补遗雷公炮制便览》）

◎《雷公炮炙论》：凡采得，去根，留叶，细剉，暴干。勿令犯火。服至十两，一生不得食白山桃也。

◎《雷公炮炙论》：凡使，勿用薄荷根茎，真似紫苏茎，但叶不同。薄荷茎性燥，紫苏茎和。凡使，刀刮上青薄皮，剉用也。

### 茵陈蒿

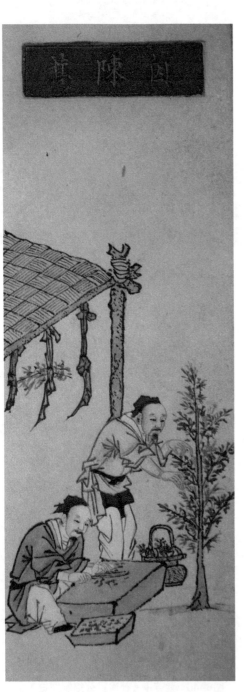

图8-41　茵陈蒿（《补遗雷公炮制便览》）

◎《雷公炮炙论》：凡使，须用叶有八角者。凡修事，采得，阴干，去根，细剉用。勿令犯火。

### 角蒿

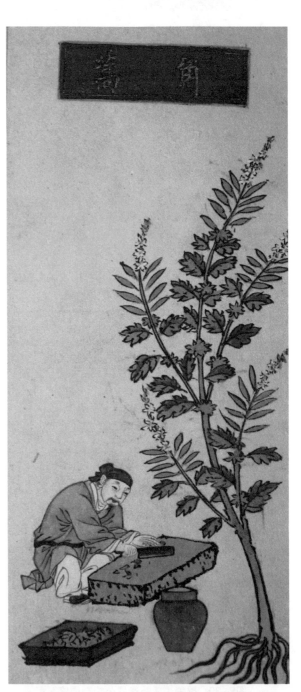

图8-42　角蒿（《补遗雷公炮制便览》）

◎《雷公炮炙论》：凡使，勿用红蒿并邪蒿，二味真似角蒿，只是上香角短。凡修事，采得，并于槐砧上细剉用之。

传统技艺图典　中药炮制

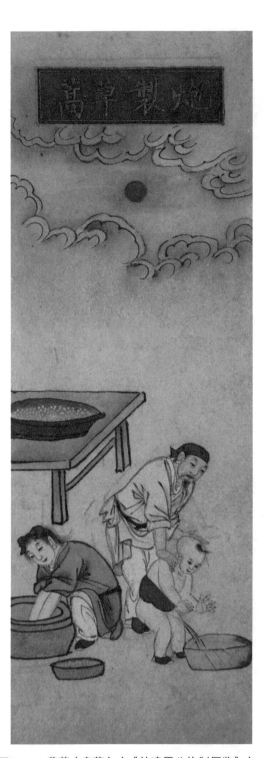

图8-43 草蒿（青蒿）（《补遗雷公炮制便览》）

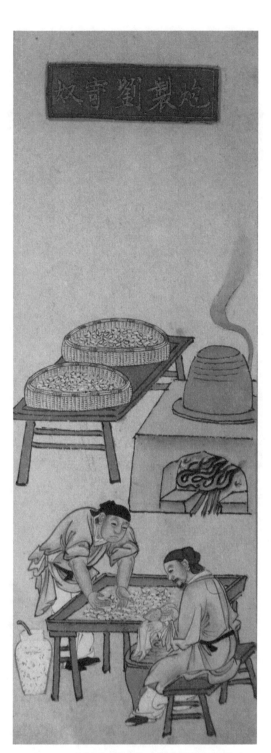

图8-44 刘寄奴（《补遗雷公炮制便览》）

◎《雷公炮炙论》：凡使，唯中为妙，到膝即仰，到腰即俯。使子，勿使叶；使根，勿使茎；四件若同使，翻然成痼疾。凡采得叶，不计多少，用七岁儿童七个溺，浸七日七夜后，滤出，晒干用之。

◎《雷公炮炙论》：采得后，去茎叶，只用实。凡使，先以布拭上薄壳皮令净，拌酒蒸，从巳至申，出，暴干用之。

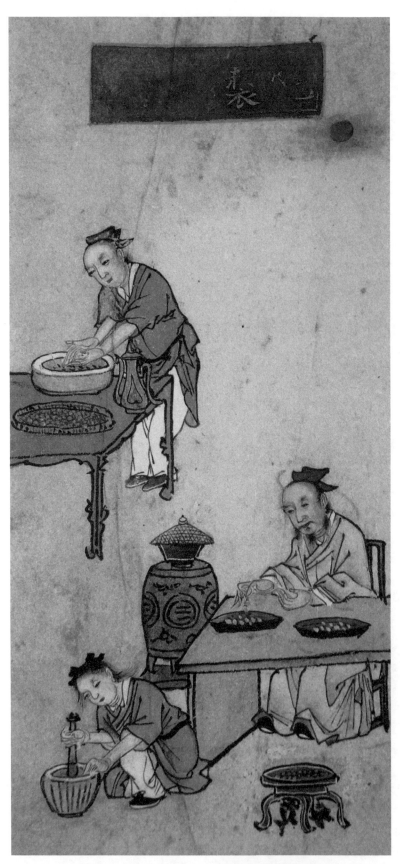

◎《雷公炮炙论》：凡使，采之，净拣，勿令有杂子，然后用酒拌蒸，待上有薄白霜重出，却用布拭上，然后焙干，别捣如粉用。

图8-45 恶实（牛蒡子）（《补遗雷公炮制便览》）

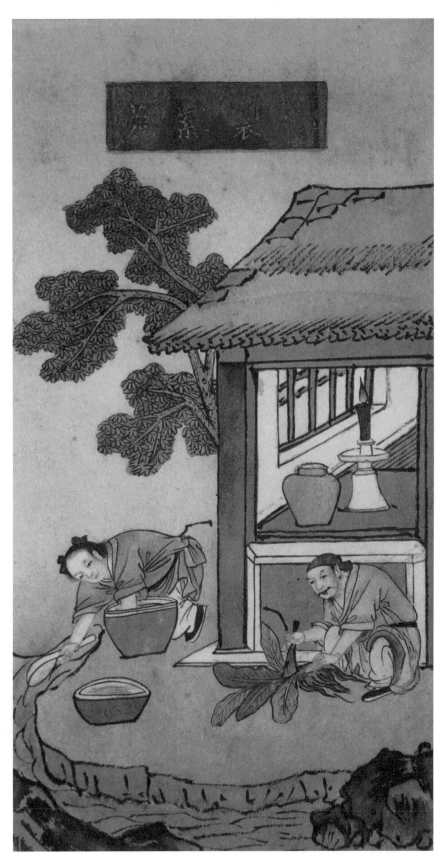

◎《雷公炮炙论》：凡
使，先去髭。有白如练色
者，号曰羊须草，自然不
同。采得后，去头、土，
了，用东流水淘洗令净，
用蜜浸一宿，至明，于火
上焙干用。凡修一两，用
蜜二分。

图8-46　紫菀（《补遗雷公炮制便览》）

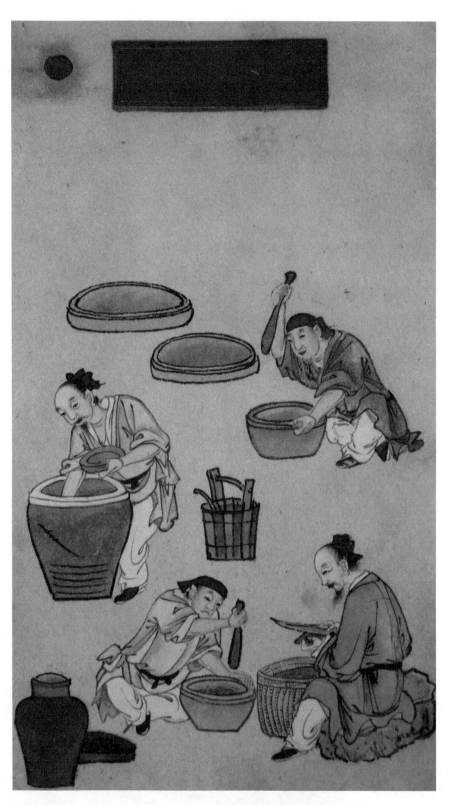

图8-47 飞廉（《补遗雷公炮制便览》）

◎《雷公炮炙论》：凡使，勿用赤脂蔓，与飞廉形状相似，只赤脂蔓见酒，色便如血，色可表之。凡修事，先刮去粗皮，了，杵，用苦酒拌之一夜，至明漉出，日干，细杵用之。

## 地菘

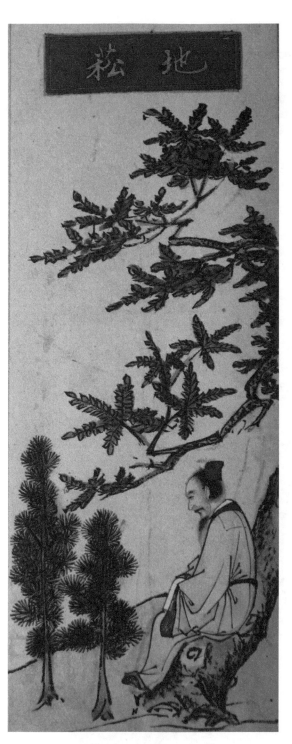

图8-48　地菘（《补遗雷公炮制便览》）

◎《**本草品汇精要**》：味咸，主金疮，止血，解恶虫、蛇螫毒，挼以傅之。生人家及路傍阴处，所在有之。高二三寸。

## 石胡荽

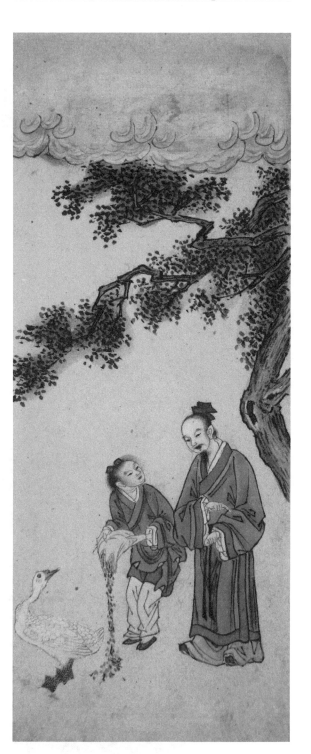

图8-49　石胡荽（《补遗雷公炮制便览》）

◎《**本草品汇精要**》：石胡荽，春生苗叶，茎圆而中空，折之有白汁，节间生叶，青绿色，其花细白，至夏作丛而开，子、叶与胡荽无异，此草鹅皆不食，故名鹅不食草。人采入药，欲辨之，必以饲鹅，鹅不食者为真，鹅误食之则死也。

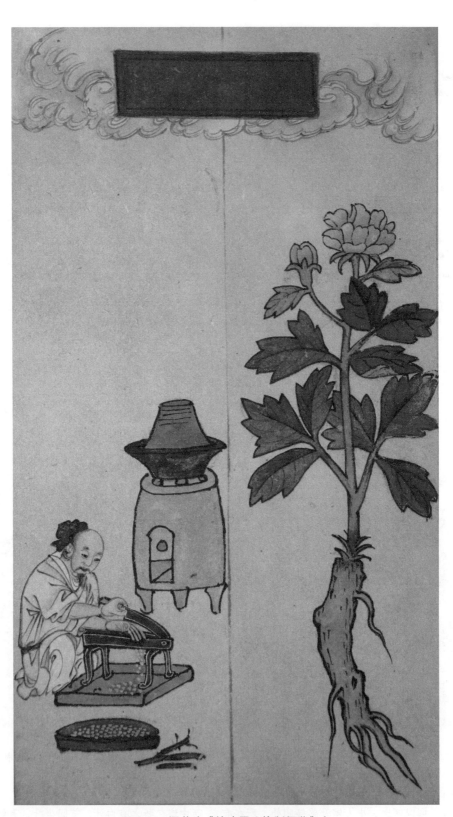

图8-50　漏芦（《补遗雷公炮制便览》）

◎《雷公炮炙论》：凡使，勿用独漏，缘似漏芦，只是味苦、酸，误服，令人吐不止，须细验。夫使漏芦，细剉，拌生甘草相对蒸，从巳至申，去甘草，净拣用。

## 旋覆花

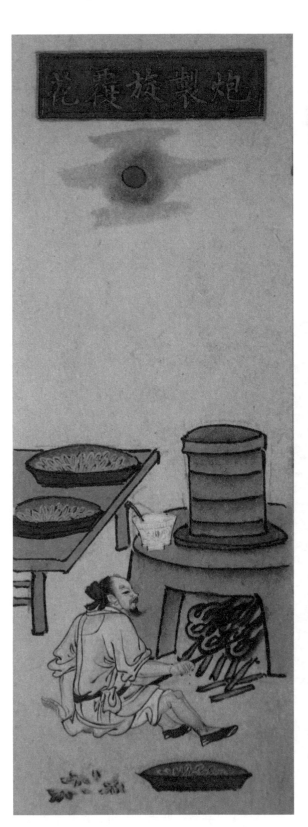

图8-51 旋覆花（《补遗雷公炮制便览》）

◎《雷公炮炙论》：凡采得后，去裹花蕊壳皮并蒂子，取花蕊，蒸，从巳至午，晒干用。

## 豨莶

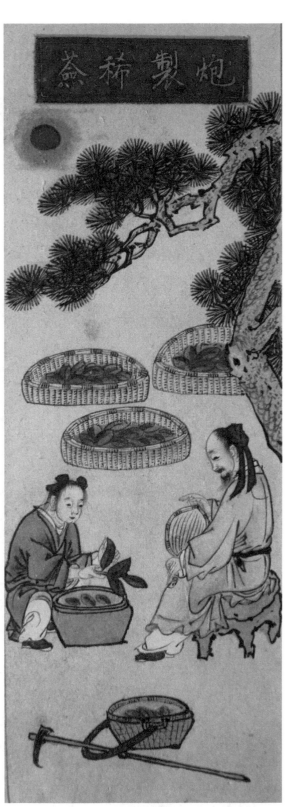

图8-52 豨莶（《补遗雷公炮制便览》）

◎《本草品汇精要》：引《图经》云：净洗入甑中，层层洒酒，与蜜蒸之，又暴。如此九过用。

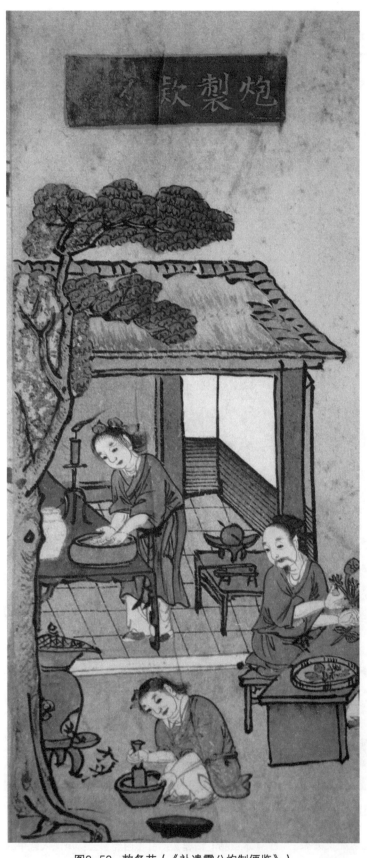

图8-53 款冬花（《补遗雷公炮制便览》）

◎《雷公炮炙论》：凡采得，须去向里裹花蕊壳、并向里实如粟零壳者，并枝、叶用。凡用，以甘草水浸一宿，却，取款冬花叶相拌裹一夜。临用时，即干晒，去两件拌者叶了用。

图8-54　菜耳实（《补遗雷公炮制便览》）

◎《雷公炮炙论》：凡采得，去心，取黄精，用竹刀
细切拌之，同蒸，从巳至亥，去黄精，取出，阴干用。

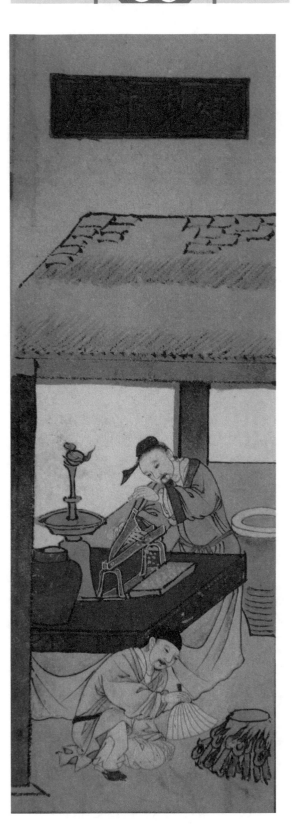

图8-55　牛膝（《补遗雷公炮制便览》）

◎《雷公炮炙论》：凡使，去头并尘土了，用黄精自
然汁浸一宿，漉出，细剉，焙干用之。

第八章　草部

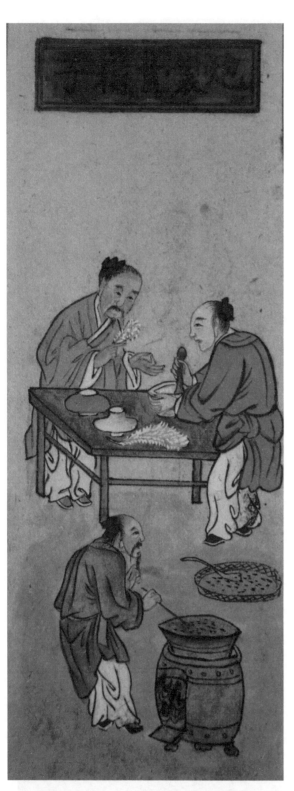

图8-56 青葙子（《补遗雷公炮制便览》）

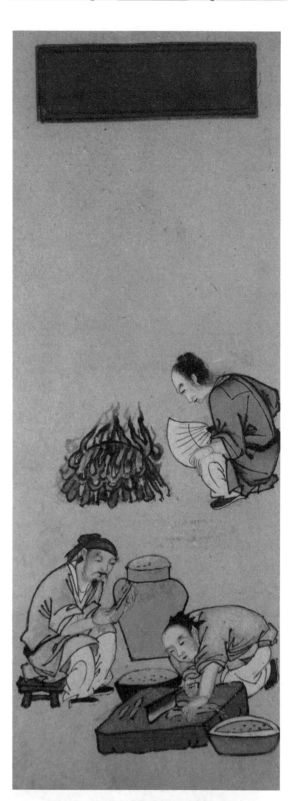

图8-57 续断（《补遗雷公炮制便览》）

◎《雷公炮炙论》：凡用，勿使思蓂子并鼠绌子，其二件真似青葙子，只是味不同。其思蓂子味蛆，煎之有涎。凡用，先烧铁臼杵，单捣用之。

◎《雷公炮炙论》：凡使，勿用草茆根，缘真似续断，若误用，服之令人筋软。凡采得后，横切，剉之，又去向里硬筋，了，用酒浸一伏时，焙干用。

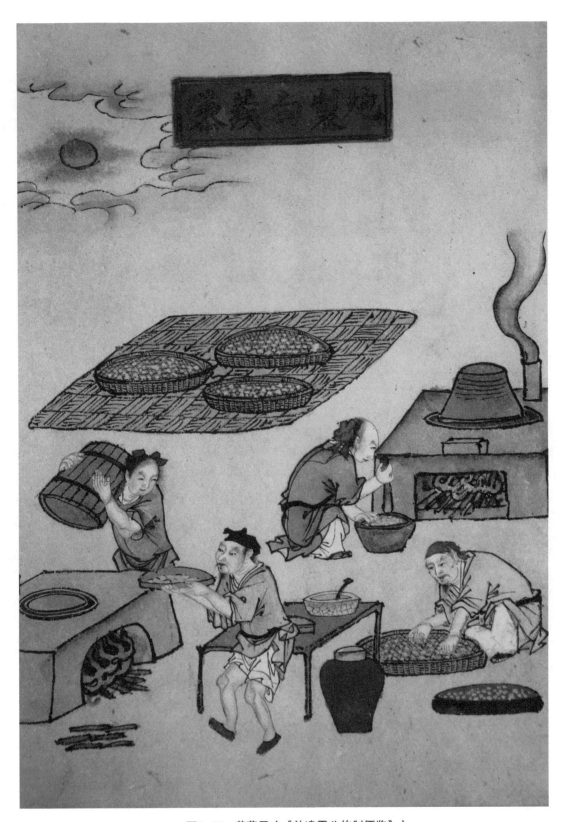

图8-58  蒺藜子（《补遗雷公炮制便览》）

◎《雷公炮炙论》：凡使，采后，净拣择了，蒸，从午至酉，出，日干，于木臼中，春令皮上刺尽，用酒拌，再蒸，从午至酉，出，日干用。

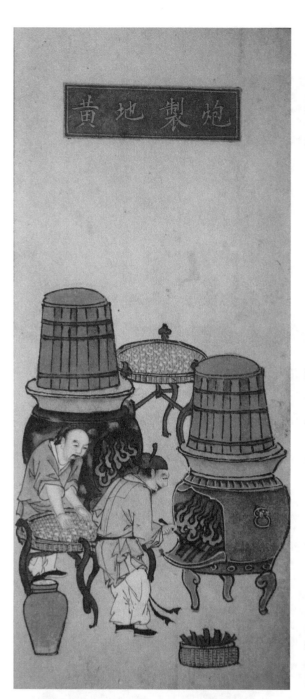

图8-59　地黄（《补遗雷公炮制便览》）

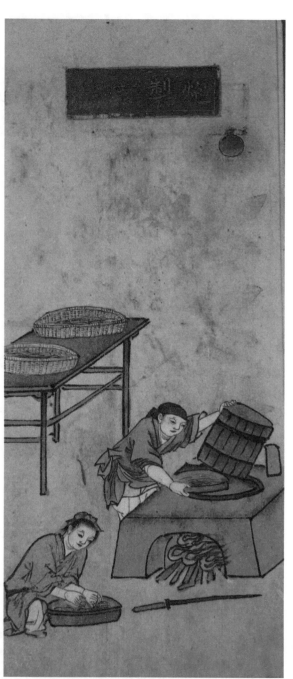

图8-60　玄参（《补遗雷公炮制便览》）

◎《雷公炮炙论》：凡使，采生地黄，去白皮，瓷埚上柳木甑蒸之，摊令气歇，拌酒再蒸，又出令干。勿令犯铜、铁器，令人肾消，并白髭发，男损荣，女损卫也。

◎《雷公炮炙论》：凡采得后，须用蒲草重重相隔，入甑蒸两伏时后出，干晒，拣去蒲草尽了用之。使用时，勿令犯铜，饵之后噎人喉，丧人目。

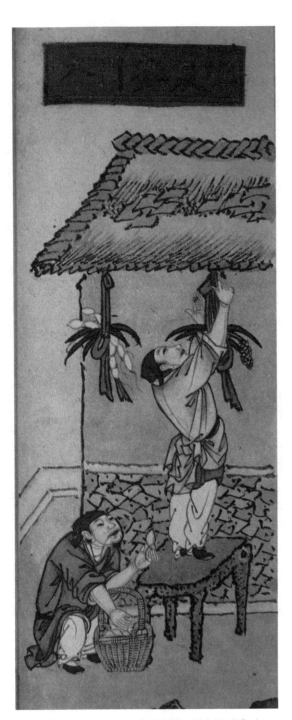

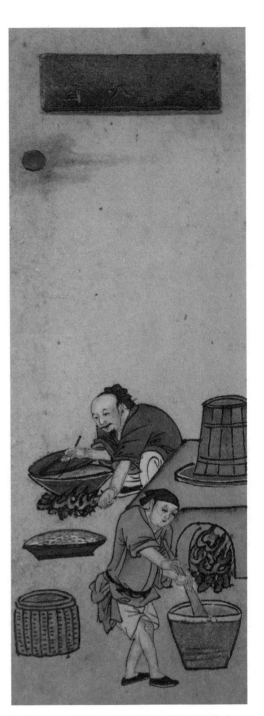

| 麦门冬 | 败酱 |
|---|---|

第八章 草部

图8-61 麦门冬（《补遗雷公炮制便览》）　　　　图8-62 败酱（《补遗雷公炮制便览》）

◎《本草品汇精要》：引《图经》云：叶青似莎草，长及尺余，四季不凋。根黄白色有须，根作连珠，形似𥝖麦颗，故名麦门冬。四月开淡红花，如红蓼花，实碧而圆如珠。江南出者叶大如鹿葱；小者如韭大小，虽有三四种，其功用亦相似也。凡使，以水渍漉周润，俟柔软去心用。若以汤浸则气味失矣。

◎《雷公炮炙论》：凡使，收得后，便粗杵，入甘草叶相拌对蒸，从巳至未，出，焙干，去甘草叶，取用。

133

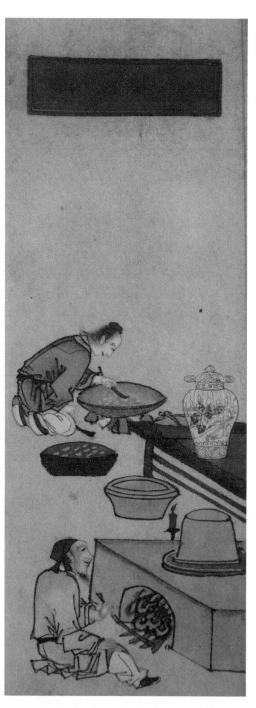

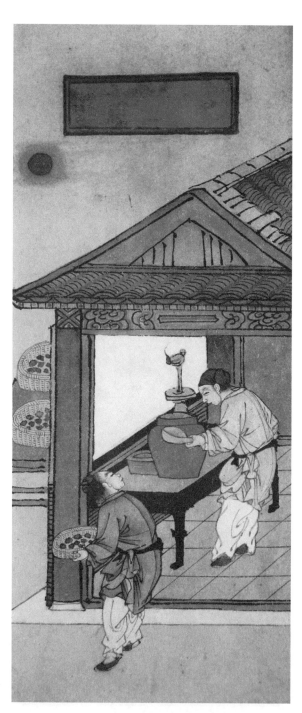

## 王不留行

## 虎杖

图8-63 王不留行（《补遗雷公炮制便览》）

图8-64 虎杖（《补遗雷公炮制便览》）

◎《雷公炮炙论》：凡采得，拌浑蒸，从巳至未，出，却下浆水浸一宿，至明出，焙干用之。

◎《雷公炮炙论》：凡使，勿用天蓝并斑袖根，其二味根形、味相似，用之有误。凡采得后，细剉，却，用上虎杖叶裹一夜，出，暖干用。

传统技艺图典

中药炮制

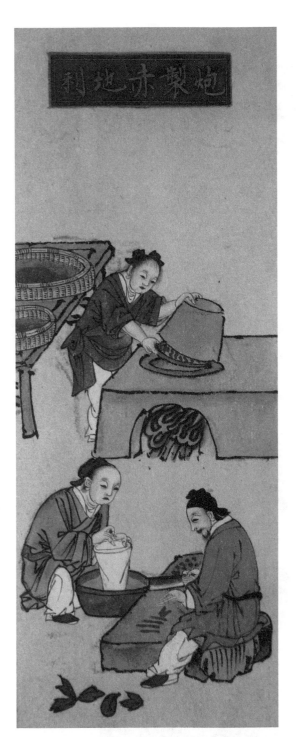

图8-65　赤地利（《补遗雷公炮制便览》）

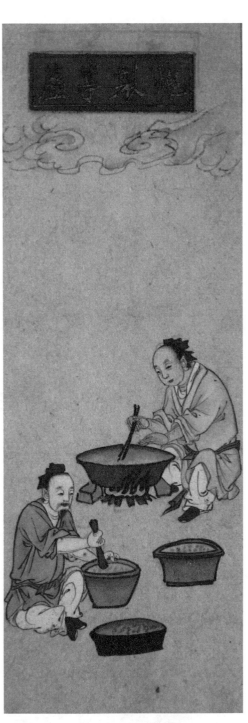

图8-66　荨苈（《补遗雷公炮制便览》）

◎《雷公炮炙论》：凡采得后，细剉。用蓝叶并根，并剉，唯赤地利细剉，了，用生绢袋盛，同蒸一伏时，去蓝，暴干用。

◎《雷公炮炙论》：凡使，勿用赤须子，真相似荨苈子，只是味微甘、苦；荨苈子入顶苦。凡使，以糯米相合，于埚上微微焙，待米熟，去米，单捣用。

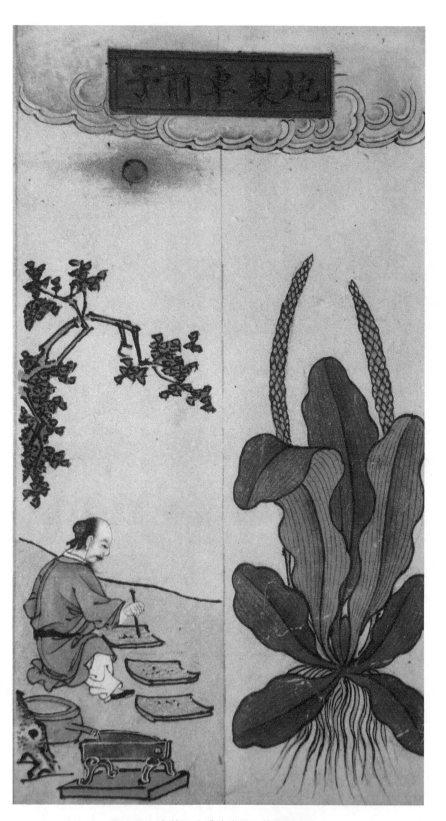

图8-67　车前子（《补遗雷公炮制便览》）

◎《雷公炮炙论》：凡使，须一窠有九叶，内有蕊茎，可长一尺二寸者。和
蕊、叶、根，去土了，称有一镒者，力全，堪用。使叶，勿使蕊茎。夫使叶，
判，于新瓦上摊干用之。

136

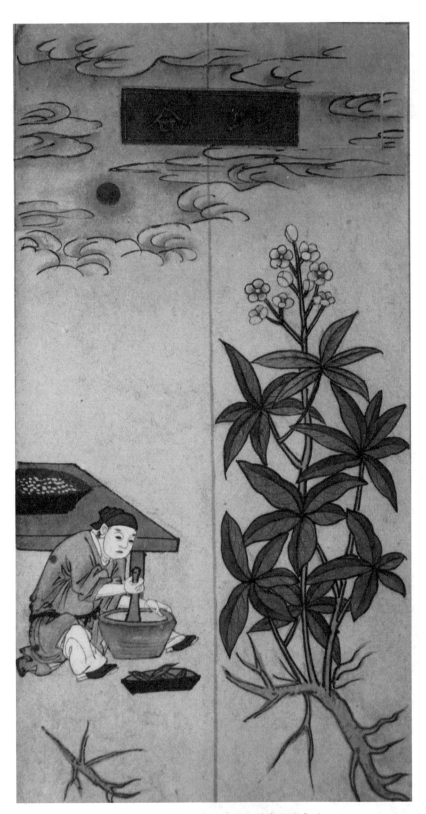

图8-68 蛇含(《补遗雷公炮制便览》)

◎《雷公炮炙论》:凡使,勿用有蘖尖叶者,号竟命草,其味别空,只酸涩,不入用。若误服之,吐血不止,速服知时子解之。凡修事,采得后,去根茎,只取叶,细切,晒干。勿令犯火。

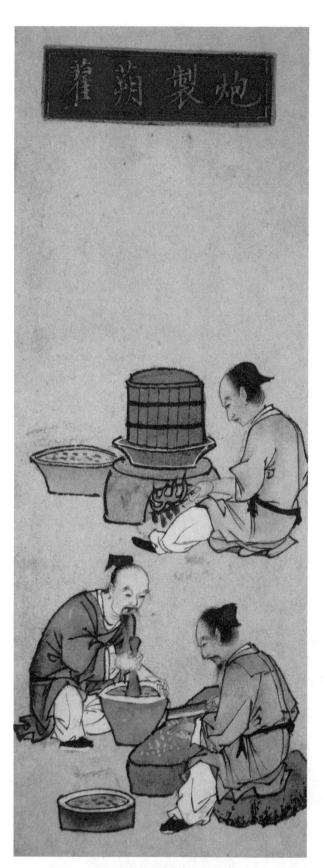

◎《雷公炮炙论》：凡使之，春用隔年花蕊，夏用根，秋、冬并捣用。作煎，只取根，用铜刀细切，于柳木臼中捣取自然汁，缓缓于锅子中煎如稀饧，任用也。

图8-69  葫藘（《补遗雷公炮制便览》）

## 第四节 毒草分部

### 大黄

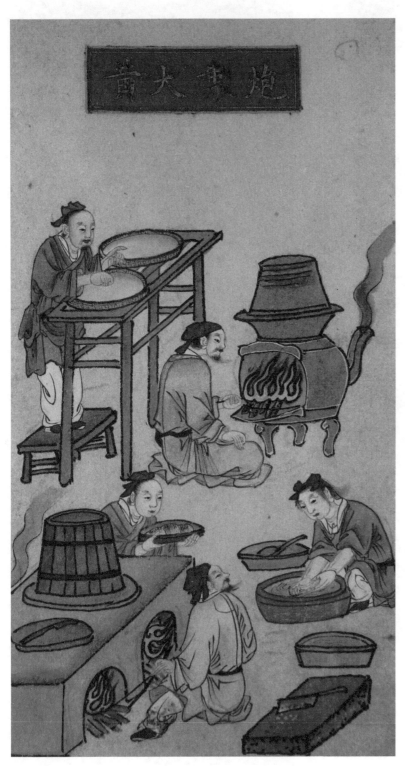

图8-70 大黄（《补遗雷公炮制便览》）

◎《雷公炮炙论》：凡使，细切，内文如水旋斑，紧重，剉，蒸，从巳至未，晒干。又洒腊水蒸，从未至亥，如此蒸七度。晒干，却洒薄蜜水，再蒸一伏时。其大黄，擘，如乌膏样，于日中晒干，用之为妙。

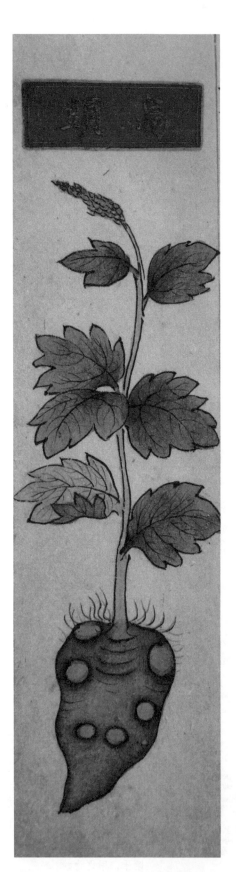

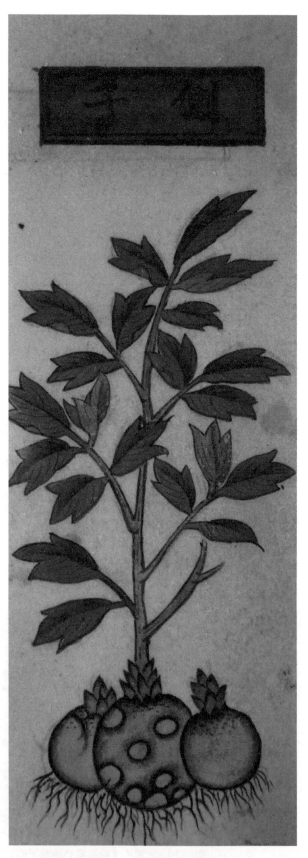

图8-71　乌头（《补遗雷公炮制便览》）

图8-72　侧子（《补遗雷公炮制便览》）

传统技艺图典 中药炮制

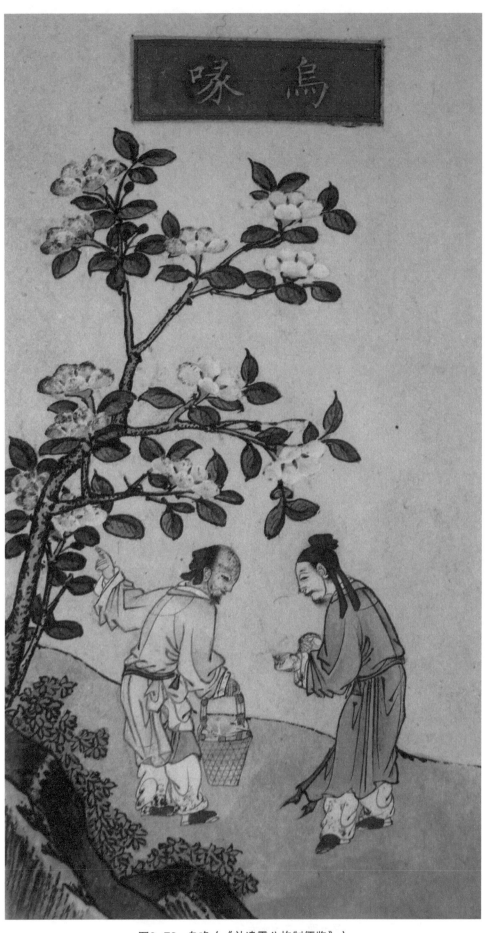

图8-73 乌喙（《补遗雷公炮制便览》）

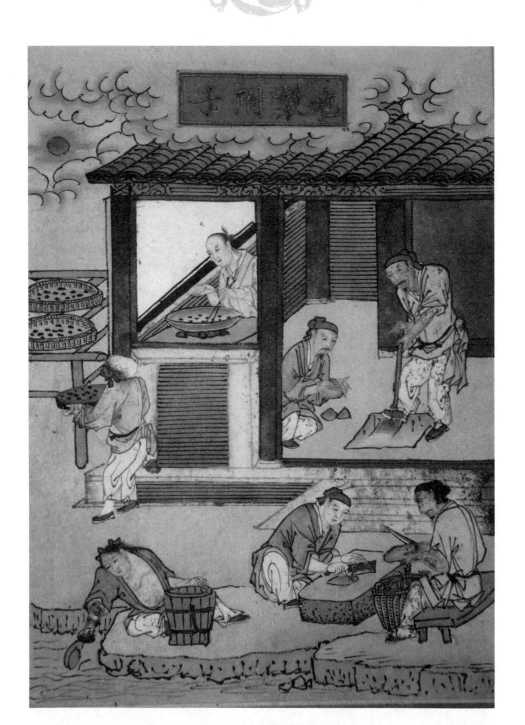

图8-74 附子（《补遗雷公炮制便览》）

◎《雷公炮炙论》：凡使，先须细认，勿误用。有乌头、乌喙、天雄、侧子、木鳖子。乌头少有茎苗，长身乌黑，少有旁尖。乌喙皮上苍，有大豆许者孕八、九个周围，底陷，黑如乌铁。天雄身全矮，无尖，周匝四面有附孕十一个，皮苍色，即是天雄。并得侧子，只是附子旁，有小颗附子如枣核者是。木鳖子只是诸喙、附、雄、乌、侧中毗槌者，号曰木鳖子，不入药中用。若服，令人丧目。若附子，底平、有九角、如铁色、一个个重一两，即是气全，堪用。夫修事十两，于文武火中炮，令劈坼者去之，用刀刮上孕子，并去底尖，微细劈破，于屋下午地上掘一坑，可深一尺，安于中一宿，至明取出，焙干用。夫欲炮者，灰火勿用杂木火，只用柳木最妙。若阴制使，即生去尖皮底，了，薄切，用东流水并黑豆浸五日夜，然后滤出，于日中晒令干用。凡使，须阴制，去皮尖了，每十两，用生乌豆五两，东流水六升。

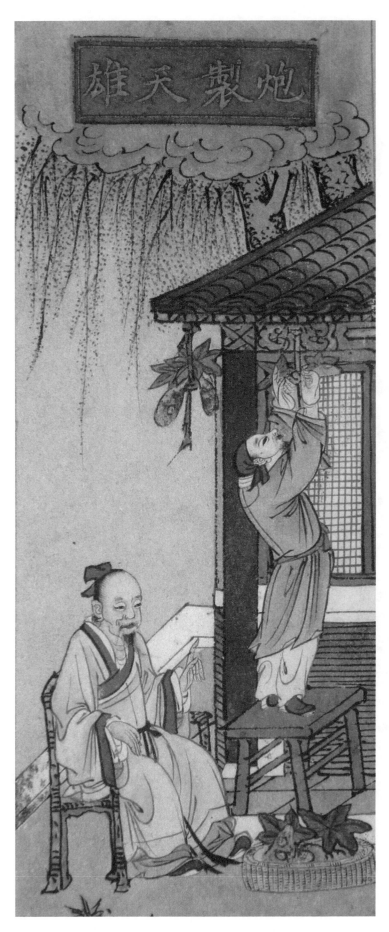

图8-75　天雄（《补遗雷公炮制便览》）

◎《雷公炮炙论》：天雄，身全矮，无尖，周匝四面有附孕十一个，皮苍色，即是天雄。凡使，宜炮皴坼后，去皮尖底用。不然，阴制用。若阴制使，即生去尖底了，薄切，用东流水并黑豆浸五日夜，然后漉出，于日中晒令干用。每十两，用生乌豆五两，东流水六升。

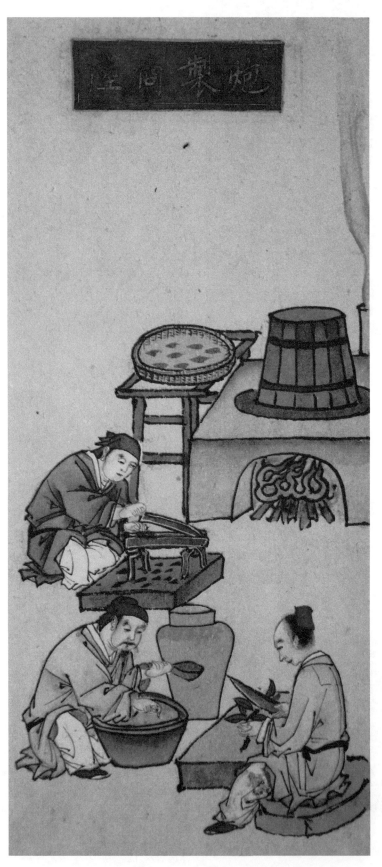

◎《雷公炮炙论》：凡使，勿用赤菖，缘相似。其赤菖，花、茎有消筋、肾之毒，故勿饵；章陆，花白，年多后仙人采之，用作脯，可下酒也。每修事，先以铜刀刮去上皮，了，薄切，以东流水浸两宿，然后漉出，架甑蒸，以豆叶一重，了，与章陆一重，如斯蒸，从午至亥，出，乃去豆叶，暴干，了，细剉用。若无豆叶，只用豆代之。

图8-76 商陆（《补遗雷公炮制便览》）

传统技艺图典

中药炮制

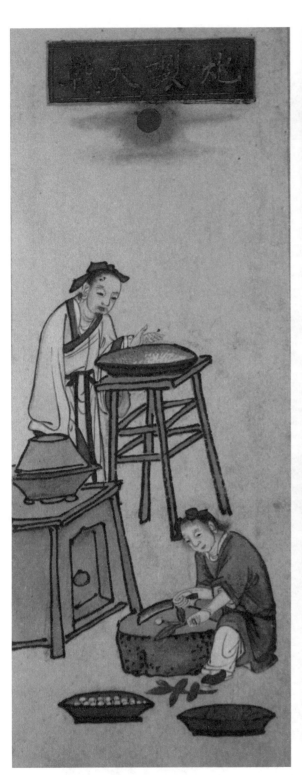

图8-77　大戟（《补遗雷公炮制便览》）

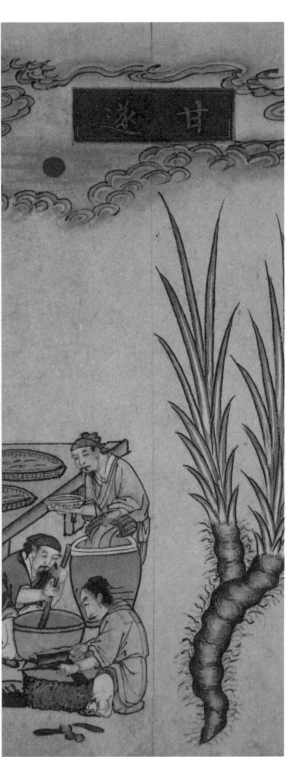

图8-78　甘遂（《补遗雷公炮制便览》）

◎《雷公炮炙论》：凡使，勿用附生者，若服冷泄气不禁，即煎荠苨子汤解。夫采得后，于槐砧上细剉，与细剉海芋叶拌蒸，从巳至申，去芋叶，晒干用之。

◎《雷公炮炙论》：凡采得后，去茎，于槐砧上细剉，用生甘草汤、小荠苨自然汁二味，搅浸三日，其水如墨汁，更漉出，用东流水淘六、七次，令水清为度，漉出，于土器中熬令脆用之。

145

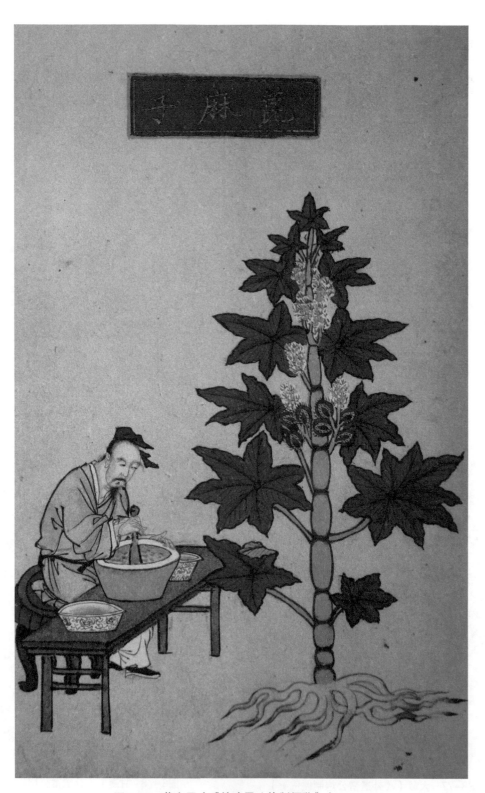

图8-79　蓖麻子（《补遗雷公炮制便览》）

◎《雷公炮炙论》：凡使，勿用黑夭赤利子，缘在地菱上生，是颗两头尖，有毒，药中不用。其蓖麻子，形似巴豆，节节有黄黑斑点。凡使，先须和皮，用盐汤煮半日，去皮，取子，研过用。

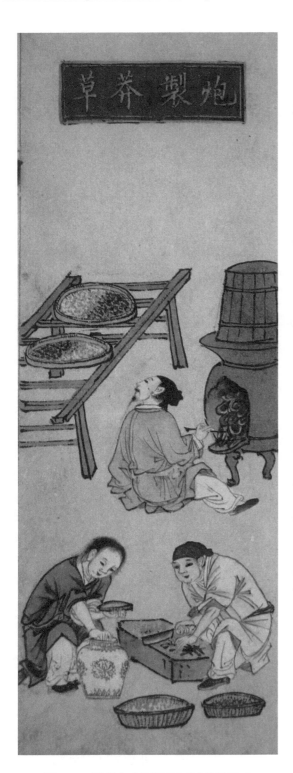

图8-80　莽草（《补遗雷公炮制便览》）

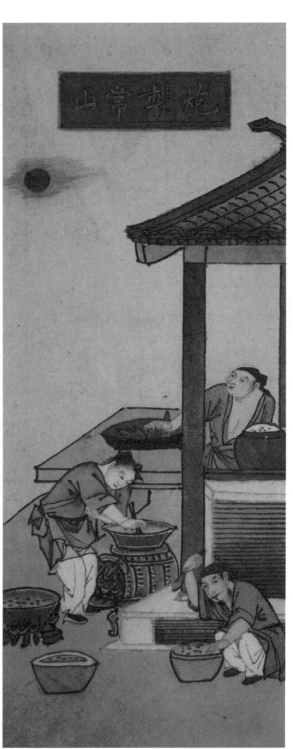

图8-81　常山（《补遗雷公炮制便览》）

第八章 草部

◎《**本草品汇精要**》：凡使，取叶细锉，生甘草、水蓼二味并细锉之，用稀绢袋盛毒木叶于甑中，上甘草、水蓼同蒸一日，去诸药，二件取出，晒干用之。勿用尖有孖生者。

◎《**雷公炮炙论**》：凡使，春使根、叶，夏、秋、冬一时用。凡欲使，酒浸一宿，至明漉出，日干，熬捣，少用。勿令老人、久病服之，切忌也。

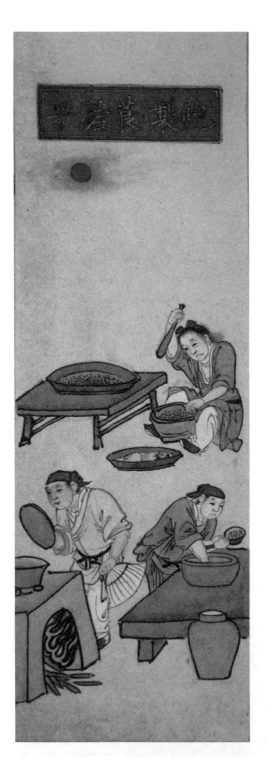

图8-82　莨菪子（《补遗雷公炮制便览》）

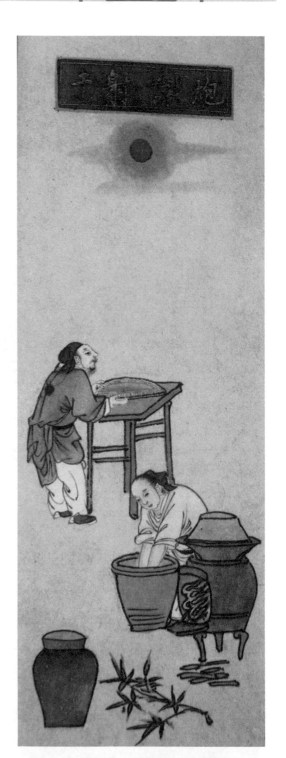

图8-83　射干（《补遗雷公炮制便览》）

◎《雷公炮炙论》：凡使，勿令使苍冥子，其形相似，只是服无效，时人多用杂之。其苍冥子色微赤。若修事十两，以头醋一镒，煮尽醋为度，却用黄牛乳汁浸一宿，至明，看牛乳汁黑，即是莨菪子，大毒，晒干，别捣，重筛用。勿误服，冲人心，大烦闷，眼生暹火。

◎《雷公炮炙论》：凡使，先以米泔水浸一宿，漉出。然后用篁竹叶煮，从午至亥，漉出，日干用之。

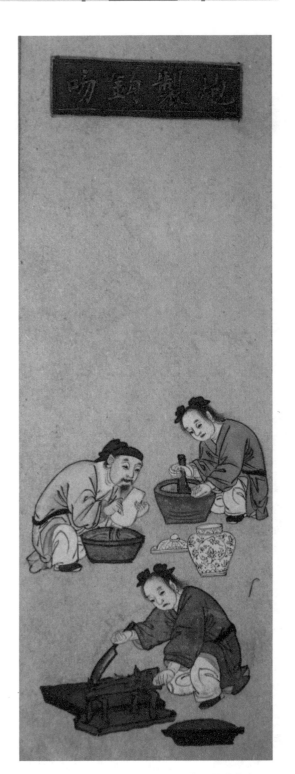

图8-84　钩吻（《补遗雷公炮制便览》）

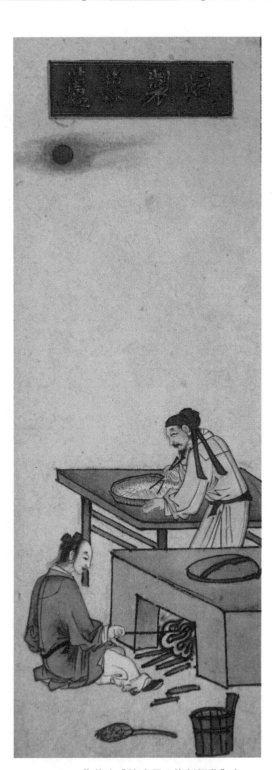

图8-85　黎芦（《补遗雷公炮制便览》）

◎《雷公炮炙论》：凡使，勿用地精，苗茎与钩吻同。其钩吻，治人身上恶毒疮，效；其地精，煞人。凡修事，采得后，细剉，捣了研，绞取自然汁，入膏中用，勿误饵之。

◎《雷公炮炙论》：凡采得，去头，用糯米泔汁煮，从巳至未，出，晒干用之。

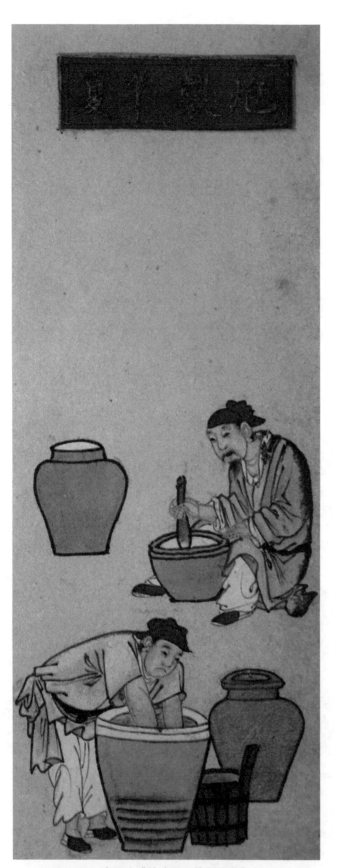

图8-86 半夏（《补遗雷公炮制便览》）

◎《雷公炮炙论》：凡使，勿误用白旁箕子，真似半夏。只是咬着微酸，不入药用。若修事，半夏四两，用捣了白芥子末二两、头醋六两，二味搅令浊，将半夏投于中，洗三遍用之。半夏上有隙涎，若洗不净，令人气逆，肝气怒满。

传统技艺图典 中药炮制

150

# 第五节 水草分部

## 菖蒲

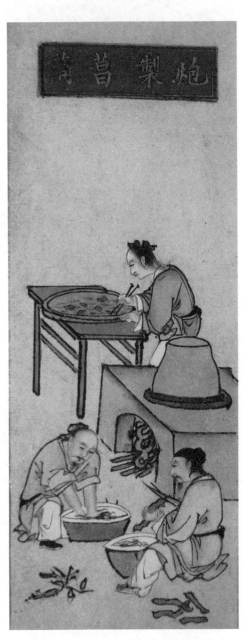

图8-87 菖蒲（《补遗雷公炮制便览》）

◎《雷公炮炙论》：凡使，勿用泥昌、夏昌，其二件相似，如竹根鞭，形黑、气秽、味腥，不堪用。凡使，采石上生者，根条嫩黄、紧硬、节稠、长一寸有九节者，是真也。凡采得后，用铜刀刮上黄黑硬节皮一重，了，用嫩桑枝条相拌蒸，出，暴干，去桑条，到用。

## 船底苔

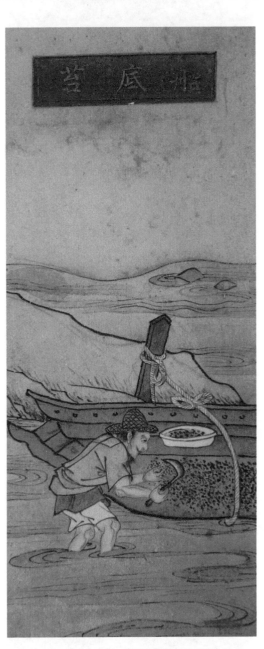

图8-88 船底苔（《补遗雷公炮制便览》）

◎《本草品汇精要》：引《名医别录》云：治鼻洪，吐血，淋疾，以炙甘草并豉汁浓煎汤，旋呷。又主五淋，取一团鸭子大，煮服之。水中细苔，主天行病，心闷，捣绞汁服。

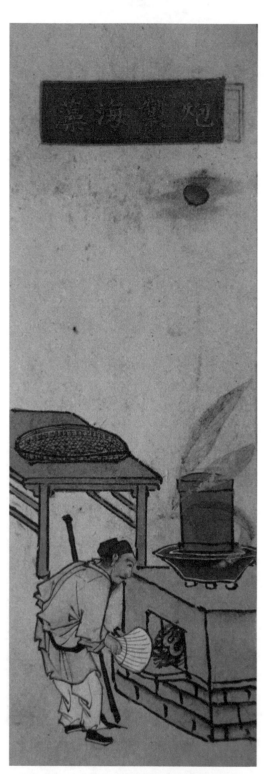

图8-89　海藻（《补遗雷公炮制便览》）

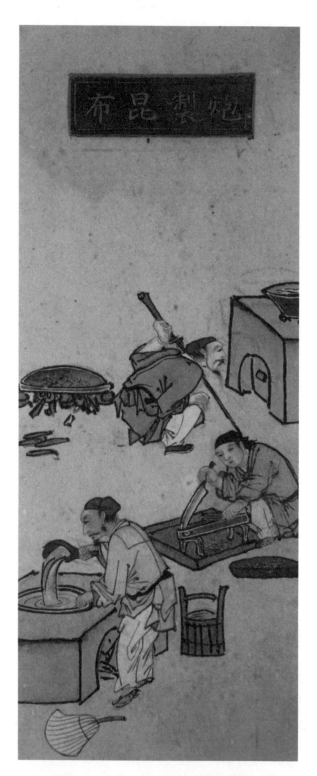

图8-90　昆布（《补遗雷公炮制便览》）

◎《雷公炮炙论》：凡使，先须用生乌豆、并紫背天葵和海藻三件，同蒸一伏时，候日干用之。

◎《雷公炮炙论》：凡使，先弊甑箪同煮去咸味，焙，细剉用。每修事一斤，用甑箪大小十个，同昆布细剉，二味各一处，下东流水，从巳煮至亥，水旋添，勿令少。

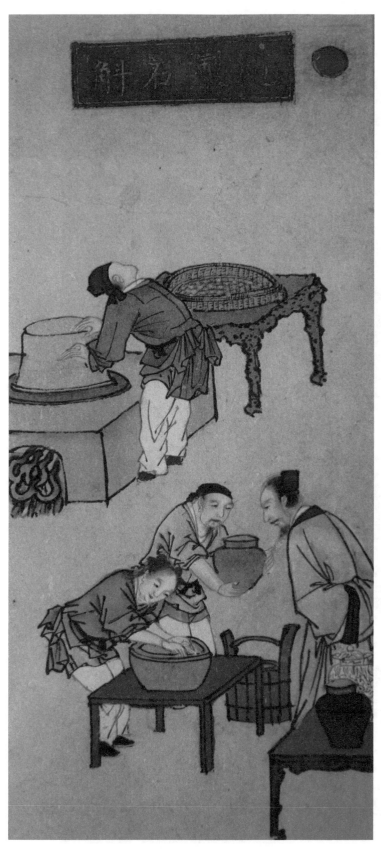

## 石斛

图8-91 石斛(《补遗雷公炮制便览》)

◎《雷公炮炙论》：凡使，先去头、土，了，用酒浸一宿，漉出，于日中暴干，却，用酥蒸，从巳至酉，却，徐徐焙干用。石斛锁涎，涩丈夫元气。如斯修事，服满一镒，永无骨痛。

# 第九章

# 藤蔓部

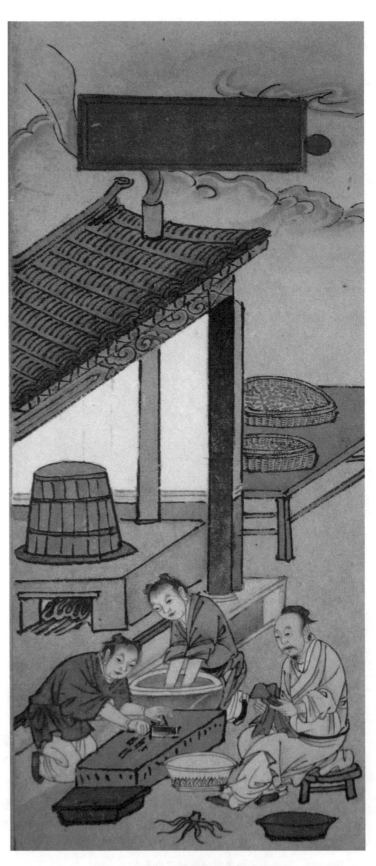

◎《雷公炮炙论》：今蔷薇也。凡采得，去根，并用粗布拭黄毛，了，用刀于槐砧上细剉，用浆水拌令湿，蒸，一宿至明，出，日干用。

图9-1　营实（《补遗雷公炮制便览》）

## 马兜铃

## 栝楼

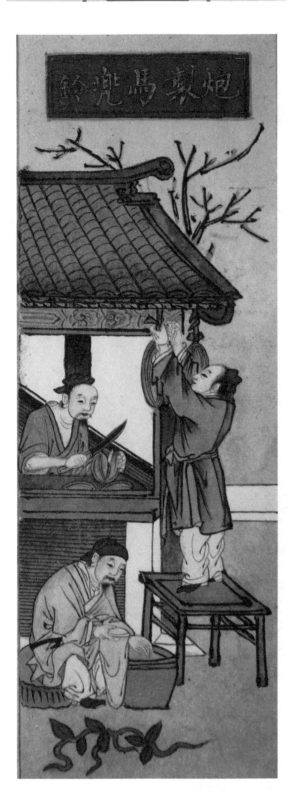

图9-2 马兜铃（《补遗雷公炮制便览》）

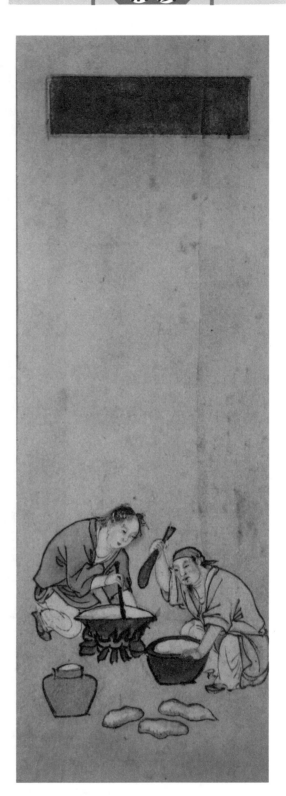

图9-3 栝楼（《补遗雷公炮制便览》）

◎《雷公炮炙论》：凡使，采得后，去叶并蔓了，用生绡袋盛，于东屋角畔悬令干了，劈作片，取向里子，去隔膜并令净用。子，勿令去革膜不尽，用之并皮。

◎《雷公炮炙论》：栝楼凡使，皮、子、茎、根，效各别。其栝并楼，样全别。若栝，自圆黄、皮厚、蒂小；若楼，唯形长，赤皮、蒂粗，是阴人服。若修事，去上壳皮革膜并油了。

第九章 藤蔓部

155

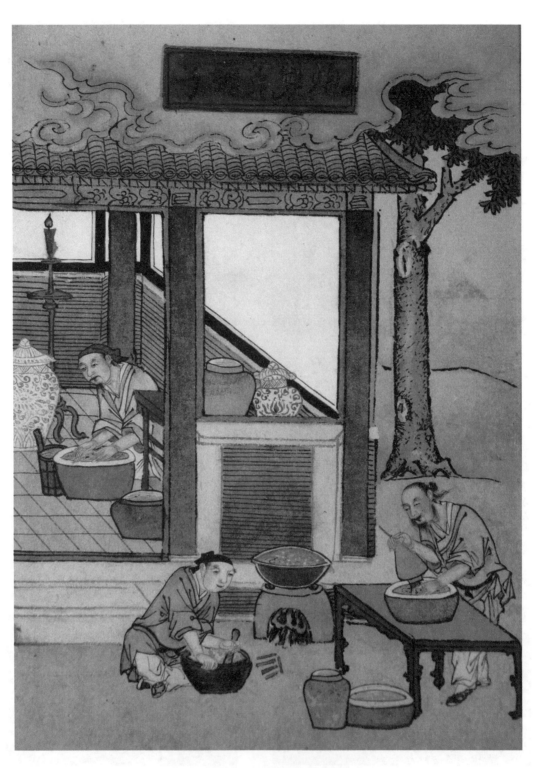

图9-4 菟丝子（《补遗雷公炮制便览》）

◎《雷公炮炙论》：凡使，勿用天碧草子，其样真相似，只是天碧草子味酸涩并粘，不入药用。其菟丝子裹中和凝正阳气受结，偏补人卫气，助人筋脉，一茎从树感枝成，又从中春上阳结实，其气大小，受七镒二两。凡修事，全采得，出粗薄壳了，用苦酒浸二日，滤出，用黄精自然汁浸一宿，至明，微用火煎至干，入白中，热烧铁杵，一去三千余杵，成粉用。苦酒并黄精自然汁与菟丝子相对用之。

## 牵牛子 | 天门冬

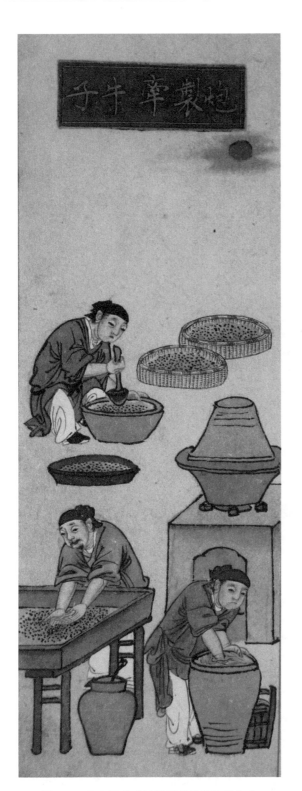

图9-5 牵牛子（《补遗雷公炮制便览》）

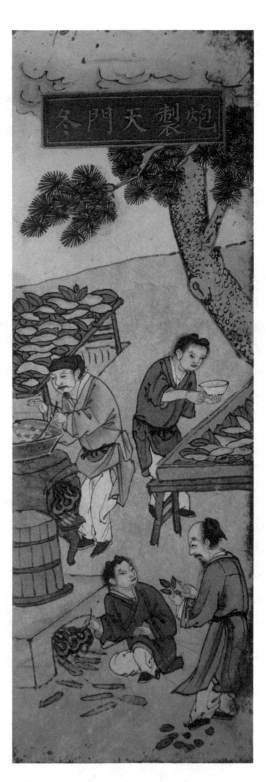

图9-6 天门冬（《补遗雷公炮制便览》）

◎《雷公炮炙论》：凡用，晒干，却，入水中淘，浮者去之，取沉者晒干，拌酒蒸，从巳至未，晒干。临用，舂去黑皮用。

◎《雷公炮炙论》：凡使，采得了，去上皮一重，便劈破，去心，用柳木甑烧柳木柴蒸一伏时，洒酒令遍，更添火蒸，出，暴，去地二尺已来作小架，上铺天门叶，将蒸了天门冬摊令干用。

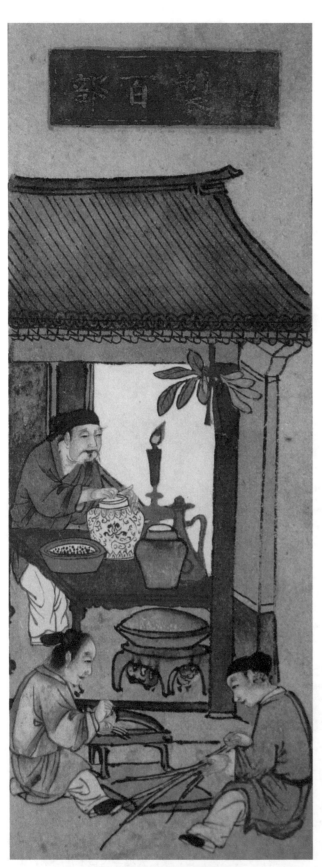

图9-7 百部（《补遗雷公炮制便览》）

◎《雷公炮炙论》：凡使，采得后，用竹刀劈破，去心皮，花作数十条，于簷下悬，令风吹，待土干后，却用酒浸一宿，漉出，焙干，细剉用。忽一窠自有八十三条者，号曰地仙苗。若修事饵之，可千岁也。

传统技艺图典 中药炮制

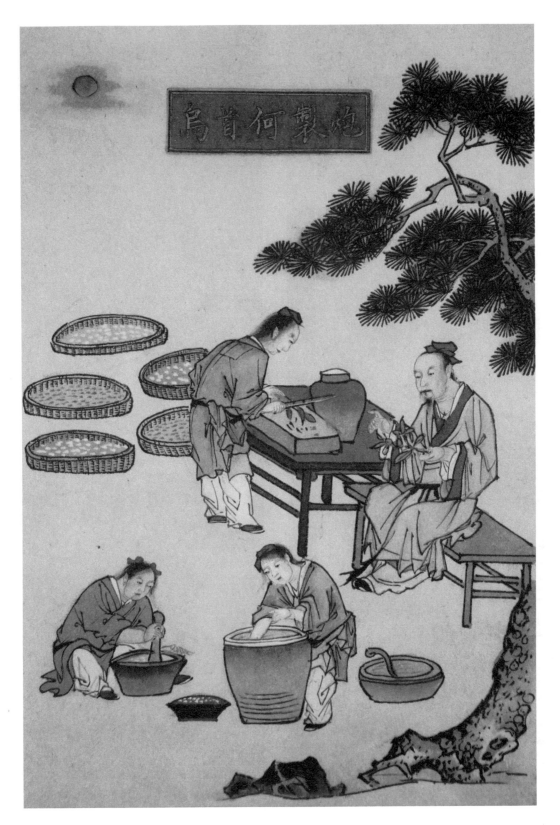

图9-8 何首乌（《补遗雷公炮制便览》）

◎《**本草品汇精要**》：引《图经》云：采得，以苦竹刀切之，米泔浸，经宿，暴干，木杵臼捣用之。一用大枣拌蒸，一用黑豆拌蒸，俱以枣豆熟为度。又法九蒸九暴，并勿犯铁器。

中药炮制
传统技艺图典

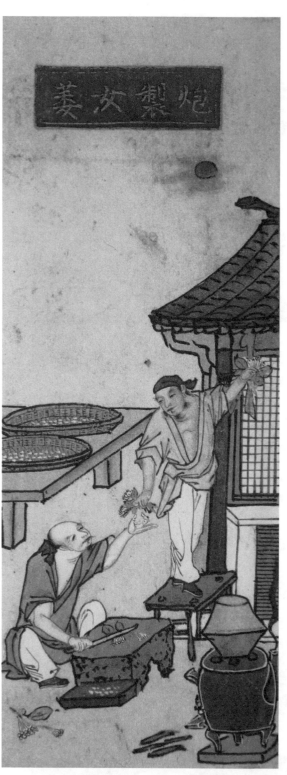

图9-9　女萎（《补遗雷公炮制便览》）

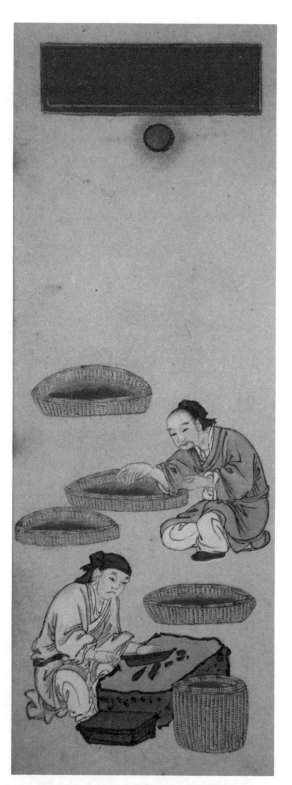

图9-10　茜根（《补遗雷公炮制便览》）

◎《雷公炮炙论》：凡采得，阴干，去头并白蕊，于槐砧上剉，拌豆，淋酒蒸，从巳至未，出，晒令干用。

◎《雷公炮炙论》：凡使，勿用赤柳草根，真似茜根，只是味酸涩，不入药中用。若服，令人患内障眼，速服甘草水解之，即毒气散。凡使茜根，用铜刀于槐砧上剉，日干。勿犯铁并铅。

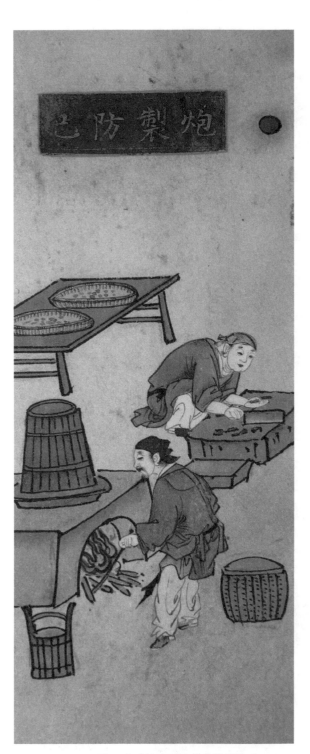

图9-11　防己（《补遗雷公炮制便览》）

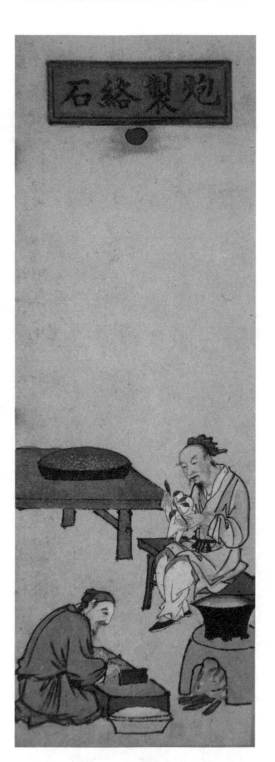

图9-12　络石（《补遗雷公炮制便览》）

◎《雷公炮炙论》：凡使，勿使木条。以其木条，已黄、腥、皮皱，上有丁足子，不堪用。夫使防己，要心花文、黄色者然。凡修事，细剉，又剉车前草根，相对同蒸半日后出，晒，去车前草根，细剉用之。

◎《雷公炮炙论》：凡采得后，用粗布揩叶上、茎蔓上毛了，用热甘草水浸一伏时，出，切，日干任用。

第九章　藤蔓部

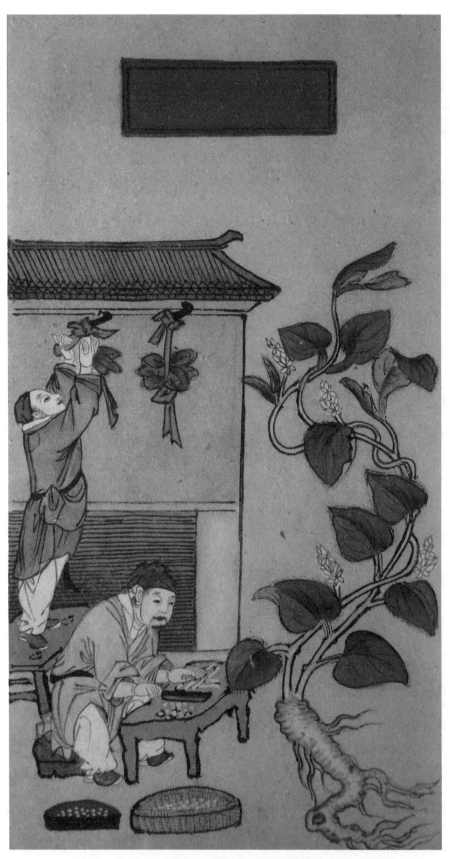

◎《雷公炮炙论》：
凡使，勿用菜花藤，缘真似白花藤，只是味不同，菜花藤酸涩，不堪用。其白花藤味甘香。凡采得后，去根，细剉，阴干用之。

图9-13 白花藤（《补遗雷公炮制便览》）

# 第一节 香木分部

## 柏子仁

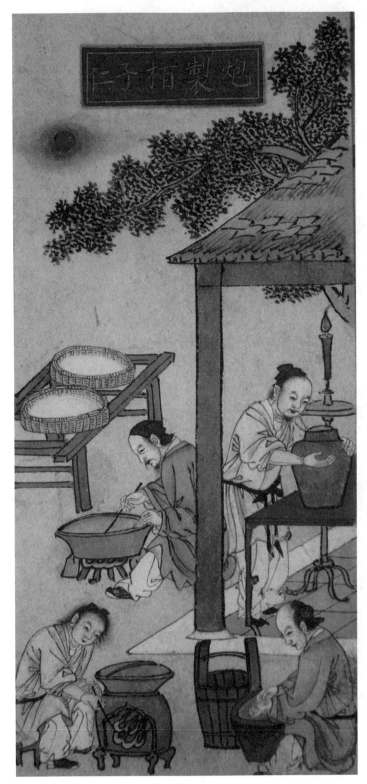

图10-1 柏子仁（《补遗雷公炮制便览》）

◎《雷公炮炙论》：凡使，先以酒浸一宿，至明漉出，晒干，却用黄精自然汁于日中煎，手不住搅。若天久阴，即于铛中著水，用瓶器盛柏子仁，著火缓缓煮成煎为度。每煎三两柏子仁，用酒五两，浸干为度。

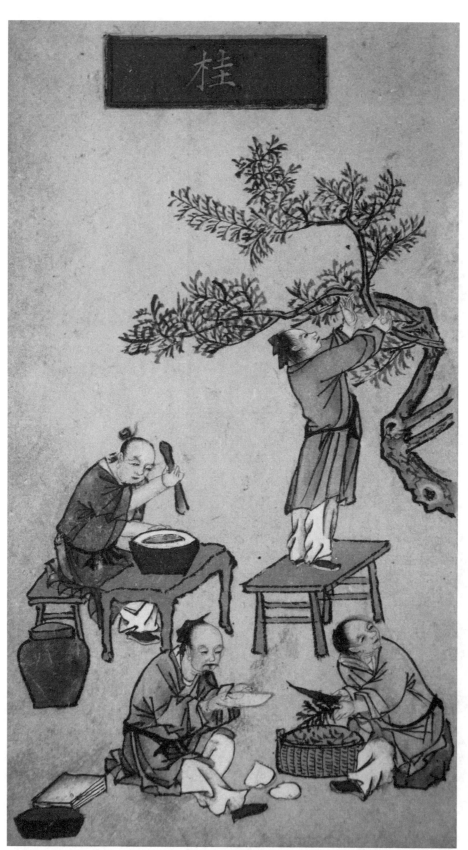

桂

图10-2 桂皮（《补遗雷公炮制便览》）

◎《雷公炮炙论》：
凡使，勿薄者，要紫
色、厚者，去上粗
皮，取心中味辛者
使。每斤大厚紫桂，
只取得五两。取有
味厚处，生用；如末
用，即用重密熟绢并
纸裹，勿令犯风。其
州土只有桂草，原无
桂心。用桂草煮丹阳
木皮，遂成桂心。凡
使，即单捣用之。

| 辛夷 | 丁香 |

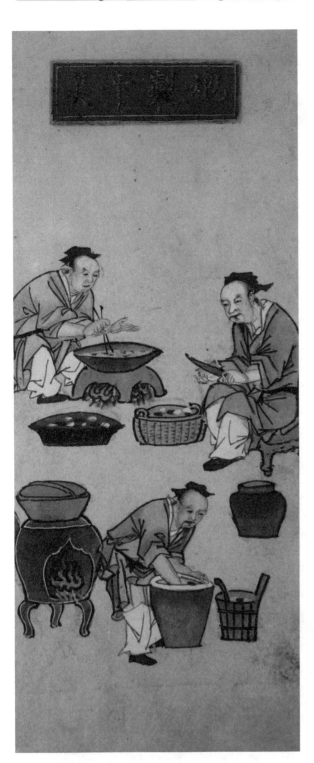

图10-3　辛夷（《补遗雷公炮制便览》）

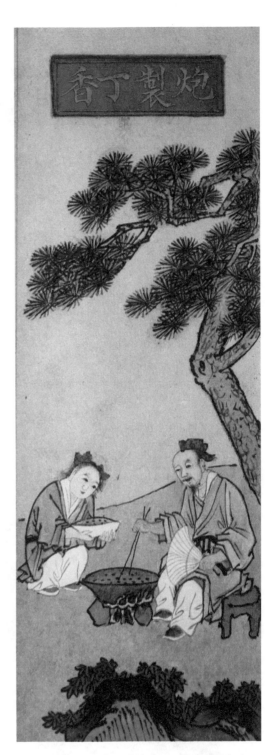

图10-4　丁香（《补遗雷公炮制便览》）

◎《雷公炮炙论》：凡用之，去粗皮，拭上赤肉毛了，即以芭蕉水浸一宿，漉出，用浆水煮，从巳至未出，焙干用。若治眼目中患，即一时去皮，用向里实者。

◎《雷公炮炙论》：凡使，有雄、雌。雄颗小，雌颗大，似枬枣核。方中多使雌，力大；膏煎中用雄。若欲使雄，须去丁，盖乳子发人背痈也。

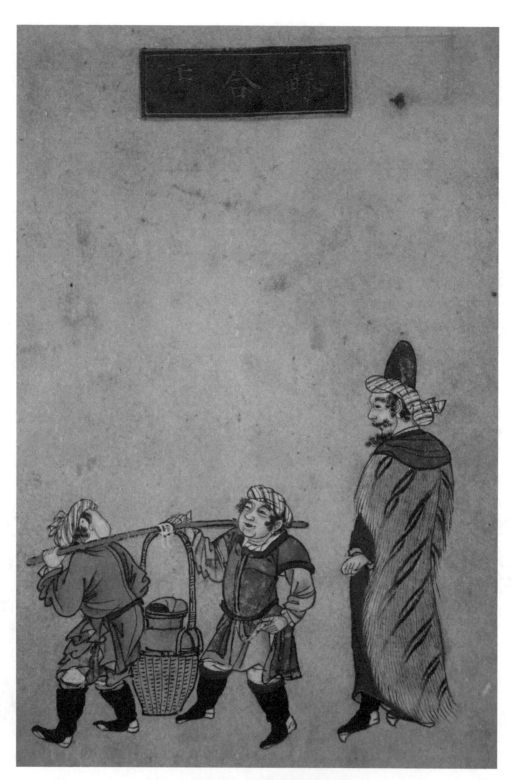

图10-5  苏合香（《补遗雷公炮制便览》）

◎ **《本草品汇精要》**：引《图经》云：苏恭云：此香从西域及昆仑来，紫色，与真紫檀相似而坚实，极芬香。其香如石，烧之灰白者好，今不复见。广南虽有而类苏木，无香气。药中但用如膏油者，极芬烈也。《梁书》云：天竺出苏合香，是诸香汁煎之，非自然一物也。又云：大秦国采得苏合香，先煎其汁，以为香膏，乃卖其滓与诸人。

166

## 枫香脂

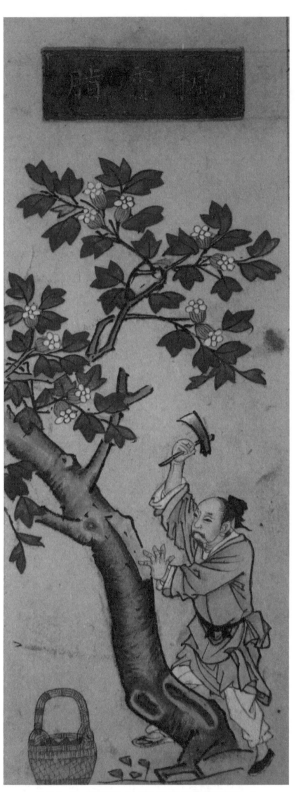

图10-6　枫香脂（《补遗雷公炮制便览》）

◎《本草品汇精要》：引《名医别录》云：树皮，味辛、平，有小毒，主水肿，下水气，煮汁用之。

## 詹糖香

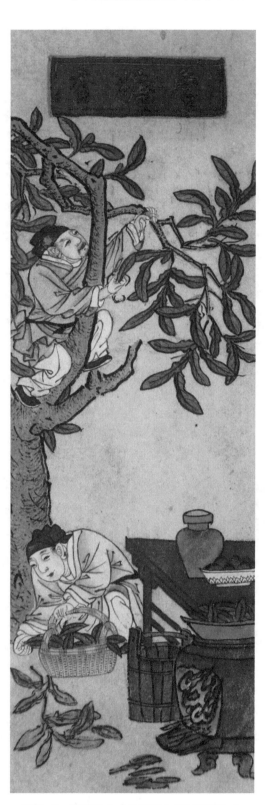

图10-7　詹糖香（《补遗雷公炮制便览》）

◎《本草品汇精要》：引《图经》云：木似橘，煎枝叶以为香，往往以其皮及蠹屑和之，难得纯好者，唐方多用，今亦稀见。《唐本注》云：詹糖树似橘，煎枝为香，似沙糖而黑，出交广以南，云詹糖香也。

167

## 薰陆香

## 安息香

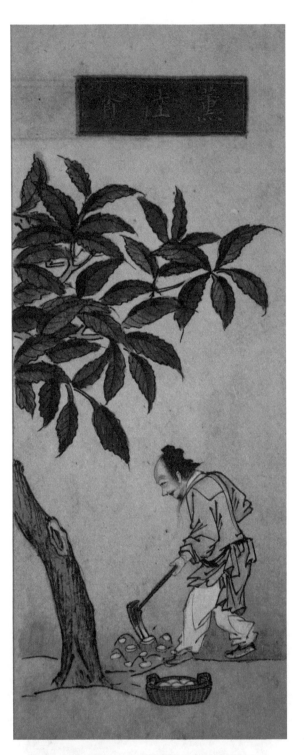

图10-8 薰陆香（《补遗雷公炮制便览》）

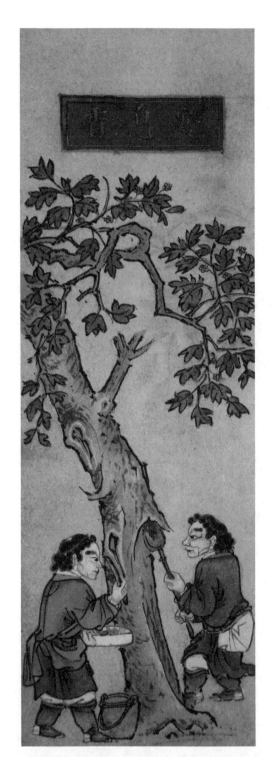

图10-9 安息香（《补遗雷公炮制便览》）

◎《本草品汇精要》：引《图经》云：其木生于海边沙上，盛夏木胶流出沙上，形似白胶，夷人取得卖与贾客，乳香亦其类也。用时以缯袋挂于牕隙间，良久取研之，乃不黏也。

◎《本草品汇精要》：引《图经》云：树高三丈许，皮色黄黑，叶有四角，经冬不凋。二月开花，黄色，花心微碧，不结实。刻其树皮则脂如饴，亦若松脂、桃胶，黄黑色为块，新者亦柔韧。六七月坚凝，乃取之烧，则通神，辟众恶，故波斯呼其木为辟邪树。

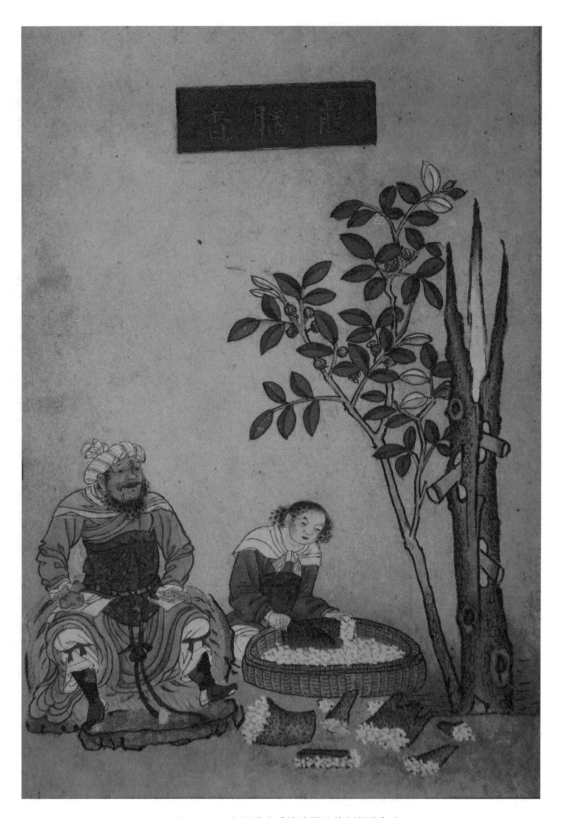

图10-10　龙脑香（《补遗雷公炮制便览》）

◎《**本草品汇精要**》：引《图经》云：木高七八丈，大可六七围，如积年杉木状，傍生枝叶，正圆而背白，结实如豆蔻，皮有甲错。香即木中脂，似白松脂，作杉木气。

## 麒麟竭

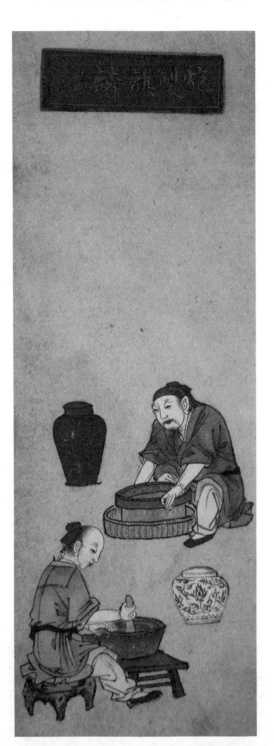

图10-11 麒麟竭（《补遗雷公炮制便览》）

◎《雷公炮炙论》：麒麟竭凡使，勿用海母血，真似麒麟竭，只是味咸并腥气。其麒麟竭味微咸、甘，似栀子气是也。凡欲使，先研作粉，重筛过。临使，安于丸散或膏中任使用。勿与众药同捣，化作飞尘也。

## 阿魏

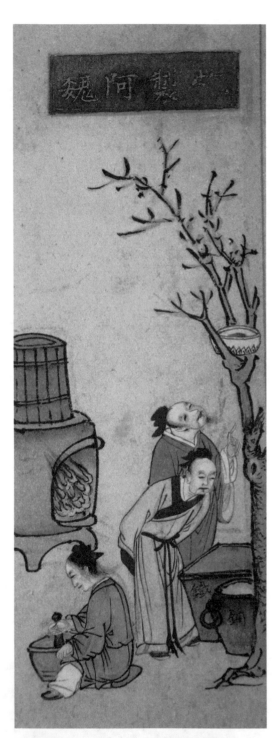

图10-12 阿魏（《补遗雷公炮制便览》）

◎《雷公炮炙论》：凡使，多有讹伪。其有三验：第一验，将半铢安于热铜器中，一宿至明，霑阿魏处，白如银，永无赤色；第二验，将一铢置于五斗草自然汁中，一夜至明，如鲜血色；第三验，将一铢安于柚树上，树立干便是真。凡使，先于静钵中研如粉了，于热酒器上裹过，任入药用。

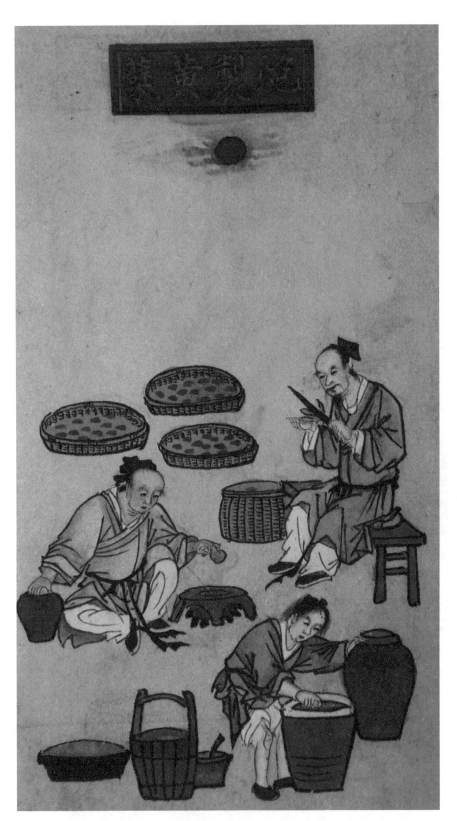

图10-13　黄檗（《补遗雷公炮制便览》）

◎《雷公炮炙论》：凡使，用刀削上粗皮了，用生蜜水浸半日，漉出，晒干，用蜜涂，文武火炙令蜜尽为度。凡修事五两，用蜜三两。

第十章　木部

171

## 厚朴

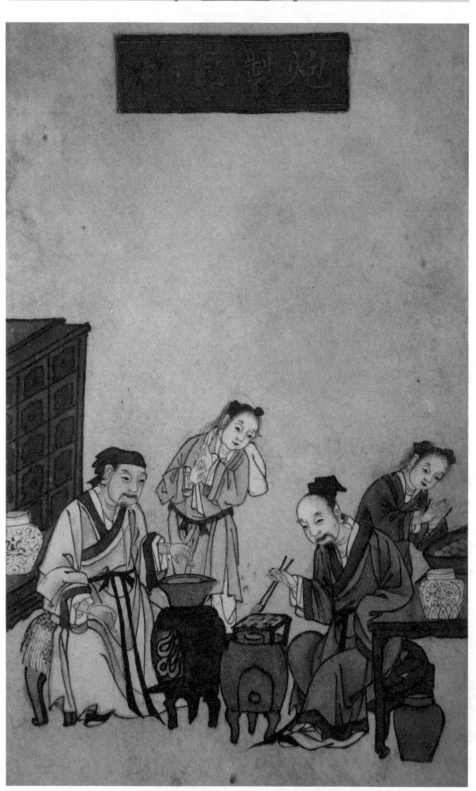

图10-14 厚朴（《补遗雷公炮制便览》）

◎《雷公炮炙论》：
凡使，要用紫色、味辛为好。夫或丸散，便去粗皮，用酥炙过。每修一斤，用酥四两炙了，细剉用。若汤饮中使，用自然姜汁八两炙一升为度。

## 杜仲

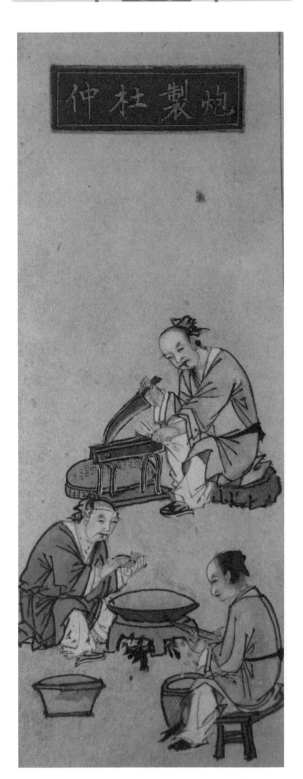

图10-15 杜仲 （《补遗雷公炮制便览》）

◎《雷公炮炙论》：凡使，先须削去粗皮，用酥、蜜和作一处，炙之尽为度，炙干了，细剉用。凡修事一斤，酥二两，蜜三两，二味相和，令一处用也。

## 楸木皮

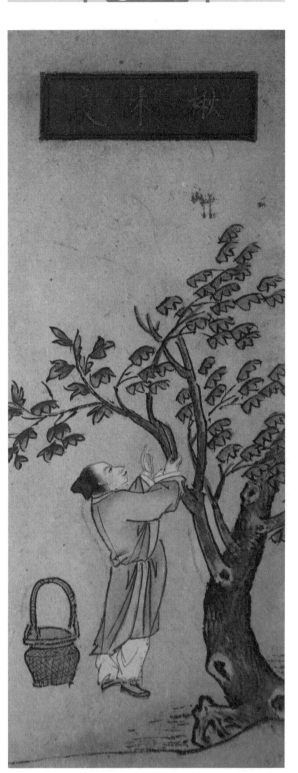

图10-16 楸木皮 （《补遗雷公炮制便览》）

◎《本草品汇精要》：引《外台秘要》云：冬无楸叶，当早收之，临时以盐汤沃之。今择日亦佳，薄削楸白皮，用之亦得。

## 楝实

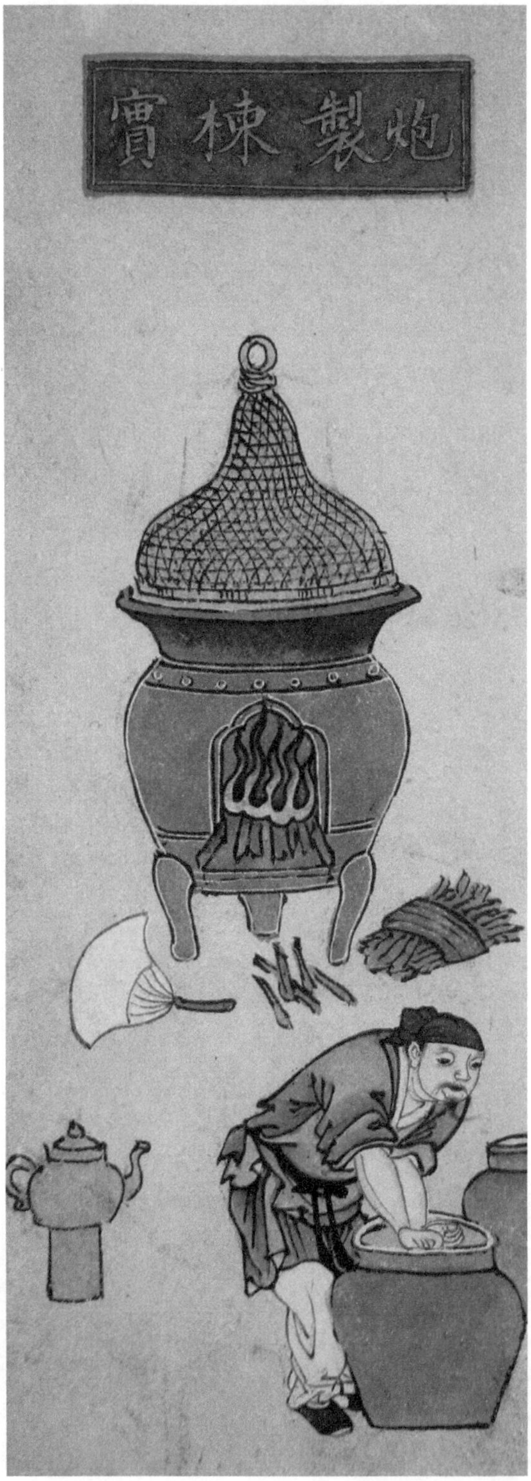


图10-17 楝实（《补遗雷公炮制便览》）

◎**《雷公炮炙论》：**凡采得后，晒干，酒拌浸令湿，蒸，待上皮软，剥去皮，取肉去核，勿单用其核，碎搥，用浆水煮一伏时了用。如使肉，即不使核；使核，即不使肉。又花落子，谓之石茱萸。

## 椿木

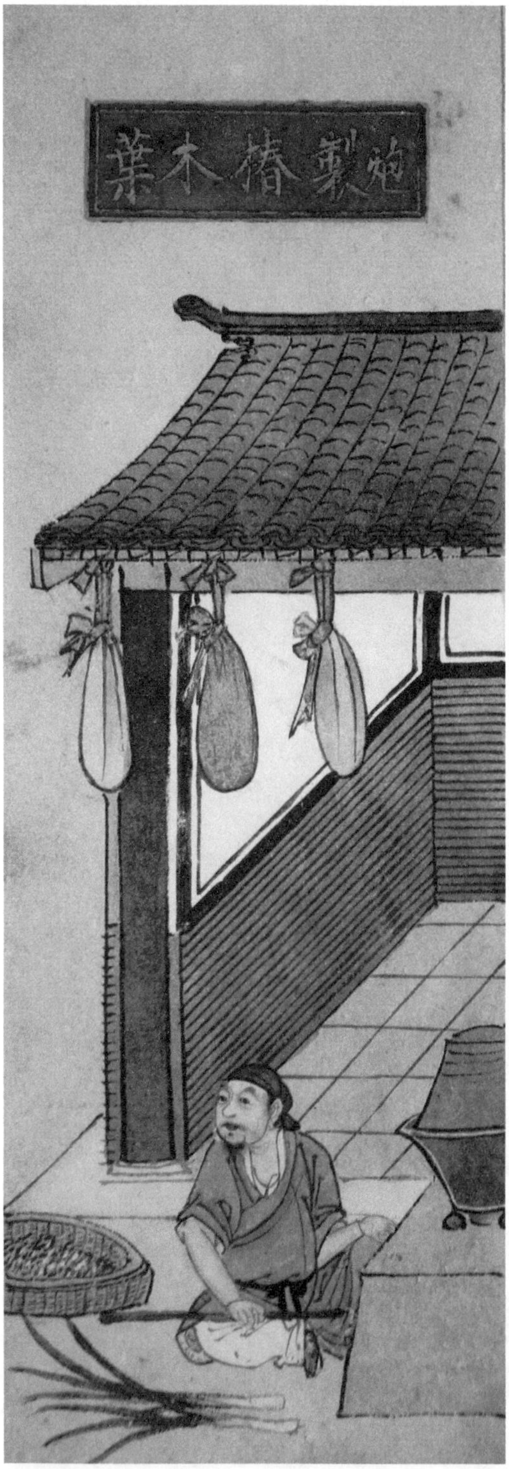


图10-18 椿木（《补遗雷公炮制便览》）

◎**《雷公炮炙论》：**椿木根凡使，根，不近西头者上，及不用茎、叶，只用根。凡修事，采出，拌生葱蒸半日，出生葱，细剉，用袋盛，挂屋南畔，阴干用。偏利溺涩也。

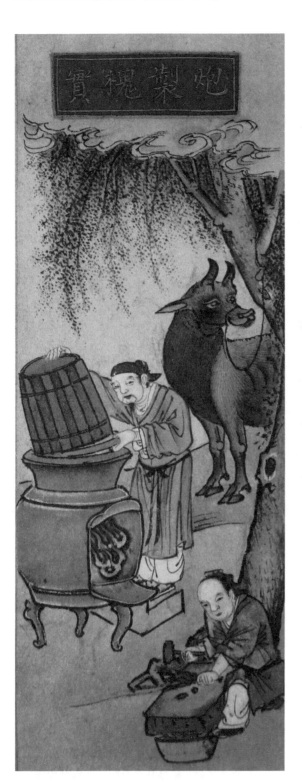

图10-19　槐实（《补遗雷公炮制便览》）

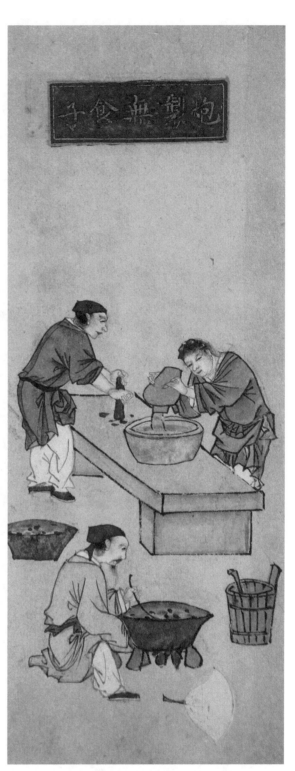

图10-20　无食子（《补遗雷公炮制便览》）

◎《雷公炮炙论》：凡采得后，去单子并五子者，只取两子、三子者。凡使，用铜锤捶之令破，用乌牛乳浸一宿，蒸过用。

◎《雷公炮炙论》：凡用，勿令犯铜、铁，并被火惊者。颗小、文细、上无枕米者妙。凡修事，用浆水于砂盆中或硬青石上研令尽，却焙干，研了用。勿捣，能为乌犀色。

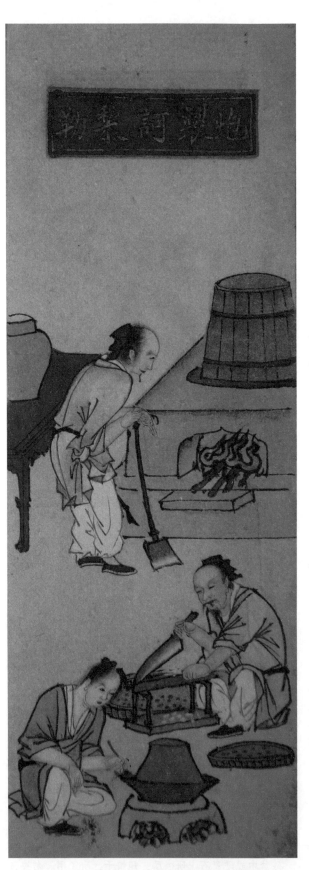

◎《雷公炮炙论》：凡使，勿用毗梨勒、罨梨勒、榔精勒、杂路勒。若诃梨勒，文只有六路。或多或少，并是杂路勒。毗路勒个个毗。杂路勒皆圆，露文或八露至十三路，号曰榔精勒，多涩，不入用。凡修事，先于酒内浸，然后蒸一伏时，其诃梨勒以刀削路，细剉，焙干用之。

图10-21 诃梨勒（《补遗雷公炮制便览》）

## 白杨树皮

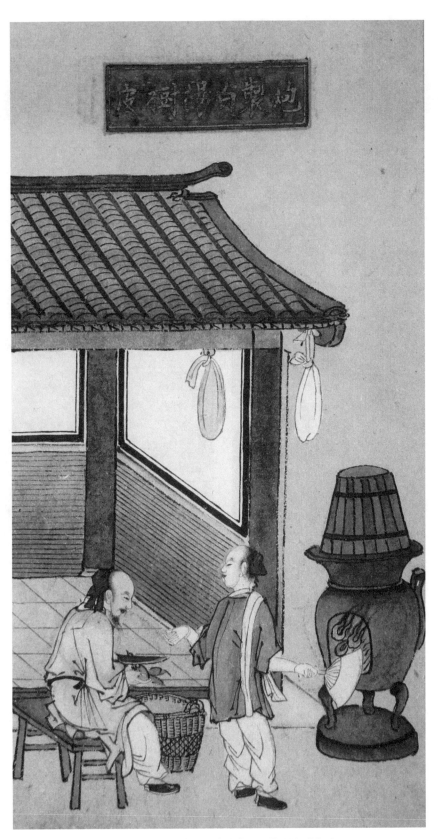

图10-22 白杨树皮（《补遗雷公炮制便览》）

◎《雷公炮炙论》：凡使，以铜刀刮粗皮，蒸，从巳至未，出，用布袋盛，于屋东挂干用。

## 桐木

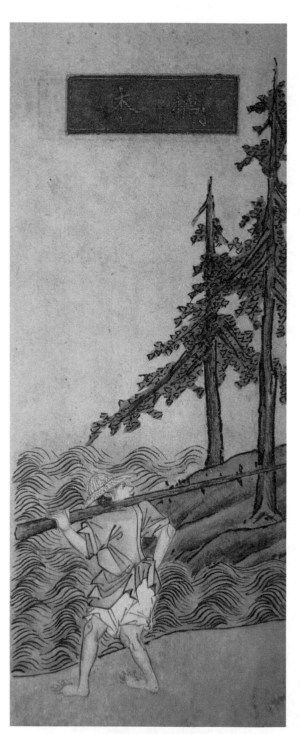

图10-23 桐木（《补遗雷公炮制便览》）

## 苏方木

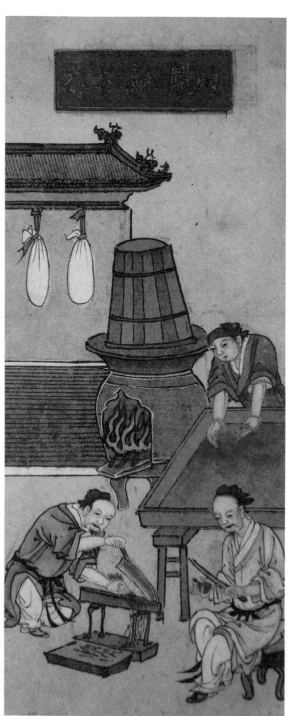

图10-24 苏方木（《补遗雷公炮制便览》）

◎《本草品汇精要》：引《南州记》云：生岭南山谷，平，温，主金疮，疥癣，生肌，止血，并宜烧灰使用。其实黄白色，有大毒，不堪服食也。

◎《雷公炮炙论》：凡使，去上粗皮并节了。若有中心文横如紫角者，号曰木中尊色，其效倍常百等。凡修事，须细剉了，重捣，拌细条梅枝蒸，从巳至申，出，阴干用。

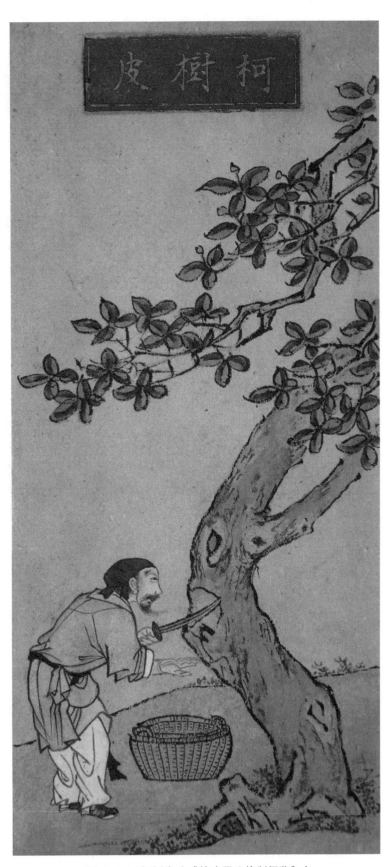

◎《**本草品汇精要**》：引《临海志》云：是木奴树，主浮气。揉皮以水煮，去滓，复炼，候凝结丸得为度。每朝空心饮下三丸，浮气、水肿并从小便出，故波斯家用为舡舫也。

图10-25 柯树皮（《补遗雷公炮制便览》）

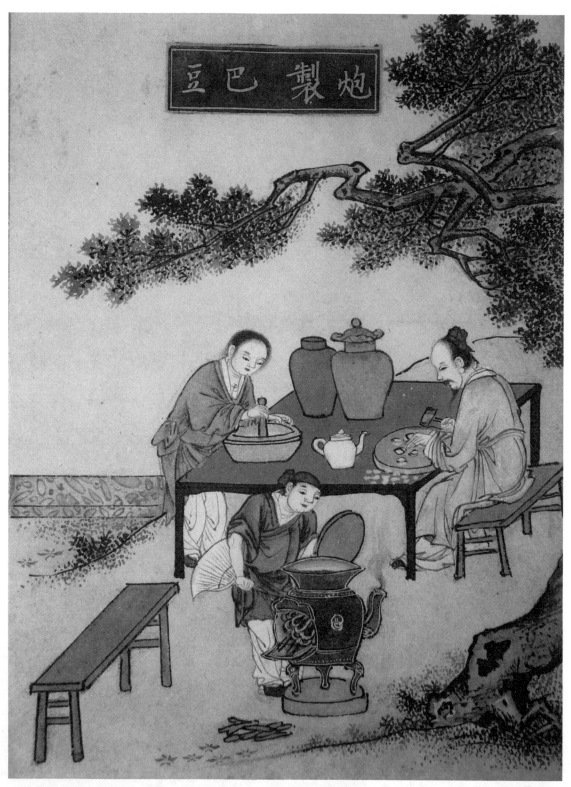

炮製巴豆

图10-26 巴豆（《补遗雷公炮制便览》）

◎《雷公炮炙论》：凡使，巴之与豆及刚子，须在子细认，勿误用，杀人。巴颗小、紧实、色黄；豆即颗有三棱、色黑；若刚子，颗小似枣核，两头尖。巴与豆即用，刚子勿使。凡修事巴、豆，敲碎，以麻油并酒等可煮巴、豆了，研膏后用。每修事一两，以酒、麻油各七合，尽为度。

# 第三节 灌木分部

## 桑根白皮

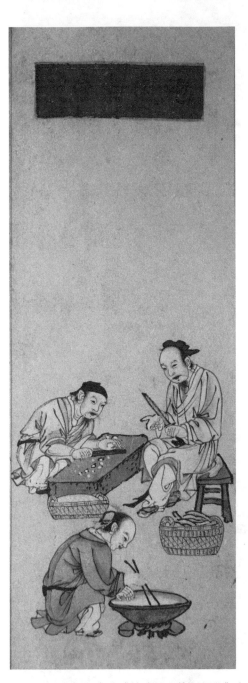

图10-27 桑根白皮（《补遗雷公炮制便览》）

◎《雷公炮炙论》：凡使，十年以上向东畔嫩根。凡修事，采得后，铜刀剥上青黄薄皮一重，只取第二重白嫩青涎者，于槐砧上用铜刀剉了，焙令干。勿使皮上涎落，涎是药力。此药恶铁并铅也。

## 楮实

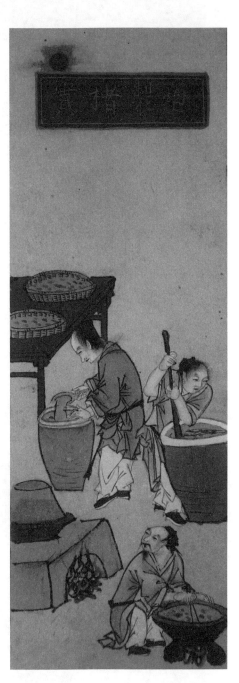

图10-28 楮实（《补遗雷公炮制便览》）

◎《雷公炮炙论》：凡使，采得后，用水浸三日，将物搅旋，投水，浮者去之。然后晒干，却用酒浸一伏时，了，便蒸，从巳至亥，出，焙令干用。

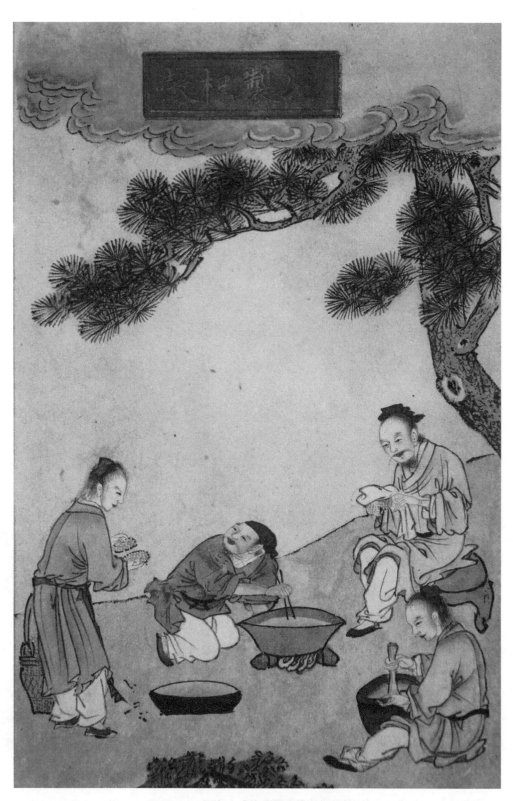

图10-29 枳壳（《补遗雷公炮制便览》）

◎《雷公炮炙论》：凡使，勿使枳实，缘性、效不同。若使枳壳，取辛、苦、腥，并有隙油，能消一切瘰，要尘久年深者为上。凡用时，先去瓤，以麸炒过，待麸焦黑，遂出，用布拭上焦黑，然后单捣如粉用。

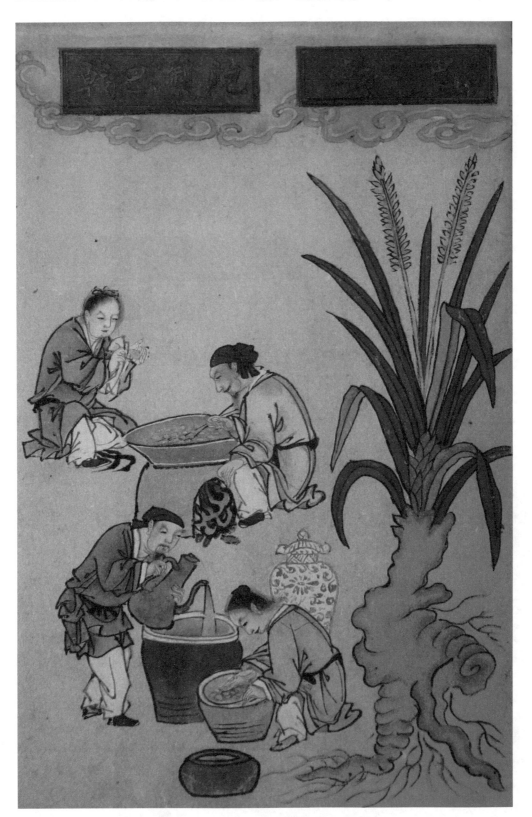

图10-30　巴戟天（《补遗雷公炮制便览》）

◎《雷公炮炙论》：凡使，须用枸杞子汤浸一宿，待稍软漉出，却，用酒浸一伏时，又漉出，用菊花同熬令焦黄，去菊花，用布拭令干用。

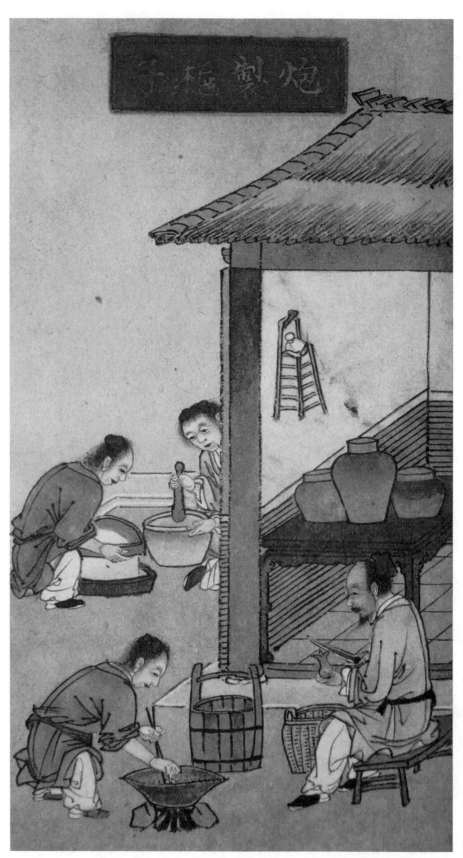

◎《雷公炮炙论》：
凡使，勿用颗大者，
号曰伏尸栀子，无
力。须要如雀脑，
并须长，有九路赤
色者上。凡使，先
去皮、须，了，取
仁，以甘草水浸一
宿，漉出，焙干，
捣筛如赤金末用。

图10-31　栀子（《补遗雷公炮制便览》）

传统技艺图典 中药炮制

## 酸枣仁 | 山茱萸

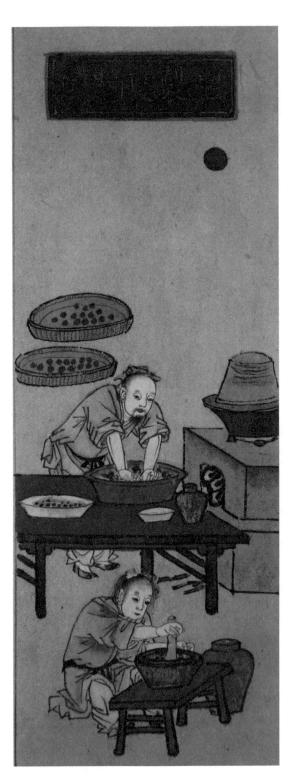

图10-32 酸枣仁（《补遗雷公炮制便览》）

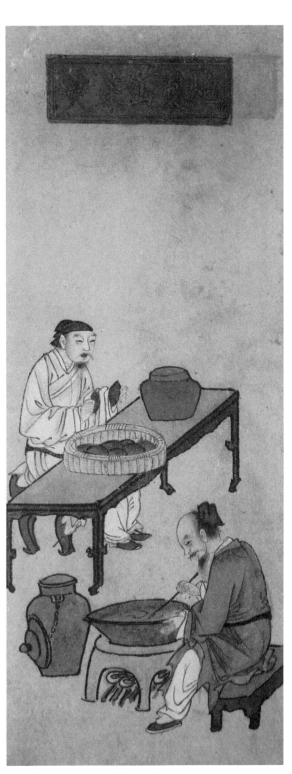

图10-33 山茱萸（《补遗雷公炮制便览》）

◎《雷公炮炙论》：酸枣仁凡使，采得后，晒干，取叶重拌酸枣仁蒸半日了，去尖、皮，了，任研用。

◎《雷公炮炙论》：凡使，勿用雀儿苏，真似山茱萸，只是核八棱，不入药用。凡欲使山茱萸，须去内核。每修事，去核，了，一斤，取肉皮用，只秤成四两已来，缓火熬之方用。能壮元气，秘精。核能滑精。

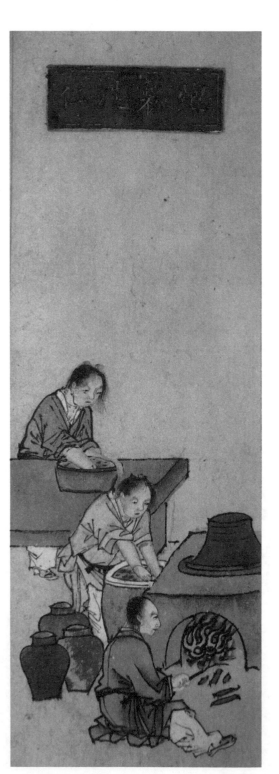

图10-34 蕤核 (《补遗雷公炮制便览》)

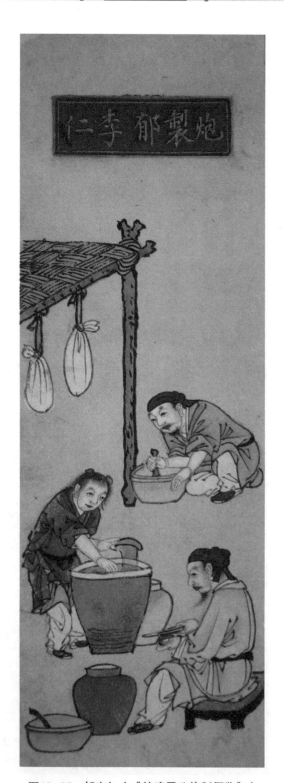

图10-35 郁李仁 (《补遗雷公炮制便览》)

◎《雷公炮炙论》：凡使，先汤浸，去皮、尖，擘作两片。用芒消、木通草二味，和蕤仁同水煮一伏时后，沥出，去诸般药，取蕤仁研成膏，任加减入药中使。每修事四两，用芒消一两，木通草七两。

◎《雷公炮炙论》：凡采得，先汤浸，然削上尖，去皮令净，用生蜜浸一宿，滤出，阴干，研如膏用。

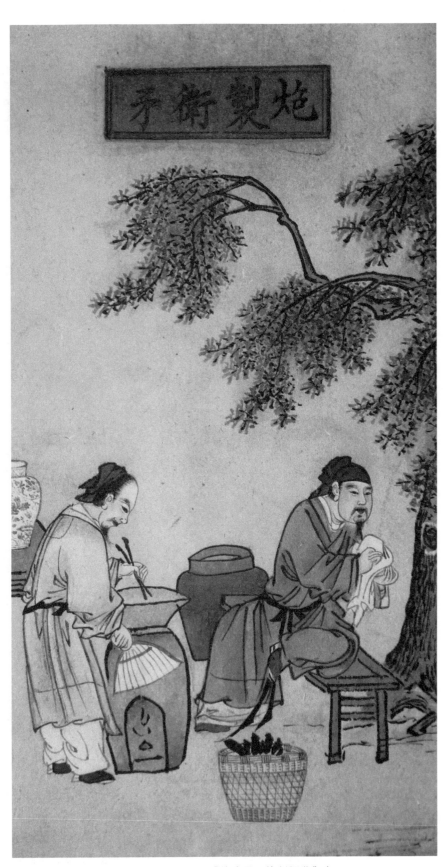

◎《雷公炮炙论》：凡使，勿用石茆，根头真似鬼箭，只是上叶不同，味各别。凡采得后，只使箭头。用，拭上赤毛，用酥缓炒过用之。每修事一两，用酥一分，炒酥尽为度。

图10-36 卫茅（《补遗雷公炮制便览》）

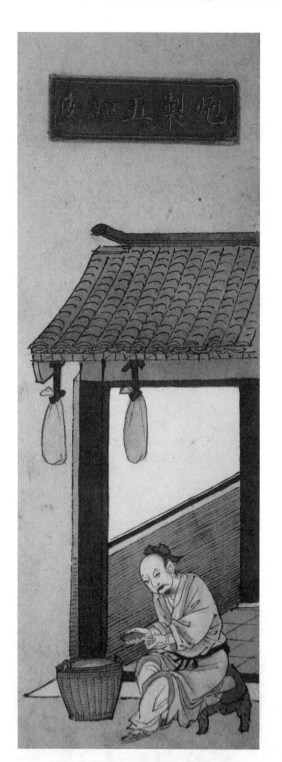

图10-37　五加皮（《补遗雷公炮制便览》）

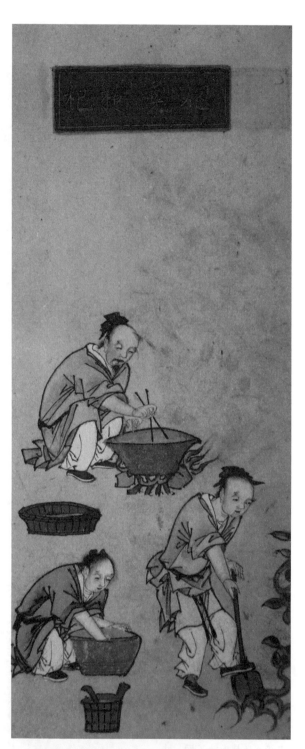

图10-38　枸杞根（《补遗雷公炮制便览》）

◎《雷公炮炙论》：今五加皮，其树本是白楸树。其上有叶如蒲叶者，其叶三花是雄，五叶花是雌。凡使，剥皮，阴干。阳人使阴，阴人使阳。

◎《雷公炮炙论》：凡使根，掘得后，使东流水浸；以物刷上土，了，然后待干，破去心，用熟甘草汤浸一宿，然后焙干用。其根若似物命形状者上。春食叶，夏食子，秋、冬食根并子也。

传统技艺图典　中药炮制

| 蔓荆实 | 卖子木 |
|---|---|

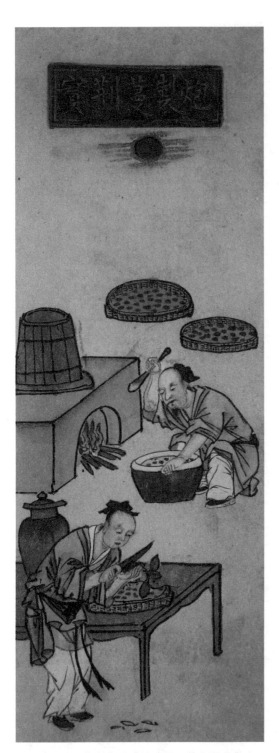

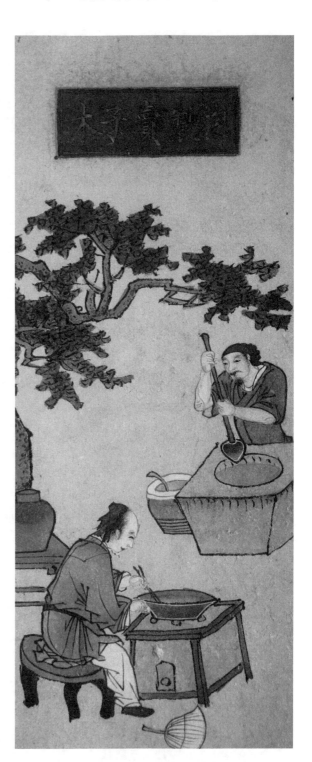

图10-39 蔓荆实（《补遗雷公炮制便览》）

图10-40 卖子木（《补遗雷公炮制便览》）

◎《雷公炮炙论》：凡使，去蒂子下白膜一重，用酒浸一伏时后，蒸，从巳至未，出，晒干用。

◎《雷公炮炙论》：凡采得后，粗捣，用酥炒令酥尽为度，然入用。每一两，用酥二分为度。

第十章 木部

189

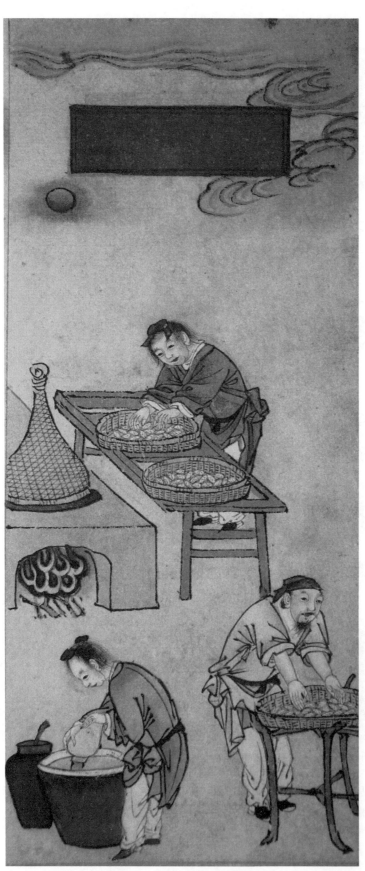

密蒙花

◎《雷公炮炙论》：凡使，先拣令净，用酒浸一宿，漉出，候干，却拌蜜令润，蒸，从卯至酉，出，日干。如此拌蒸三度，又却，日干用。每修事一两，用酒八两浸，待色变，用蜜半两蒸为度。此原名小锦花。

图10-41　密蒙花（《补遗雷公炮制便览》）

传统技艺图典　中药炮制

190

# 第四节 寓木分部

## 桑寄生

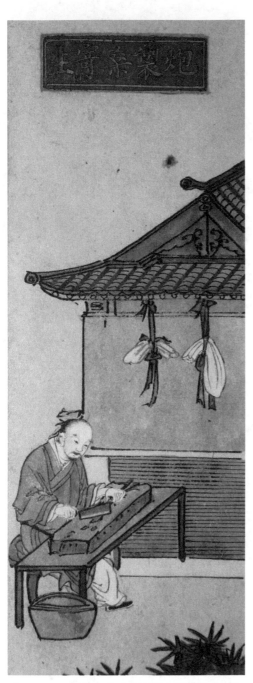

图10-42　桑寄生（《补遗雷公炮制便览》）

◎《雷公炮炙论》：凡使，在树上，自然生独枝树是也。凡修事，采得后，用铜刀和根、枝、茎细剉，阴干了，任用。勿令见火。

## 骨碎补

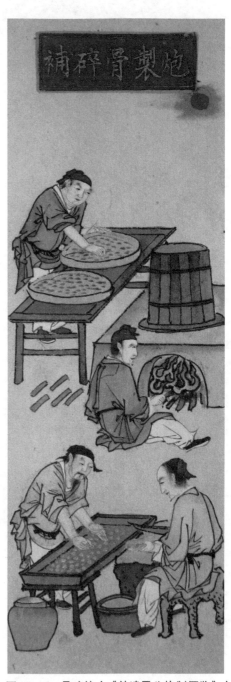

图10-43　骨碎补（《补遗雷公炮制便览》）

◎《雷公炮炙论》：凡使，采得后，先用铜刀刮去上黄赤毛尽，便细切，用蜜拌令润，架柳甑蒸一日后，出，暴干用。又《乾宁记》云：去毛细切后，用生蜜拌蒸，从巳至亥，准前暴干，捣末用。炮猪肾，空心吃，治耳鸣，亦能止诸杂痛。

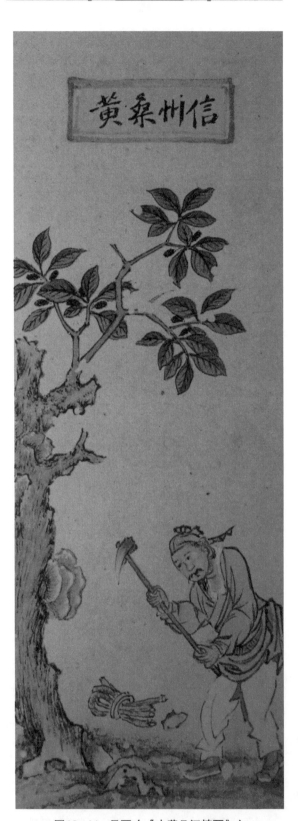

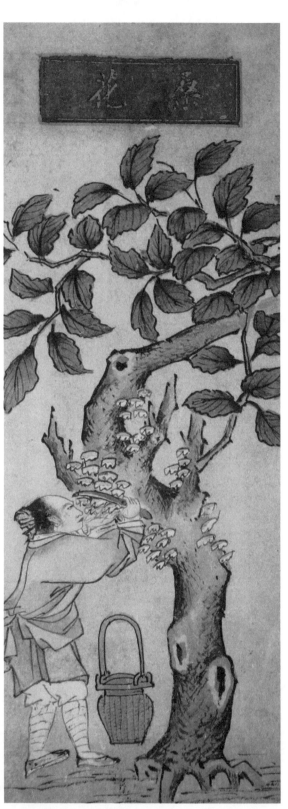

图10-44　桑耳（《本草品汇精要》）

图10-45　桑花（《补遗雷公炮制便览》）

◎《**本草品汇精要**》：引《图经》云：木耳名桑黄，有黄熟陈白者，又有金色者，皆可用。皮上白藓花名桑花，状似地钱。其柴烧灰淋汁，医家亦多用之。

◎《**本草品汇精要**》：引《图经》云：乃桑树皮上白藓，状如地钱花者是也。微炒用。

# 第五节 竹分部

## 淡竹叶

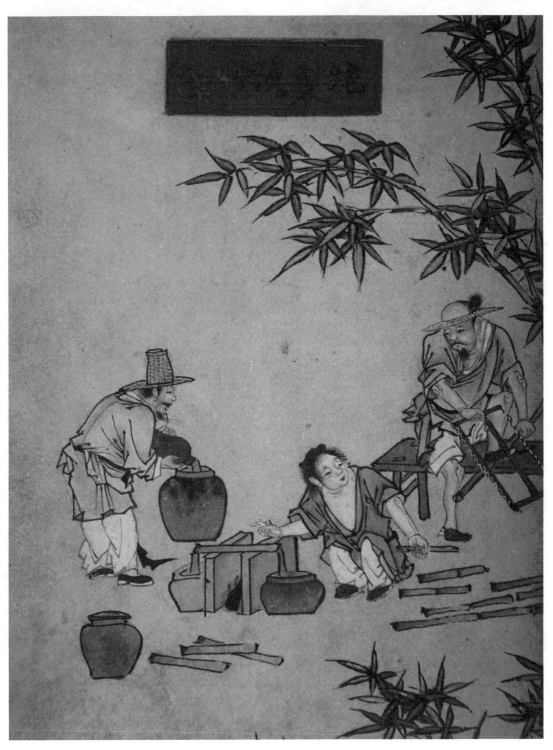

图10-46 淡竹叶（《补遗雷公炮制便览》）

◎《**本草品汇精要**》：锉碎用。凡用茹，以刀刮青皮上膜。竹沥，以青嫩竹火炙之，汁出为沥矣。

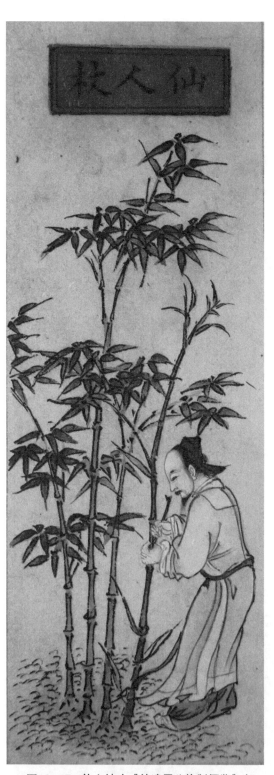

图10-47　仙人杖（《补遗雷公炮制便览》）

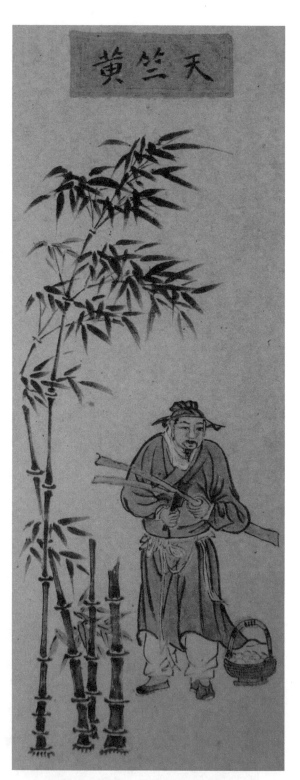

图10-48　天竺黄（《本草品汇精要》）

◎《本草品汇精要》：引《名医别录》云：主哕气呕逆，辟辋，小儿吐乳，大人吐食，并水煮服，小儿惊痫及夜啼，安身伴睡良。又主痔病，烧为末，服方寸匕。锉碎用。

◎《本草品汇精要》：引《衍义》云：天竺黄自是竹内所生，如黄土。着竹成片，人剖而得之乃真也。捣细用。

传统技艺图典　中药炮制

陈廪米

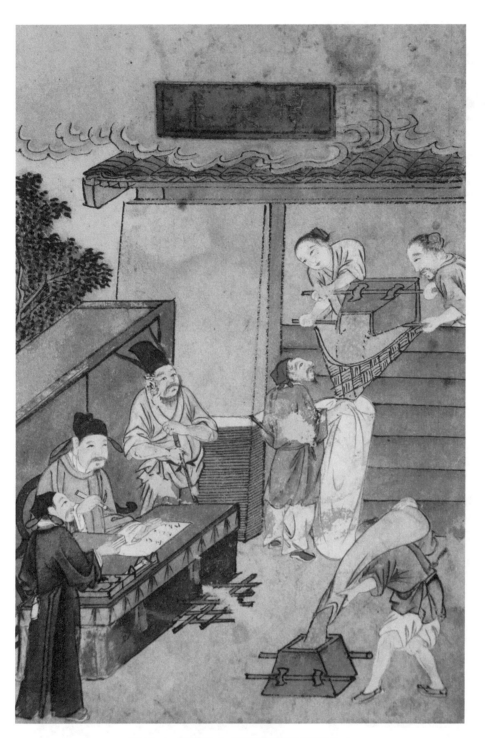

图11-1　陈廪米（《补遗雷公炮制便览》）

◎《**本草品汇精要**》：引《衍义》云：今《经》与诸家注说，皆不言是秔米，为复是粟米。然秔、粟二米陈者，性皆冷，频食之令人自利，煎煮亦无膏腻也。与《本经》所说稍有戾焉。陈藏器云：凡热食即热，冷食即冷，假以火气故也，体自温平。吴人以粟为良，汉地以粳为善，亦犹吴绫郑缟，盖贵远贱近之义焉。确论其功，粟居前也。

195

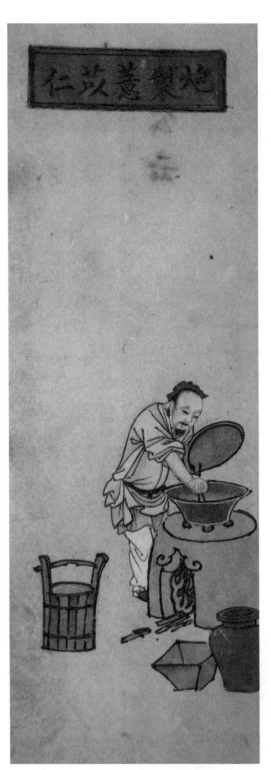

图11-2　薏苡仁（《补遗雷公炮制便览》）

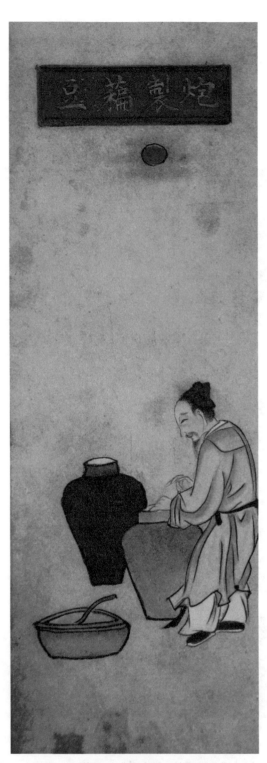

图11-3　蒳豆（《补遗雷公炮制便览》）

◎《雷公炮炙论》：凡使，勿用糯米，颗大无味。其糯米，时人呼为粳糯是也。若薏苡仁，颗小、色青、味甘，咬着粘人齿。夫用一两，以糯米二两同熬，令糯米熟，去糯米取使。若更以盐汤煮过，别是一般修制，亦得。

◎《本草品汇精要》：去荚，锉碎用。

传统技艺图典　中药炮制

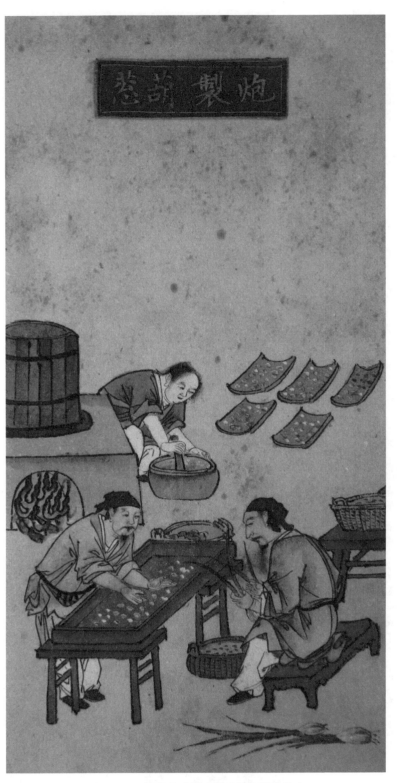

胡葱

图12-1 胡葱（《补遗雷公炮制便览》）

◎《雷公炮炙论》：凡使，采得，依文碎擘，用绿梅子相对拌蒸一伏时，去绿梅子，于砂盆中研如膏，新瓦器中摊，日干用。

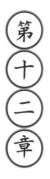

生姜　　　灰藋

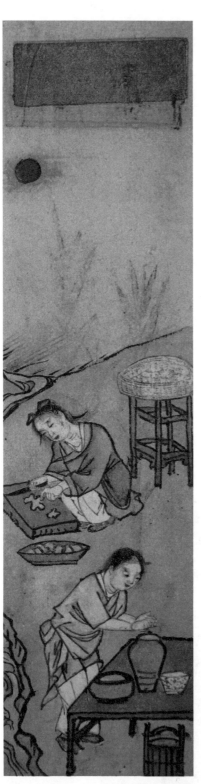

图12-2　生姜（《补遗雷公炮制便览》）

◎《本草品汇精要》：洗去土，去皮即热，留皮则冷。入药切片或捣汁用。

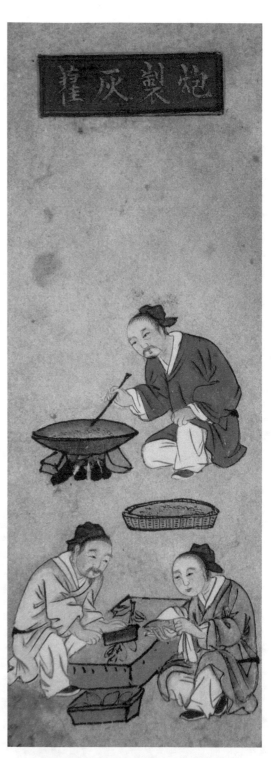

图12-3　灰藋（《补遗雷公炮制便览》）

◎《雷公炮炙论》：金锁天，时呼为灰藋，是金锁天叶，扑蔓翠上，往往有金星，堪用也。若白青色，是忌女茎，不入用也。若使金锁天叶，茎高低二尺五寸，妙也。若长若短，不中使。凡用，勿令犯水，先去根，日干，用布拭上肉毛令尽，细剉，焙干用之。

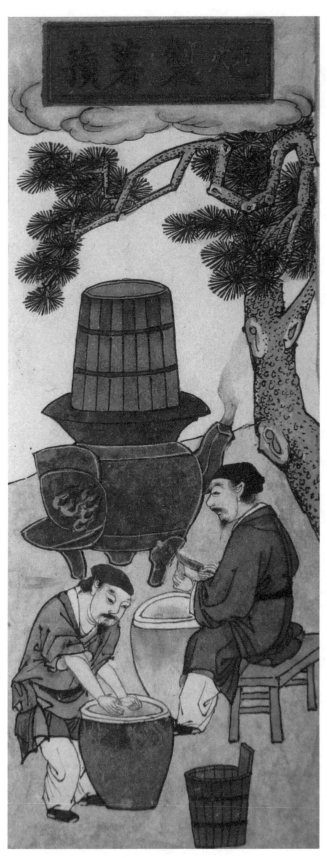

薯蓣

图12-4 薯蓣(《补遗雷公炮制便览》)

◎《雷公炮炙论》：凡使，勿用平田生二三纪内者，要经十纪者，山中生，皮赤，四面有髭生者妙。若采得，用铜刀削去上赤皮，洗去涎，蒸用。

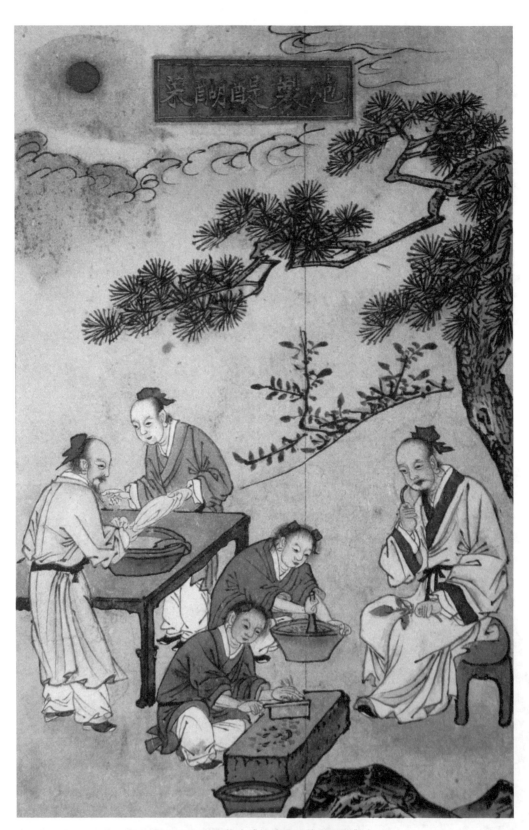

图12-5 醍醐菜（《补遗雷公炮制便览》）

◎《雷公炮炙论》：凡使，勿用诸件。草形似牛皮蔓，掐之有乳汁出，香甜入顶。凡采得，用苦竹刀细切，入砂盆中研如膏，用生稀绢裹，接取汁出，暖饮。

传统技艺图典 中药炮制

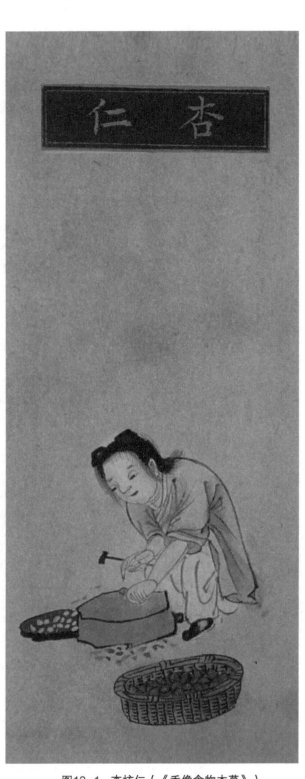

**杏核仁**

图13-1　杏核仁（《秀像食物本草》）

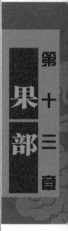

第十三章

果部

第十三章　果部

◎《雷公炮炙论》：凡使，须以沸汤浸少时，去皮膜，去尖，劈作两片，用白火石并乌豆、杏仁三件于锅子中，下东流水煮，从巳至午，其杏仁色褐黄，则去尖，然用。每修一斤，用白火石一斤，乌豆三合，水旋添，勿令阙，免反血，为妙也。

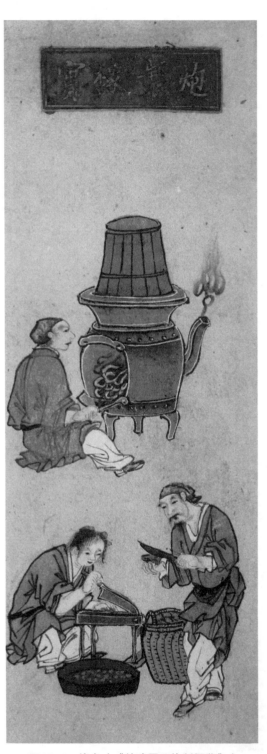

图13-2　橡实（《补遗雷公炮制便览》）

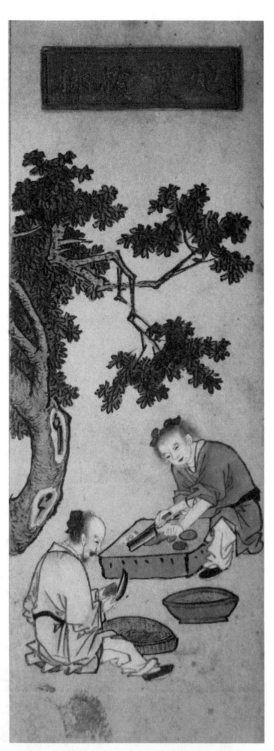

图13-3　槟榔（《补遗雷公炮制便览》）

◎《雷公炮炙论》：凡使，去粗皮一重，取橡实蒸，从巳至未，出，剉作五片用之。

◎《雷公炮炙论》：凡使，取好存坐稳、心坚、文如流水、碎破内文如锦文者妙。半白半黑并心虚者，不入药用。凡使，须别槟与榔。头圆、身形矮毗者是榔；身形尖、紫文粗者是槟。槟力小，榔力大。凡欲使，先以刀刮去底，细切。勿经火，恐无力效。若熟使，不如不用。

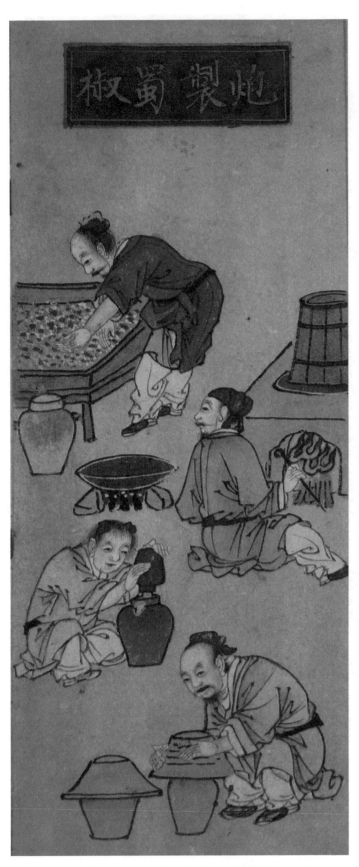

## 蜀椒

**炮製蜀椒**

图13-4　蜀椒（《补遗雷公炮制便览》）

◎《雷公炮炙论》：一名南椒。凡使，须去目及闭口者，不用其椒子。先须酒拌令湿，蒸，从巳至午，放冷，密盖，除向下火，四畔无气后取出，便入瓷器中盛，勿令伤风，用也。

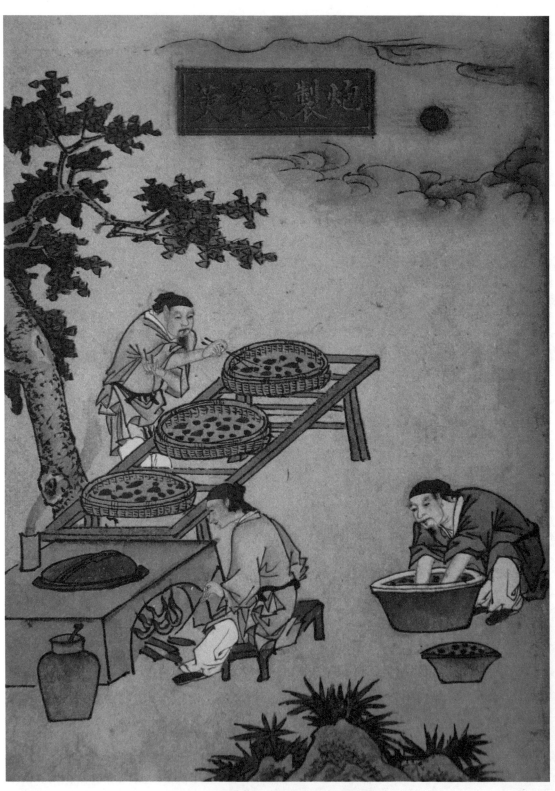

图13-5 吴茱萸(《补遗雷公炮制便览》)

◎《雷公炮炙论》：凡使，先去叶、核并杂物了，用大盆一口，使盐水洗一百转，自然无涎，日干，任入丸散中用。凡修事十两，用盐二两，研作末，投东流水四斗中，分作一百度洗，别有大效。若用醋煮，即先沸醋三十余沸，后入茱萸，待醋尽，晒干。每用十两，使醋一镒为度。

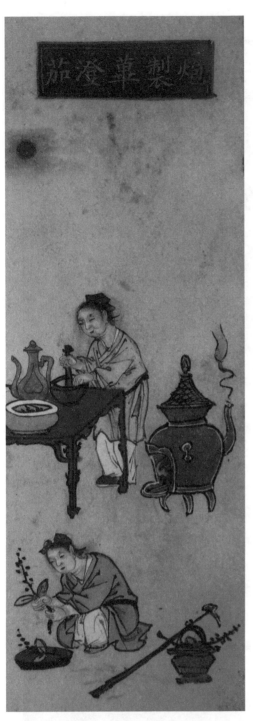

图13-6　荜澄茄（《补遗雷公炮制便览》）

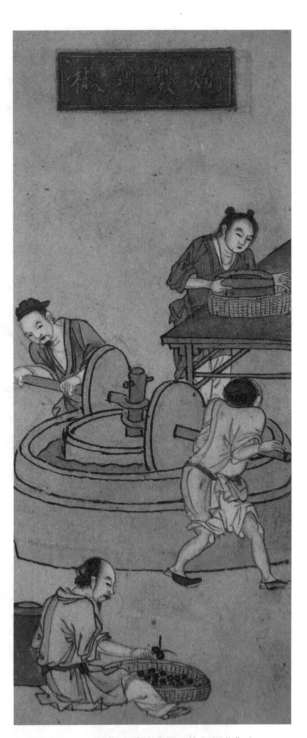

图13-7　胡椒（《补遗雷公炮制便览》）

◎《雷公炮炙论》：凡使，采得后，去柄及皱皮了，用酒浸蒸，从巳至酉，出，细杵，任用也。

◎《雷公炮炙论》：凡使，只用内无皱壳者，用，力大。汉椒使壳，胡椒使子。每修拣了，于石槽中碾碎成粉用。

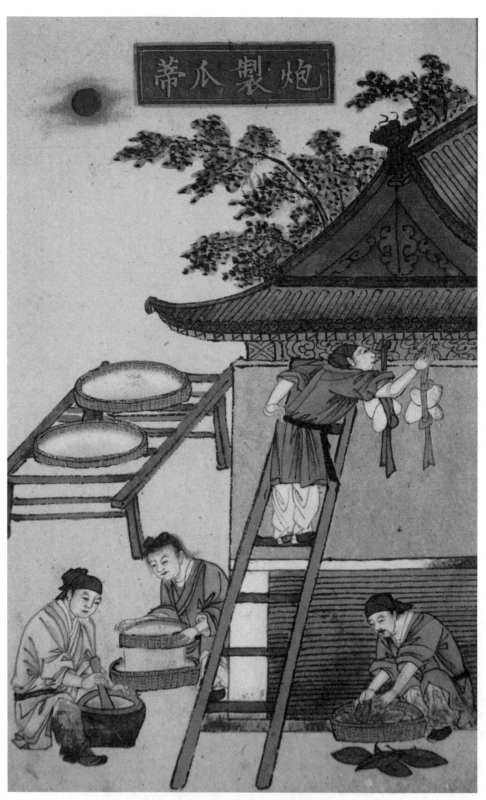

图13-8　瓜蒂（《补遗雷公炮制便览》）

◎《雷公炮炙论》：凡使，勿用白瓜蒂，要采取青绿色瓜，待瓜气足，其瓜蒂自然落在蔓茎上。夫采得，未用时，使榔榔叶裹，于东墙有风处挂令吹干用。

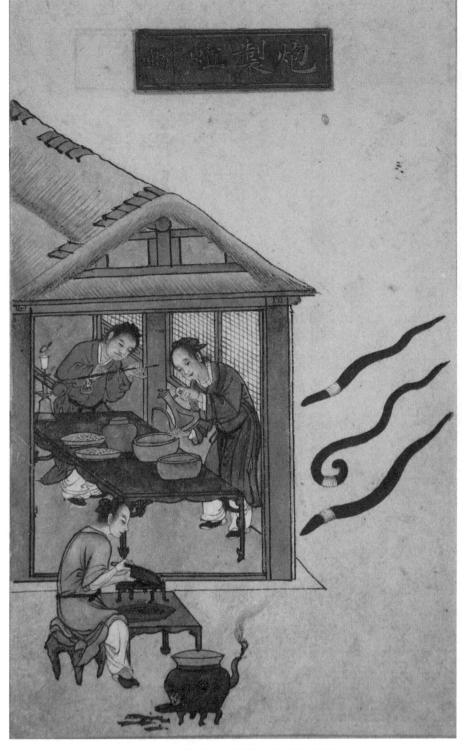

图14-1　白颈蚯蚓（《补遗雷公炮制便览》）

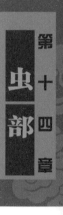

◎《雷公炮炙论》：凡使，收得后，用糯米水浸一宿，至明漉出，以无灰酒浸一日，至夜漉出，焙令干后，细切。取蜀椒、并糯米及切了蚯蚓三件同熬之，待糯米熟，去米、椒了，拣净用之。凡修事二两，使米一分、椒一分为准。

207

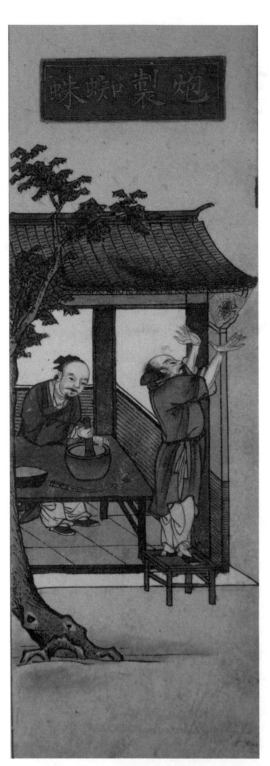

图14-2　蜘蛛（《补遗雷公炮制便览》）

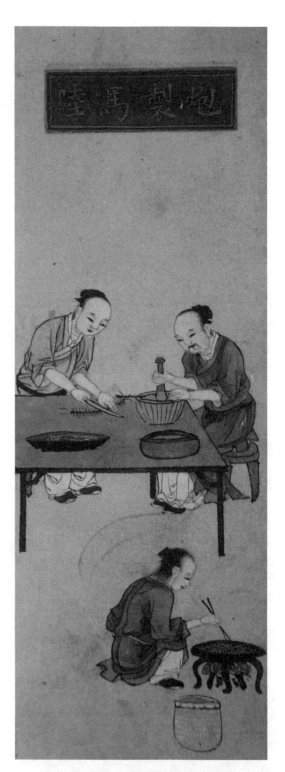

图14-3　马陆（《补遗雷公炮制便览》）

◎《雷公炮炙论》：凡使，勿用五色者，兼大身上有刺毛生者，并薄小者，以上并不堪用。凡欲用，要在屋西面有网、身小尻大、腹内有苍黄脓者，真也。凡用，去头、足了，研如膏，投入药中用。

◎《雷公炮炙论》：凡使，收得后，糠头炒，令糠头焦黑，取马陆出，用竹刮足去头，了，研成末用之。

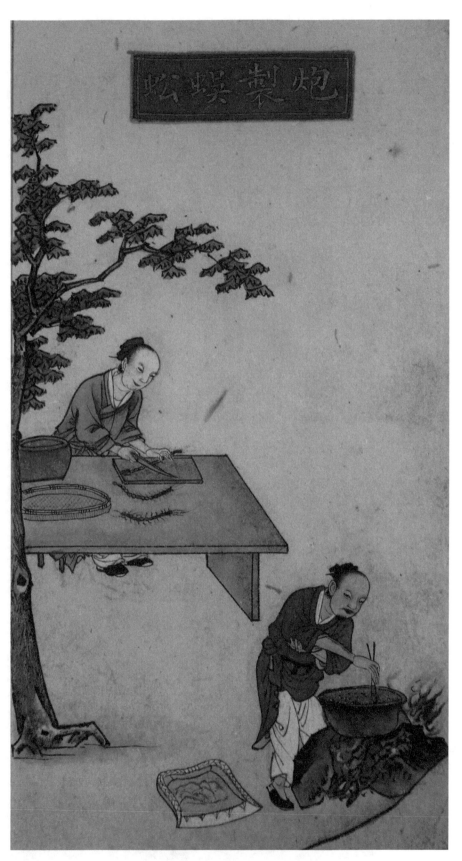

**蜈蚣**

炮製蜈蚣

◎《雷公炮炙论》：
凡使，勿用千足虫，真
似，只是头上有白肉，
面并嘴尖。若误用，并
把著，腥臭气入顶，致
死。夫使蜈蚣，先以蜈
蚣、木末，不然用柳蚪
末，于土器中炒，令木末
焦黑后，去木末了，用竹
刀刮去足、甲了用。

图14-4　蜈蚣（《补遗雷公炮制便览》）

第十四章

虫部

209

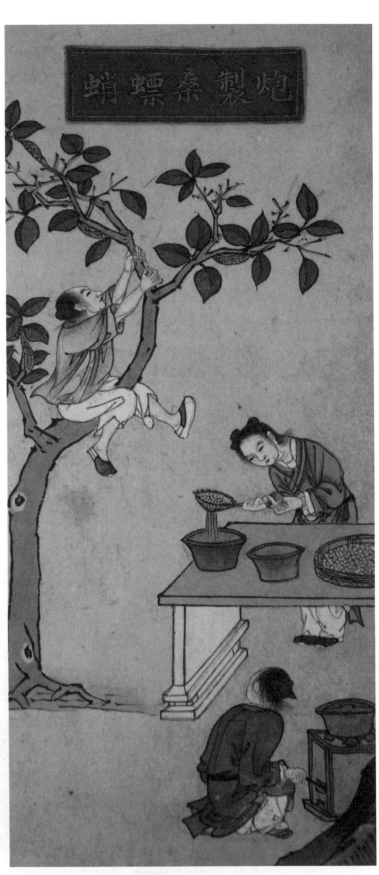

炮製桑螵蛸

◎《雷公炮炙论》：凡使，勿用诸
杂树上生者螺螺，不入药中用。凡采
觅，须桑树东畔枝上者。凡采得，去
核子，用沸浆水浸淘七遍，令水遍
沸，于瓷锅中熬令干用。勿乱别修
事，却无效也。

图14-5 桑螵蛸（《补遗雷公炮制便览》）

中药炮制
传统技艺图典

| 白蜡 | 白殭蚕 |
|---|---|

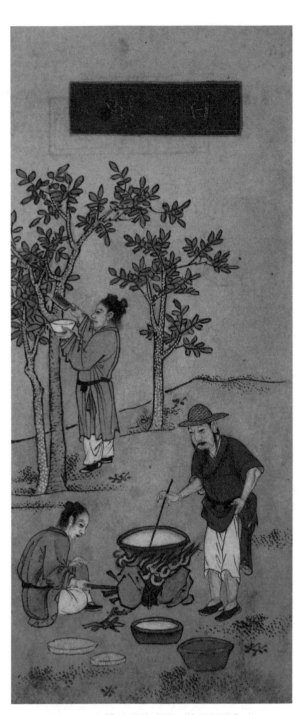

图14-6　白蜡（《补遗雷公炮制便览》）

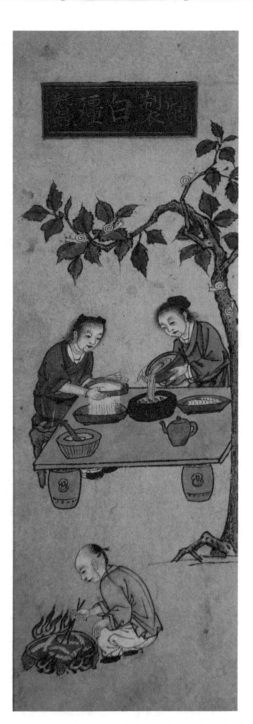

图14-7　白殭蚕（《补遗雷公炮制便览》）

◎《本草品汇精要》：引《名医别录》云：味甘，平，无毒，疗久泄澼，后重，见白脓，补绝伤，利小儿。久服轻身，不饥。朱丹溪云：白蜡属金，全裹收敛至凝之气，为外科之要药。生肌止血，定痛接骨，续筋补虚，与合欢皮同入长肉膏药，用之有神效。但未尝试其可饵否，合欢皮尝试之矣。服之大有妙理，且有速效，不可不知也。熔化，滤去粗滓。

◎《雷公炮炙论》：凡使，先须以糯米泔浸一日，待蚕桑涎出，如蜗牛涎，浮于水面上，然后漉出，微火焙干，以布净拭蚕上黄肉毛，并黑口甲了，单捣，筛如粉用也。

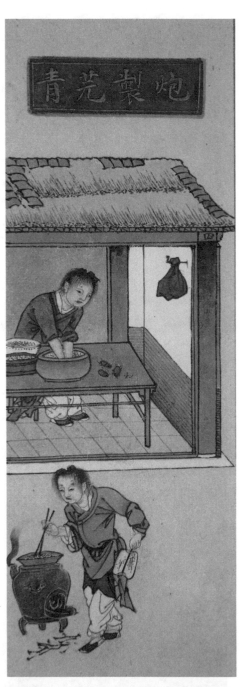

芫青

图14-8　芫青（《补遗雷公炮制便览》）

◎《雷公炮炙论》：芫青、斑猫、亭长、赤头等四件，其样各不同，所居、所食、所效各不同。其芫青嘴尖，背上有一画黄；斑猫背上一画黄、一画黑，嘴尖处一小点赤，在豆叶上居，食豆叶汁；亭长形黑黄，在蔓叶上居，食蔓胶汁；赤头额上有大红一点，身黑。用各有处。凡修事芫青，用糯米、小麻子相拌，同炒，待米黄黑出，去麻子等，去两翅、足并头，用血余裹，悬于东墙角上一夜，至明取用。

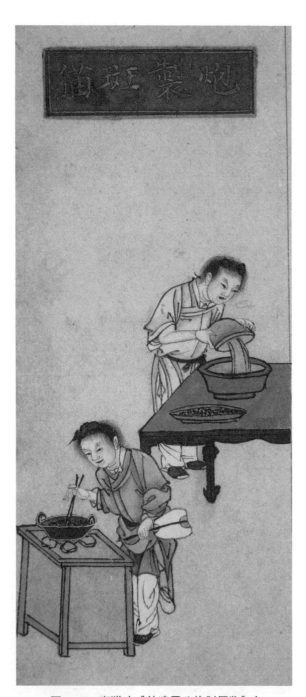

斑猫

图14-9　斑猫（《补遗雷公炮制便览》）

◎《雷公炮炙论》：斑猫，背上一画黄、一画黑，嘴尖处一小点赤，在豆叶上居，食豆叶汁。凡修事斑猫，用糯米、小麻子相拌同炒，待米黄黑出，去麻子等，去两翅、足并头，用血余裹，悬于东墙角上一夜，至明取用。

中药炮制传统技艺图典

212

## 蛴螬 | ## 石蜜

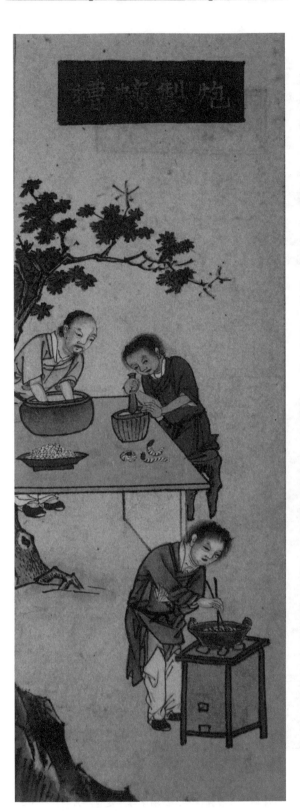

图14-10　蛴螬（《补遗雷公炮制便览》）

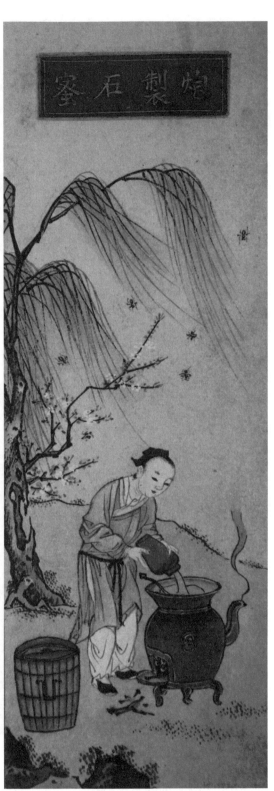

图14-11　石蜜（《补遗雷公炮制便览》）

◎《雷公炮炙论》：凡使，桑树、柏树中者妙。凡收得后，阴干，干后与糯米同炒，待米焦黑为度。然后去米取之，去口畔并身上肉毛并黑尘了，作三、四截，碾成粉用之。

◎《雷公炮炙论》：凡炼蜜一斤，只得十二两半或一分是数。若火少、火过，并用不得。

第十四章　虫部

213

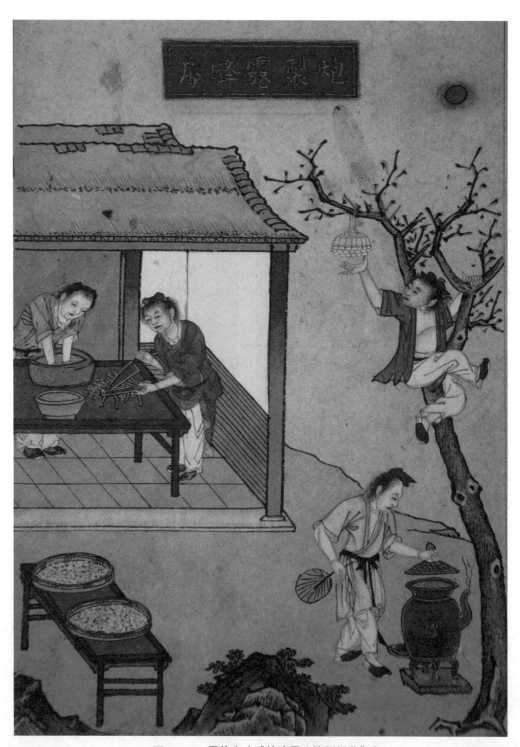

图14-12 露蜂房（《补遗雷公炮制便览》）

◎ 《雷公炮炙论》：凡使，其窠有四件：一名革蜂窠，二名石蜂窠，三名独蜂窠，四名草蜂窠是也。大者，一丈二丈围，在大树脾者，内窠小膈六百二十个，围大者有一千二百四十个蜂，其窠，粘木蒂是七姑木汁，盖是牛粪沫，隔是叶蕊；石蜂窠只在人家屋上，大小如拳，色苍黑，内有青色蜂二十一个，不然只有十四个，其盖是石垢，粘处是七姑木汁，隔是竹蚛；次有独蜂窠，大小只如鹅卵大，皮厚、苍黄色，是小蜂肉并蜂翅，盛向里只有一个蜂，大如小石燕子许，人马若遭螫着，立亡。凡使革蜂窠，先须以鸦豆枕等同拌蒸，从巳至未，出，去鸦豆枕了，晒干用之。

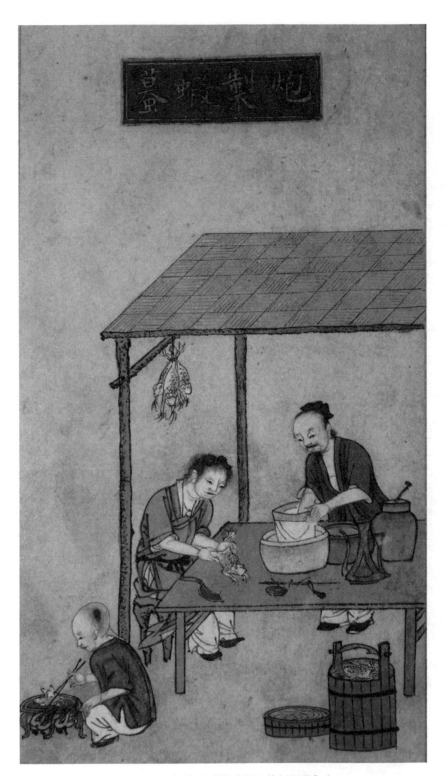

图14-13　蝦蟇（《补遗雷公炮制便览》）

◎《雷公炮炙论》：凡使，有多般，勿误用。有黑虎、有蚼黄、有黄蛋、有蟆蛔、有蟾，其形各别。其蝦蟇，皮上腹下有斑点，脚短，即不鸣叫。黑虎，身小黑，嘴脚小斑。蚼黄，斑色，前脚大，后腿小，有尾子一条。黄蛋，遍身黄色，腹下有脐带，长五、七分已来，所住立处，带下有自然汁出。蟆蛔，即夜鸣，腰细口大，皮苍黑色。蟾，即黄斑，头有肉角。凡使蝦蟇，先去皮并肠及爪了，阴干，然后涂酥炙令干。每修事一斤，用牛酥一分，炙尽为度。

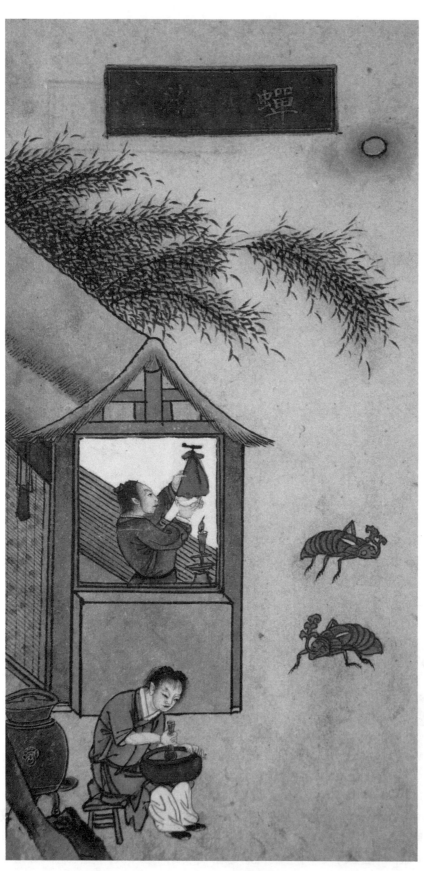

◎《雷公炮炙论》：凡使，要白花全者。凡收得后，于屋下东角悬干，去甲土后，用浆水煮一日，至夜，焙干，碾细用之。

图14-14　蝉花（《补遗雷公炮制便览》）

216

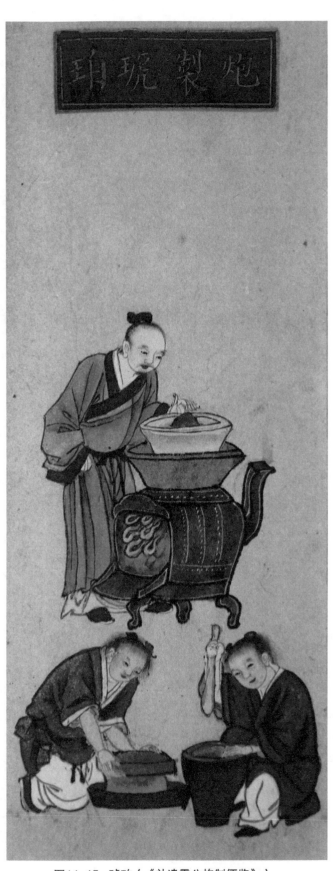

炮製琥珀

图14-15 琥珀（《补遗雷公炮制便览》）

◎《**雷公炮炙论**》：凡用，红松脂、石珀、水珀、花珀、物象珀、瑿珀、琥珀。红松脂如琥珀，只是浊，太脆，文撗。水珀多无红，色如浅黄，多粗皮皱。石珀如石重，色黄，不堪用。花珀文似新马尾松心文，一路赤，一路黄。物象珀其内自有物命动，此使有神妙。瑿珀，其珀是众珀之长，故号曰瑿珀。琥珀如血色，熟于布上拭，吸得芥子者，真也。夫入药中用，水调侧柏子末安于瓷锅子中，安琥珀于末中了，下火煮，从巳至申，别有异光，别捣如粉，重筛用。

第十四章 虫部

217

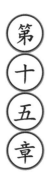

第十五章

介甲部

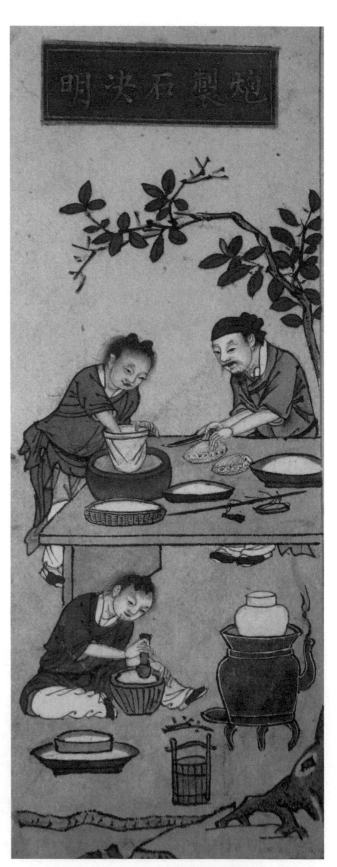

石决明

◎《雷公炮炙论》：凡使，即是真珠母也。先去上粗皮，用盐并东流水于大瓷器中煮一伏时了，漉出，拭干，捣为末，研如粉，却，入锅子中，再用五花皮、地榆、阿胶三件，更用东流水于瓷器中，如此淘之三度，待干，再研一万匝，方入药中用。凡修事五两，以盐半分取则，第二度煮，用地榆、五花皮、阿胶各十两。服之十两，永不得食山桃，令人丧目也。

图15-1 石决明（《补遗雷公炮制便览》）

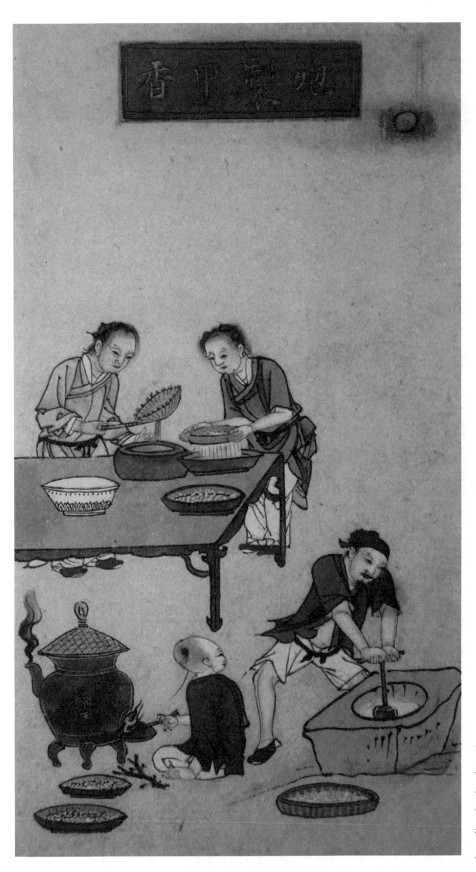

图15-2 甲香（《补遗雷公炮制便览》）

◎《雷公炮炙论》：
凡使，须用生茅香、
皂角二味煮半日，
却，漉出，于石臼中
捣，用马尾筛筛过
用之。

第十五章 介甲部

| 贝子 | 淡菜 |

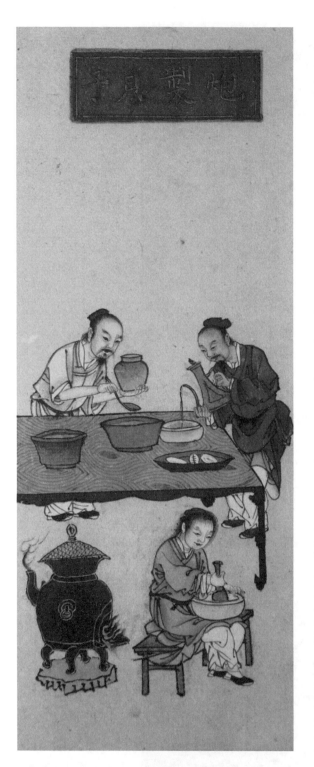

图15-3 贝子（《补遗雷公炮制便览》）

◎《雷公炮炙论》：凡使，勿用花虫壳，其二味相似，只是用之无效。凡使，先用苦酒与蜜相对秤，二味相和了，将贝齿于酒、蜜中蒸，取出，却于清酒中淘令净，研用。

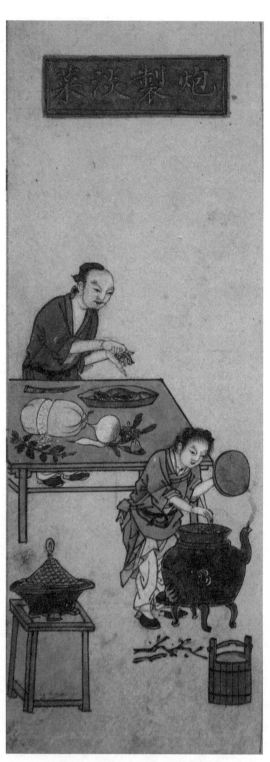

图15-4 淡菜（《补遗雷公炮制便览》）

◎《本草品汇精要》：引《图经》云：常时频烧食即苦，不宜人。与少菜先煮熟后，除肉内两边镴及毛，再入萝卜或紫苏或冬瓜皮同煮，即更妙。

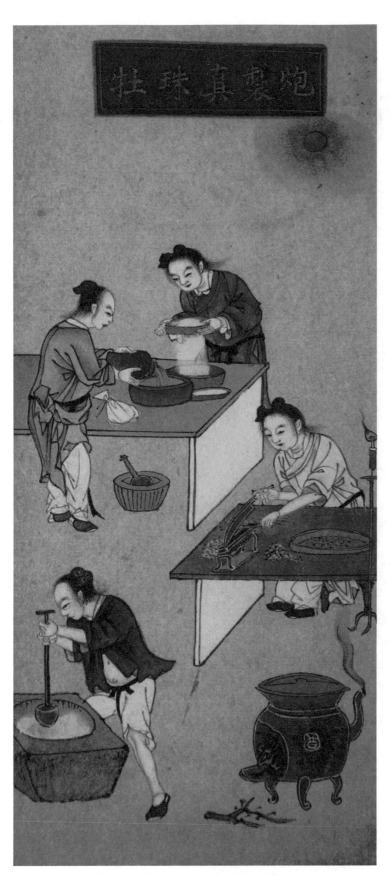

**真珠牡**

图15-5 真珠牡（《补遗雷公炮制便览》）

◎《雷公炮炙论》：凡使，须取新净者，以绢袋盛之。然后用地榆、五花皮、五方草三味各四两，细剉了，又以牡蛎约重四、五斤已来，先置于平底铛中，以物四向揩令稳，然后著真珠于上，了，方下剉了三件药，笼之，以浆水煮三日夜，勿令火歇。日满出之，用甘草汤淘之令净后，于臼中捣令细，以绢罗重重筛过，却，更研二万下了用。凡使，要不伤破及钻透者，方可用也。

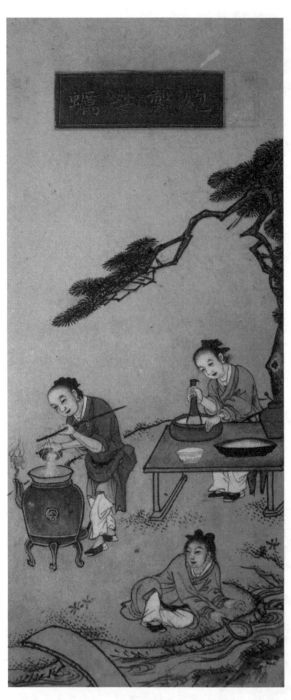

图15-6　牡蛎（《补遗雷公炮制便览》）

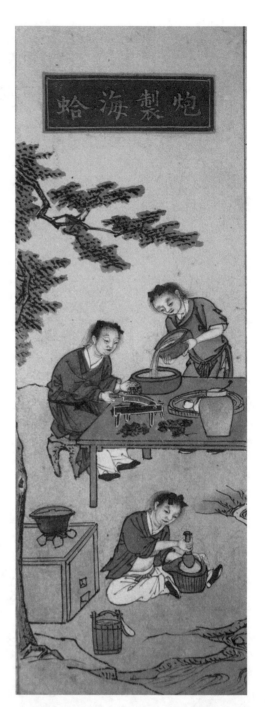

图15-7　海蛤（《补遗雷公炮制便览》）

◎《雷公炮炙论》：有石牡蛎、石鱼蛎、真海牡蛎。石牡蛎者，头边背大，小甲沙石，真似牡蛎，只是圆如龟壳。海牡蛎使得，只是丈夫不得服，令人无髭。真牡蛎，火煅白炮，并用鐾试之，随手走起，可认真是。万年珀，号曰鐾，用之妙。凡修事，先用二十个，东流水，盐一两，煮一伏时后，入火中烧令通赤，然后入钵中研如粉用也。

◎《雷公炮炙论》：凡使，勿用游波蕈骨。其虫骨真似海蛤，只是无面上光。其虫骨误饵之，令人狂走拟投水，时人为之犯鬼心狂，并不是缘，曾误饵此虫骨。若服着，只以醋解之，立差。凡修事一两，于浆水中煮一伏时后，却以地骨皮、柏叶二味又煮一伏时，后出，于东流水中淘三遍，拭干，细捣，研如粉，然后用。凡一两，用地骨皮、柏叶各二两，并细剉，以东流水淘取用之。

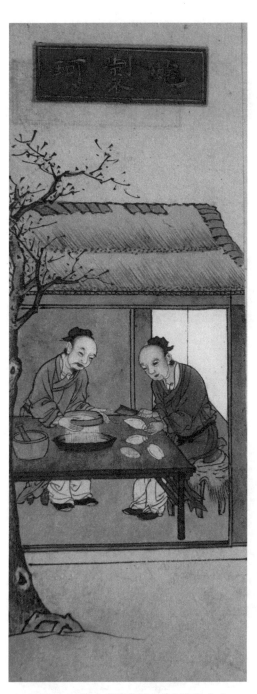

图15-8　珂（《补遗雷公炮制便览》）

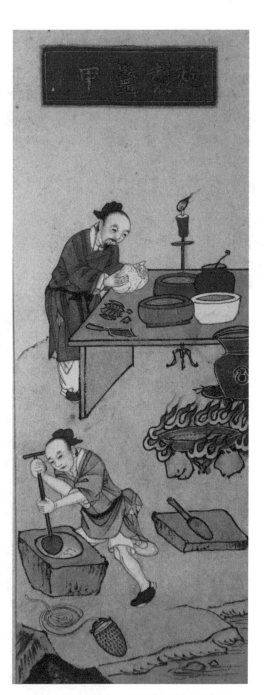

图15-9　鳖甲（《补遗雷公炮制便览》）

◎《雷公炮炙论》：凡使，要冬采得色白腻者，并有白旋水文。勿令见火，立无用处。夫用，以铜刀刮作末子，细研，用重绢罗筛过后，研千余下用。此物不入妇人药中用。

◎《雷公炮炙论》：凡使，要绿色、九肋、多裙、重七两者为上。治气、破块、消癥、定心药中用之，每个鳖甲，以六一泥固济瓯子底了，干，于大火，以物搘于中，与头醋下火煎之，尽三升醋为度，乃去裙并肋骨了，方炙干，然入药中用。又治劳、去热药中用，依前泥，用童子小便煮，昼夜尽小便一斗二升为度，后去裙，留骨，于石上搥，石臼中捣，成粉了，以鸡肶皮裹之，取东流水三、两斗，盆盛，搁于盆上一宿，至明，任用。力有万倍也。

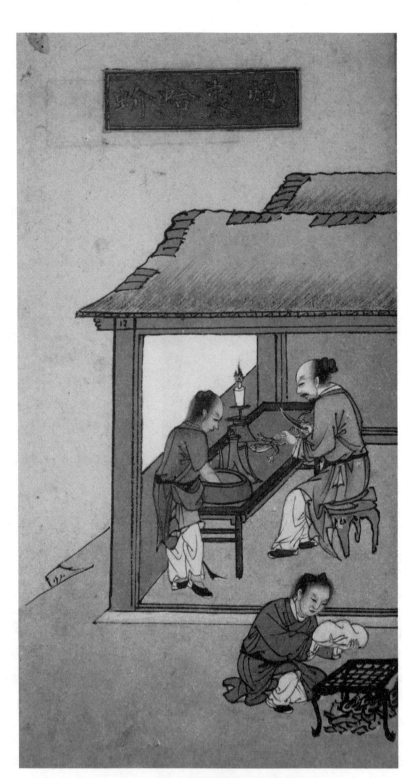

图16-1　蛤蚧（《补遗雷公炮制便览》）

◎《雷公炮炙论》：凡使，须认雄、雌。若雄为蛤，皮粗口大，身小尾粗；雌为蚧，口尖，身大尾小。男服雌，女服雄。凡修事服之，去甲上、尾上并腹上肉毛，毒在眼。如斯修事了，用酒浸，才干，用纸两重，于火上缓隔焙纸炙，待两重纸干、焦透后，去纸，取蛤蚧于瓷器中盛，于东舍角畔悬一宿，取用，力可十倍。勿伤尾，效在尾也。

第十六章

# 蛇蜥部

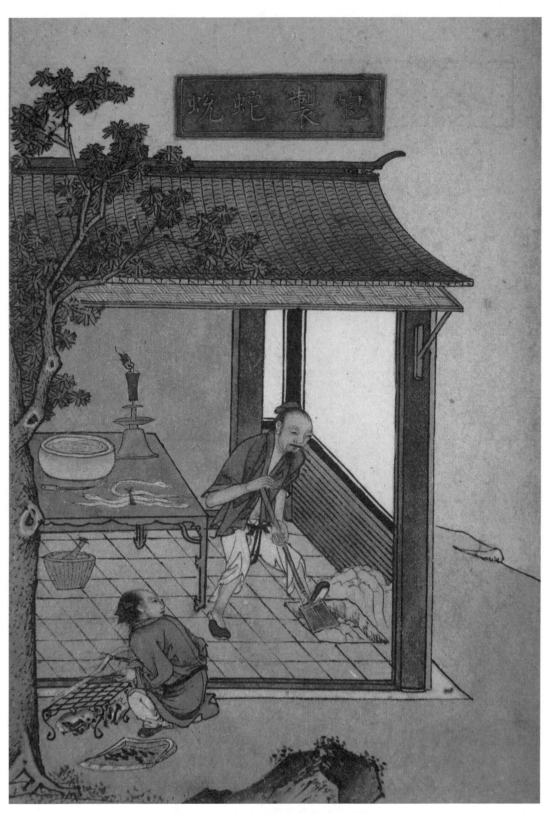

图16-2 蛇蜕（《补遗雷公炮制便览》）

◎《雷公炮炙论》：凡使，勿用青、黄、苍色者，要用白如银色者。凡欲使，先于屋下以地掘一坑，可深一尺二寸，按蛇皮于中，一宿，至卯时出，用醋浸一时，于火上炙干用之。

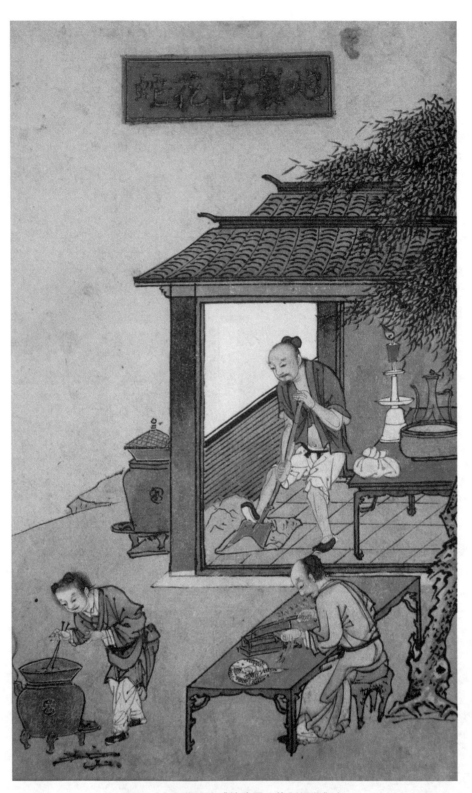

图16-3 白花蛇（《补遗雷公炮制便览》）

◎《**本草品汇精要**》：引《图经》云：生南地及蜀郡诸山中，今黔中及蕲州、邓州皆有之。其纹作方胜白花，喜螫人足。黔州人有螫者，立断之。补养既愈，或作木脚续之，亦不妨行。治风速于诸蛇，然有大毒，头、尾各一尺尤甚，不可用，只用中断干者。以酒浸，去皮骨，炙过收之，不复蛀坏。其骨须远弃之，不然刺伤人，与生者殆同。此蛇入人室屋中，忽作烂瓜气者，便不可向，须速辟除之。用干蛇，亦以眼不陷者为真。

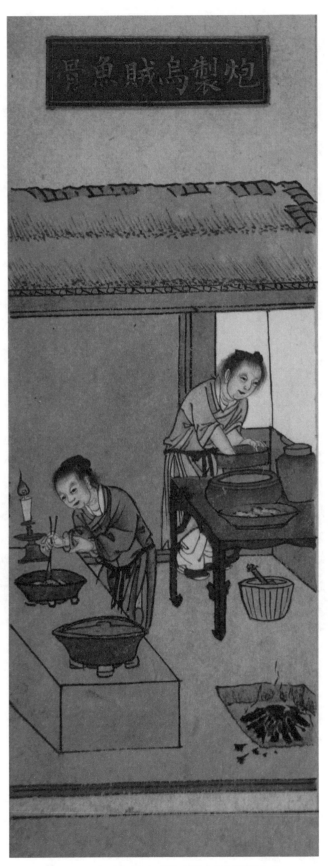

**乌贼鱼骨**

图17-1　乌贼鱼骨（《补遗雷公炮制便览》）

◎《雷公炮炙论》：凡使，勿用沙鱼骨，缘真相似，只是上文横，不入药中用。凡使，要上文顺浑，用血卤作水浸，并煮一伏时了，滤出，于屋下掘一地坑，可盛得前件乌贼鱼骨多少，先烧坑子，去炭火了，盛药，一宿至明，取出用之，其效倍多。

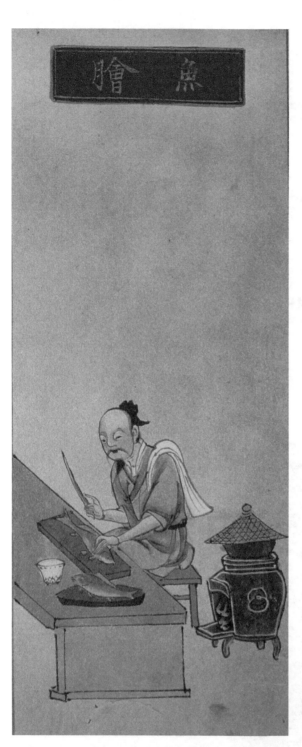

图17-2　鱼脍《秀像食物本草》

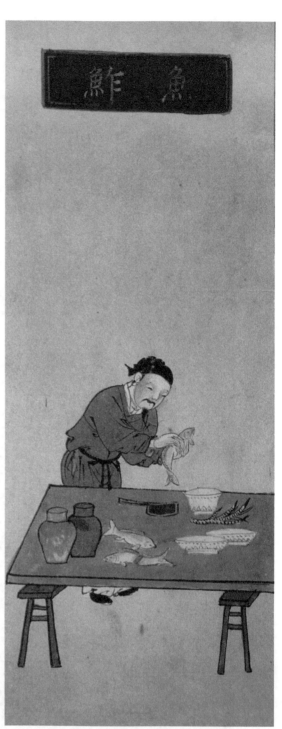

图17-3　鱼鲊《秀像食物本草》

◎《本草品汇精要》：鲤鱼脍，主冷气，气块结在心腹，并宜蒜齑进之。鱼脍以菰菜为羹，吴人谓之金羹玉脍，开胃口，利大小肠。食脍不欲近夜，食不消，兼饮冷水，腹内为虫。时行病起食脍，令人胃弱。又不可同乳酪食之，令人霍乱。凡羹以蔓菁煮之，蔓菁去鱼腥。又万物脑能消毒，所以食脍，食鱼头羹也。

◎《本草品汇精要》：鱼鲊味甘，平，无毒，主癣，和柳叶捣碎，热炙傅之。又主马瘑疮，取酸臭者，和糁及屋上尘傅之。瘑，似疥而大，凡鲊皆发疮疥，可合杀虫疮药用之。

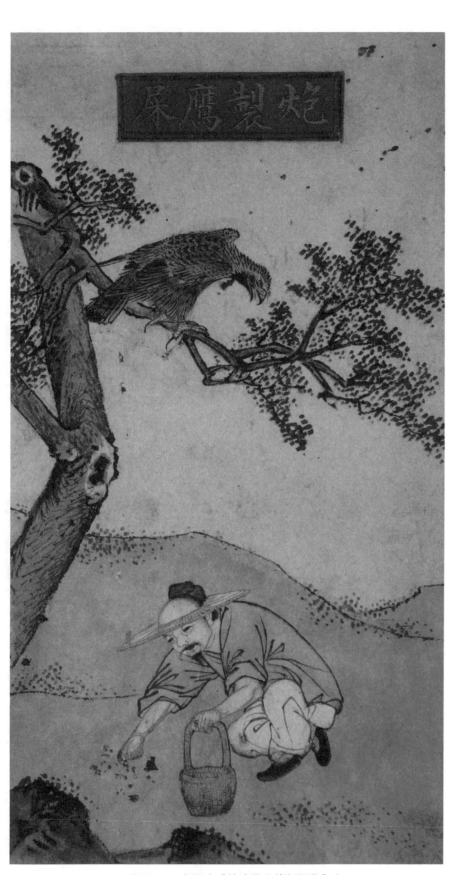

鹰屎

图18-1 鹰屎（《补遗雷公炮制便览》）

◎《本草品汇精要》：引《别录》云：治食哽，以鹰屎烧末服方寸匕，虎、狼、雕屎亦得。头烧灰，合米饮服之，主五痔。

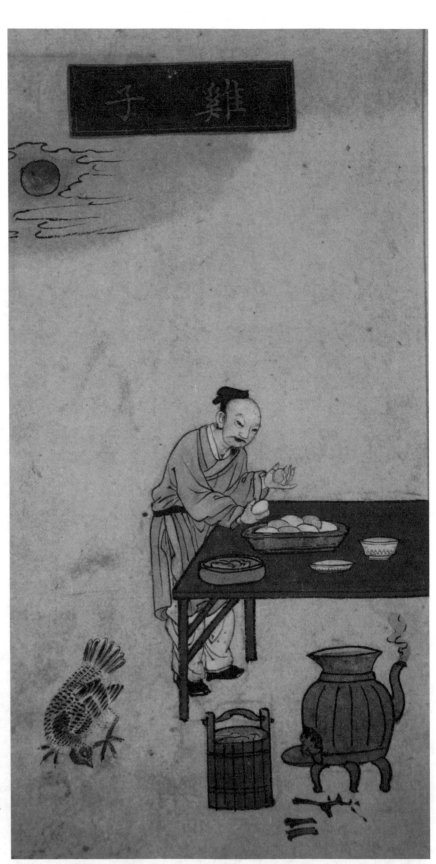

◎《雷公炮炙论》：鸡子，凡急切要用，勿便敲损，恐得二十一日满，在内成形，空打损后无用。若要用，先于温汤中试之。若动，是成形也；若不动，即敲损，取清者用，黄即去之。内有自溃者，亦不用也。

图18-2  鸡子（《补遗雷公炮制便览》）

中药炮制
传统技艺图典

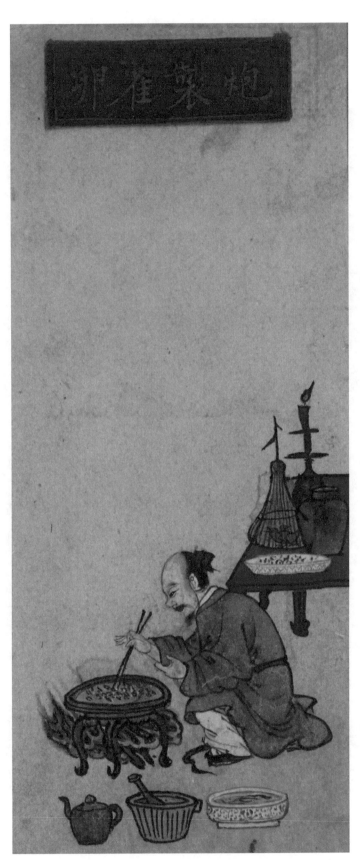

图18-3 雀卵（《补遗雷公炮制便览》）

◎《雷公炮炙论》：凡使，勿用雀儿粪。其雀儿口黄未经淫者粪是苏。若底坐尖在上者是雄，两头圆者是雌。阴人使雄，阳人使雌。凡采之，先去两畔，有附子生者勿用。然后于钵中研如粉，煎甘草汤浸一宿，倾上清甘草水尽，焙干任用。

## 马乳

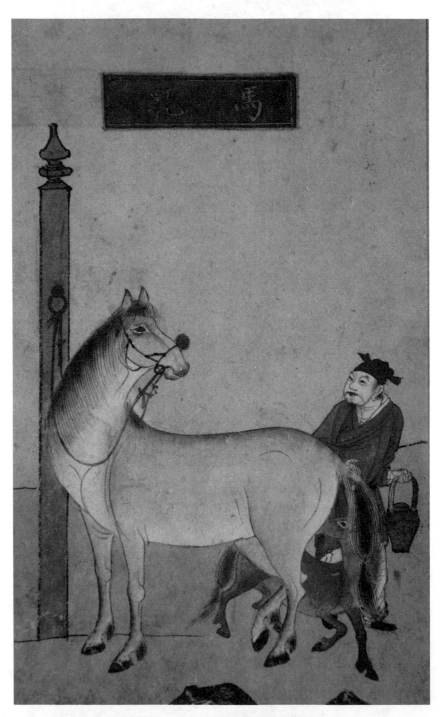

图19-1　马乳（《补遗雷公炮制便览》）

◎《**本草品汇精要**》：引《唐本注》：马乳与驴乳性同冷利，马乳作酪尤为酷冷。江南乏马乳，今俱合是冷委言之，胡言马酪性温，饮之消肉，当以物类自相制伏，不拘冷热也。

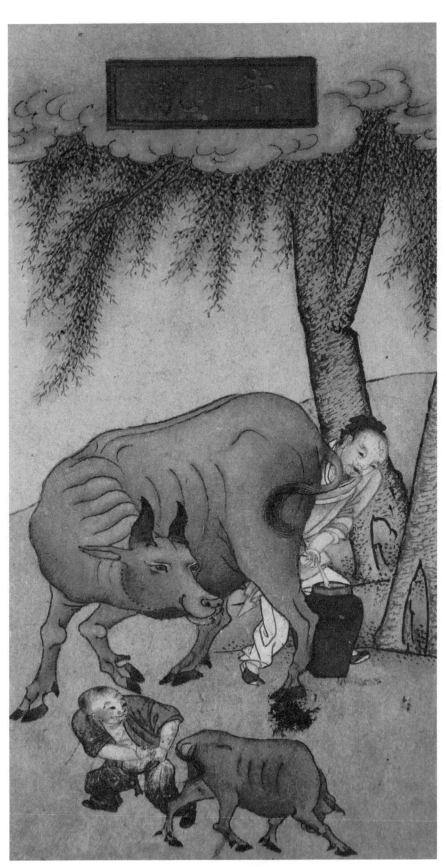

图19-2　牛乳（《补遗雷公炮制便览》）

◎《**本草品汇精要**》：
引《唐本注》：犛牛、水牛南北皆有之。犛牛乳为佳而不用新饮者。水牛乳，造石蜜须用之，及作酪浓厚，味胜于犛牛也。凡使乳，必煮一二沸，停冷啜之，热食即壅。

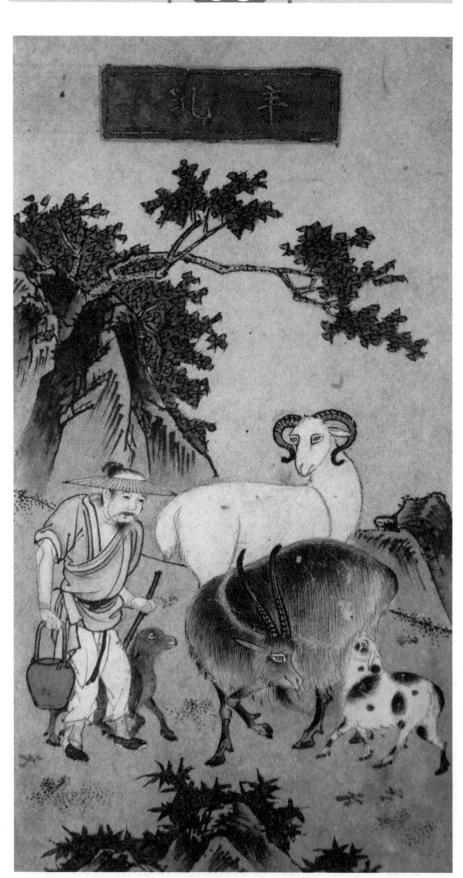

◎《本草品汇精要》：
引陶隐居云：羊乳实
为补润，故北人多食
皆肥健。《唐本注》
云：北人肥健，不啖
咸腥，方土使然，何
关饮乳？陶以未达，
故屡有此言也。

图19-3 羊乳（《补遗雷公炮制便览》）

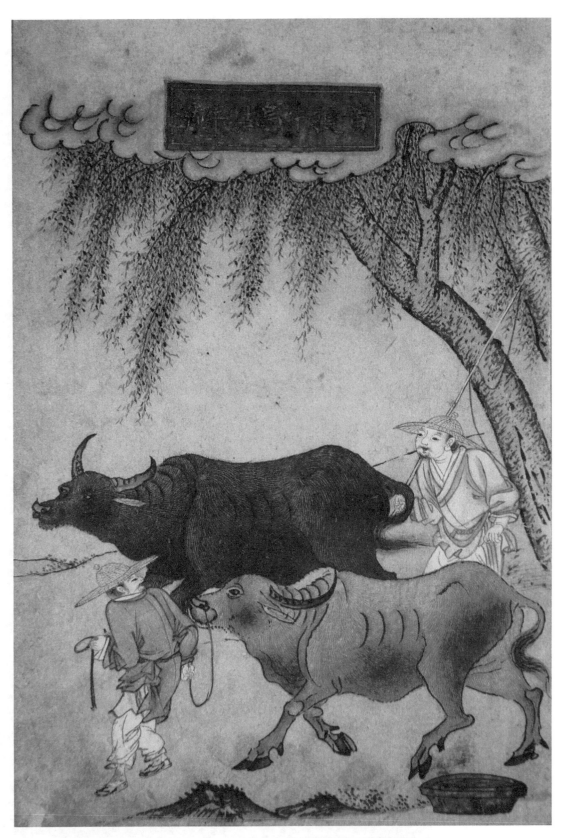

图19-4　黄犍牛、乌牯牛溺（《补遗雷公炮制便览》）

◎《本草品汇精要》：引《名医别录》云：主水肿，腹胀，脚满，利小便。

第十九章　兽部

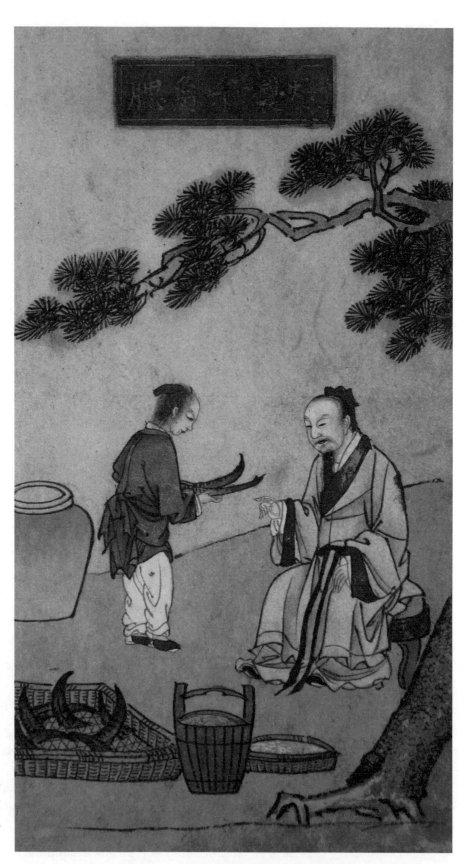

◎《本草品汇精要》：引《名医别录》云：牛角䚡味苦，无毒，主下闭血，瘀血，疼痛，女子带下血。烧灰用。

图19-5　牛角䚡（《补遗雷公炮制便览》）

中药炮制传统技艺图典

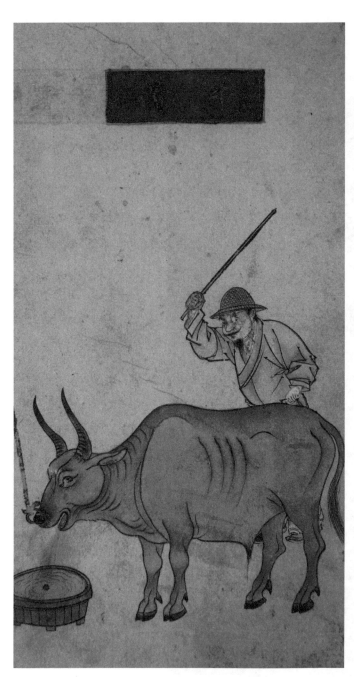

图19-6（1）　牛黄（《补遗雷公炮制便览》）

◎《雷公炮炙论》：凡使，有四件：第一是生神黄，赚得者；次有角黄，是取之者；又有心黄，是病死后识者剥之，擘破取心，其黄在心中，如浓黄酱汁，采得便投于水中，黄皋水复硬，如碎蒺藜子许、如豆者，硬如帝珠子；次有肝黄，其牛身上光，眼如血色，多玩弄，好照水，自有夜光，恐惧人，或有人别采之，可有神妙之事。凡用，须先单捣，细研如尘，却，绢裹，又用黄嫩牛皮裹，安于井面上，去水三、四尺已来，一宿至明，方取用之。

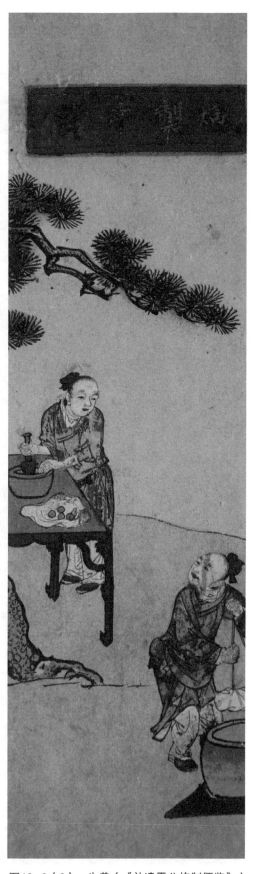

图19-6（2）　牛黄（《补遗雷公炮制便览》）

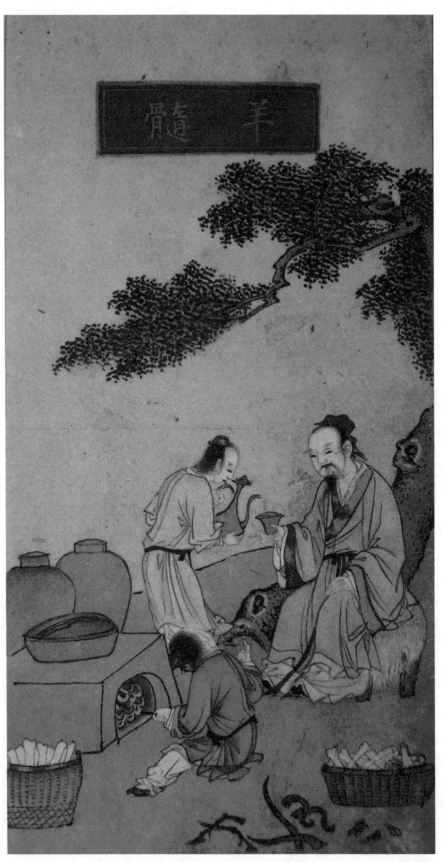

图19-7　羊髓（《补遗雷公炮制便览》）

◎《**本草品汇精要**》：
引《名医别录》云：味甘，温，无毒，主男女伤中，阴气不足，利血脉，益经气，以酒服之。

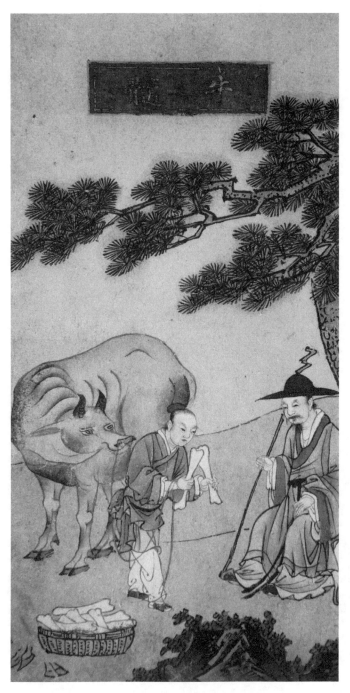

图19-8（1） 牛髓（《补遗雷公炮制便览》）

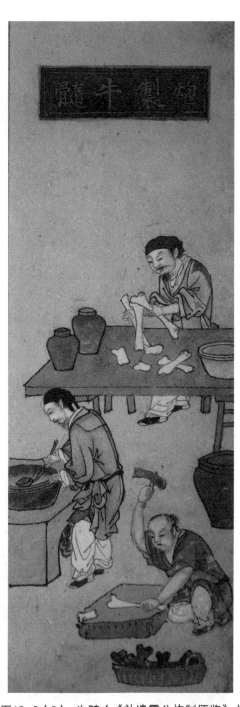

图19-8（2） 牛髓（《补遗雷公炮制便览》）

第十九章 兽部

◎《**本草品汇精要**》：引《名医别录》云：味甘，温，无毒，主安五脏，平三焦，温骨髓，补中，续绝伤，益气，止泄痢，消渴，以酒服之。

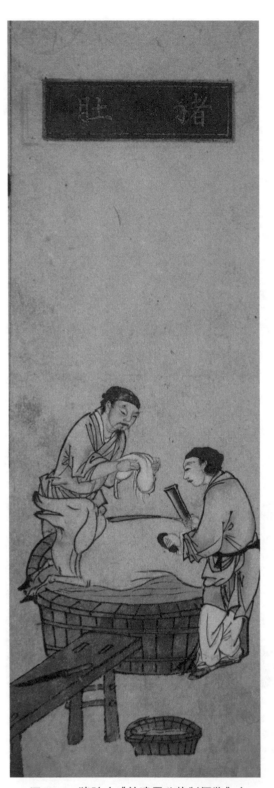

图19-9　猪肚（《补遗雷公炮制便览》）

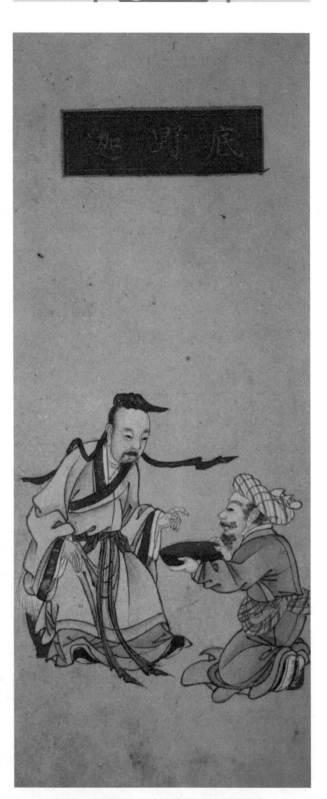

图19-10　底野迦（《补遗雷公炮制便览》）

◎《本草品汇精要》：引《名医别录》云：微温，主补中益气，止渴利，补虚损，杀劳虫。治骨蒸劳热，血脉不行，补赢助气，四季宜食。

◎《本草品汇精要》：引《图经》云：出西戎，彼人用诸胆合和作之，状似久坏丸药，赤黑色。今海南或有之。《唐本注》云：胡人时将至，此甚珍贵，试用有效。

# 第二节 兽分部

## 熊脂

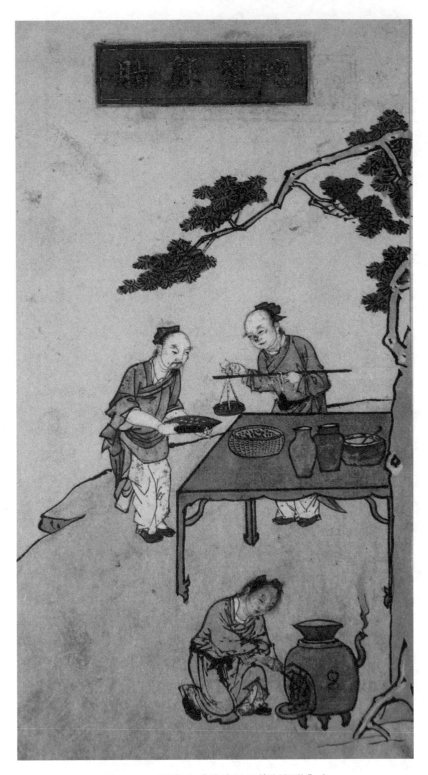

图19-11 熊脂（《补遗雷公炮制便览》）

◎《雷公炮炙论》：凡收得后，炼过，就器中安生椒，每一斤熊脂，入生椒十四个，炼了，去脂革并椒，入瓶中收，任用。

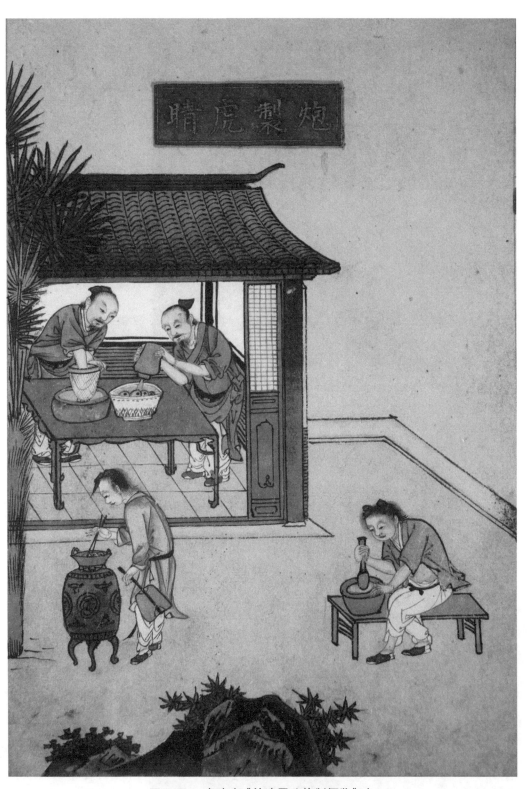

炮製虎睛

图19-12 虎睛（《补遗雷公炮制便览》）

◎《雷公炮炙论》：虎睛凡使，须知采人，问其源，有雌有雄，有老有嫩，有杀得者。唯有中毒自死者勿使，却有伤人之患。夫用虎睛，先于生羊血中浸一宿，漉出，微微火上焙之，干，捣成粉，候众药出，取合用之。

传统技艺图典 中药炮制

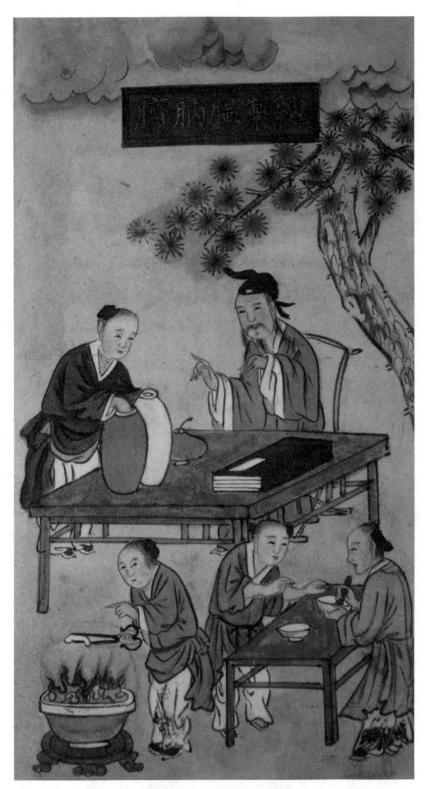

图19-13　膃肭脐（《补遗雷公炮制便览》）

◎《雷公炮炙论》：凡使，先须细认，其伪者多。其海中有兽，号曰水乌龙，海人采得，煞之取肾，将入诸处，在药中修合。恐有误，其物自殊。有一对，其有两重薄皮，裹丸气肉核，皮上自有肉黄毛，三茎共一穴，年年痫湿，常如新，兼将于睡著犬，蹑足置于犬头，其犬暮惊如狂，即是真也。若用，须酒浸一日后，以纸裹，微微火上炙令香，细剉，单捣用也。

第十九章　兽部

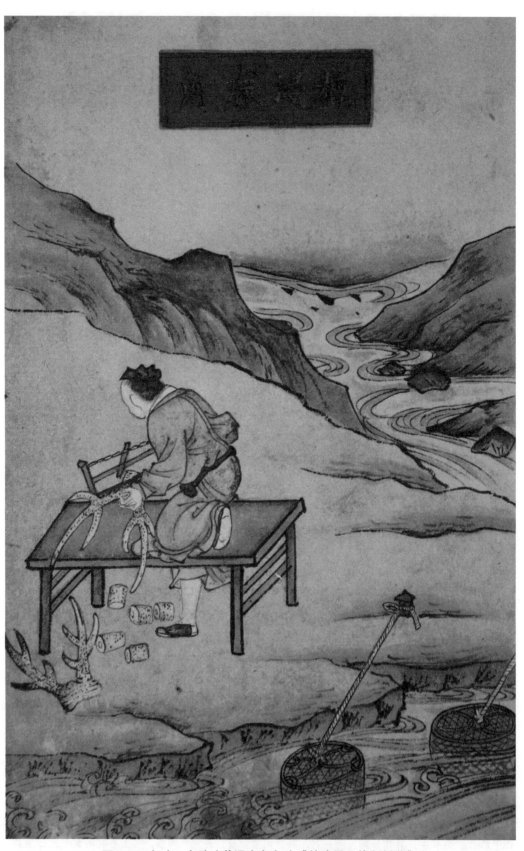

图19-14（1） 白胶（截浸鹿角）（《补遗雷公炮制便览》）

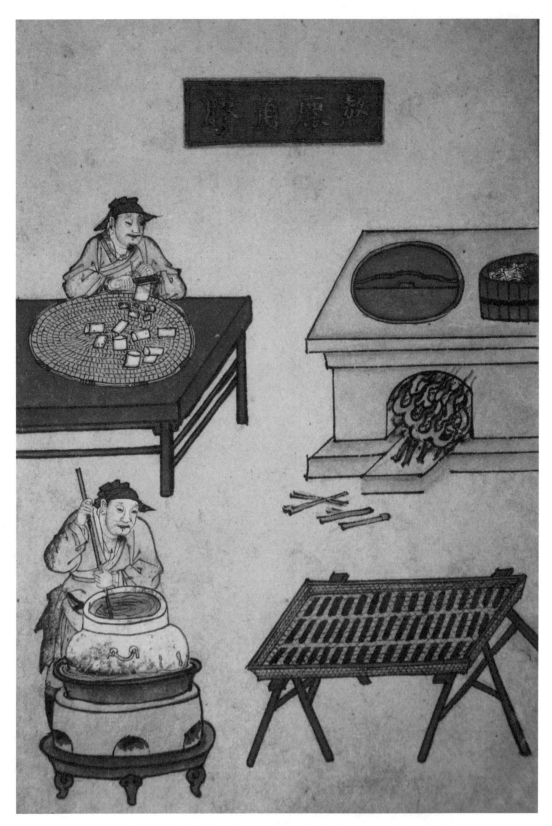

图19-14（2） 白胶（熬鹿角胶）（《补遗雷公炮制便览》）

◎《雷公炮炙论》：凡使，采得鹿角，了，须全戴者，并长三寸锯解之，以物盛，于急水中浸之，一百日满出，用刀削去粗皮一重，了，以物拭水垢令净。然后用酸醋煮七日，旋旋添醋，勿令火歇，戌时不用著火，只从子时至戌时也。日足，其角白色软如粉，即细捣作粉，却，以无灰酒煮其胶，阴干，削了，重研，筛过用。每修事十两，以无灰酒一镒，煎干为度也。

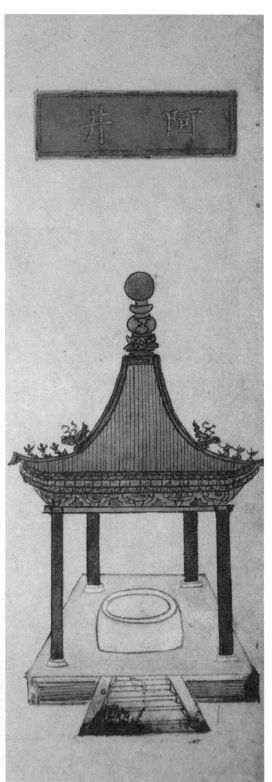

图19-15（1）　阿胶（《补遗雷公炮制便览》）　　　图19-15（2）　阿井（《补遗雷公炮制便览》）

◎《雷公炮炙论》：凡使，先于猪脂内浸一宿，至明出，于柳木火上炙，待泡了，细碾用。

246

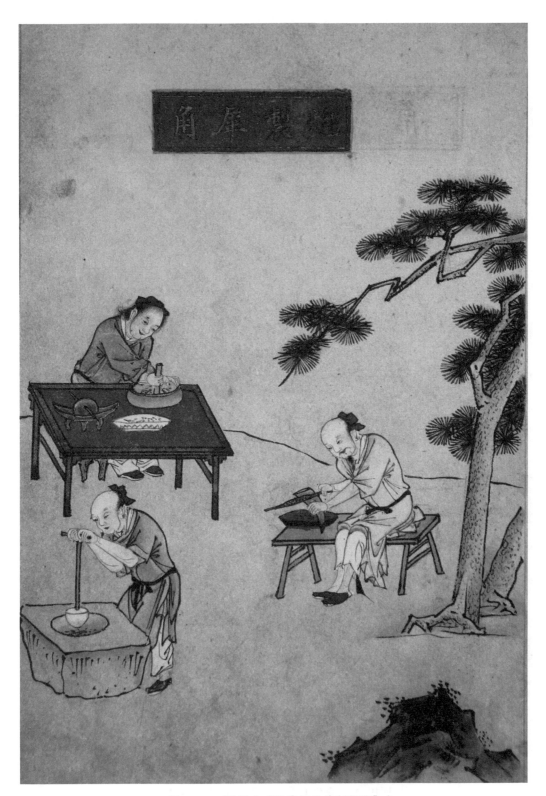

图19-16　犀角（《补遗雷公炮制便览》）

◎《雷公炮炙论》：凡使，勿用奴犀、牸犀、病水犀、孪子犀、下角犀、浅水犀、无润犀。要使乌黑、肌粗皱、坼裂、光润者上。凡修治之时，错其屑，入臼中，捣令细，再入钵中研万匝，方入药中用之。妇人有妊，勿服，能消胎气。凡修治一切角，大忌盐也。

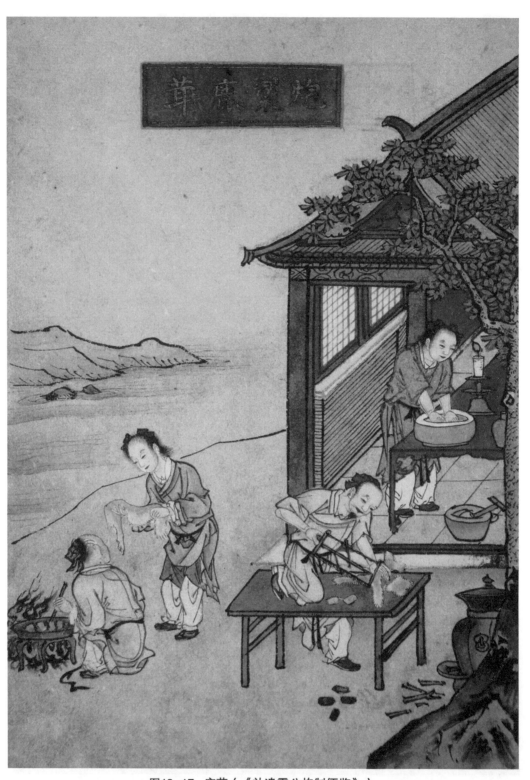

图19-17 鹿茸（《补遗雷公炮制便览》）

◎《雷公炮炙论》：凡使，先以天灵盖作末，然后锯解鹿茸作片子，以好羊脂拌天灵盖末涂之于鹿茸上，慢火炙之，令内外黄脆了，用鹿皮一片裹之，安室上一宿，其药蒐归也。至明，则以慢火焙之令脆，方捣作末用之。每五两鹿茸，用羊脂三两，炙尽为度。又制法：用黄精自然汁浸两日夜，了，漉出，焙令干，细捣用，免渴人也。

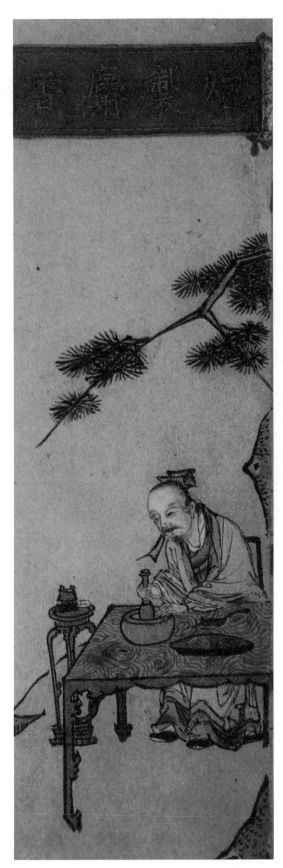

麝香

图19-18　麝香（《补遗雷公炮制便览》）

◎《雷公炮炙论》：凡使，多有伪者，不如不用。其香有三等：一者名遗香，是麝子脐闭满，其麝自于石上，用蹄尖弹脐，落处一里草木不生、并焦黄。人若收得此香，价与明珠同也。二名脐香，采得甚堪用。三名心结香，被大兽惊心破了，因兹狂走，杂诸群中，遂乱投水，被人收得。擘破见心流在脾上，结作一大干血块，可隔山涧早闻之香，是香中之次也。凡使麝香，并用，子日开之，不用苦细，研筛用之也。

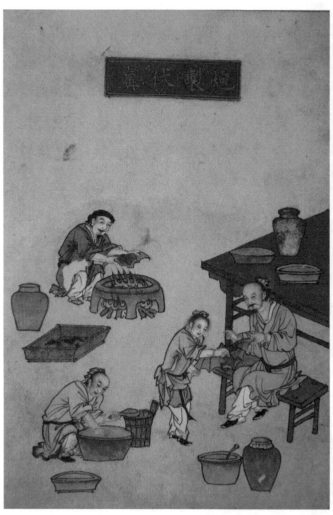
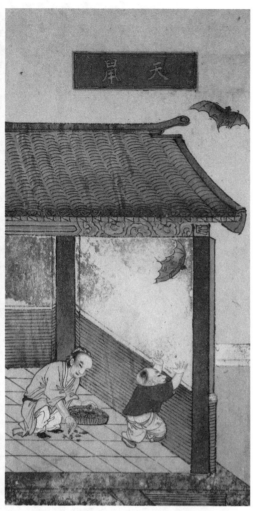

图19-19（1）　伏翼（《补遗雷公炮制便览》）　　　图19-19（2）　天鼠屎（《补遗雷公炮制便览》）

◎《雷公炮炙论》：凡使，要重一斤者方采之。每修事，先拭去肉上毛，去爪、肠，即留翅并肉、脚及嘴。然后用酒浸一宿，漉出，取黄精自然汁涂之，炙令干方用。每修事，重一斤一个，用黄精自然汁五两为度。

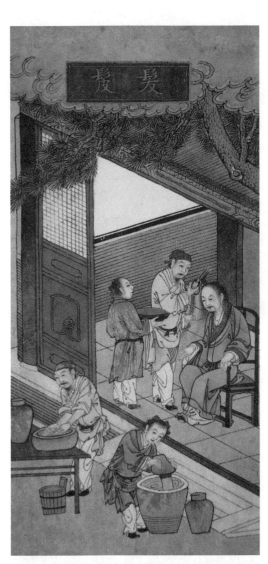
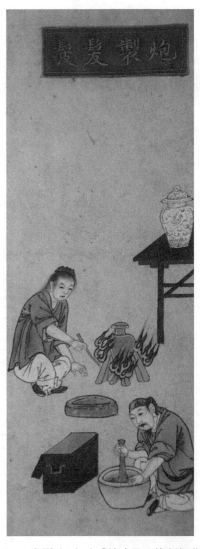

图20-1 发髲（1）（《补遗雷公炮制便览》）　　图20-1 发髲（2）（《补遗雷公炮制便览》）

◎《雷公炮炙论》：凡使之，是男子，年可二十已来、无疾患、颜貌红白，于顶心剪下者发是。凡于丸散膏中，先用苦参水浸一宿，漉出，入瓶子，以火煅之，令通赤，放冷，研用。

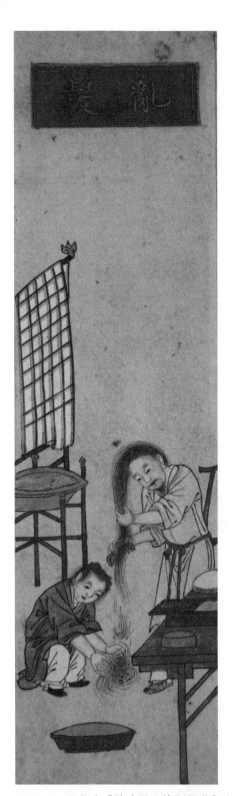

图20-2  乱发（《补遗雷公炮制便览》）

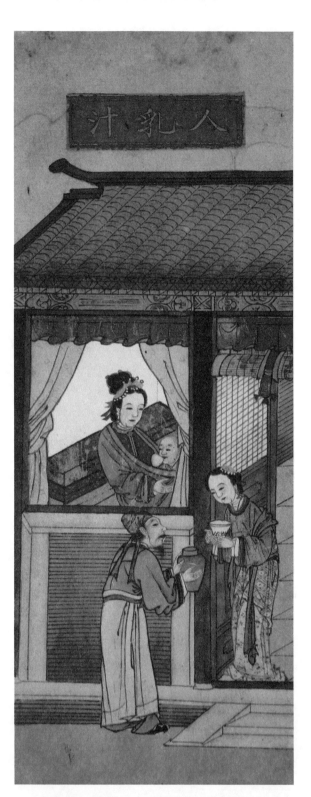

图20-3  人乳汁（《补遗雷公炮制便览》）

◎《本草品汇精要》：引《名医别录》云：主咳嗽，五淋，大小便不通，小儿惊痫，止血，鼻衄，烧之，吹内立已。烧灰，研细用。

◎《本草品汇精要》：引《衍义》云：人乳汁，治目之功多，何也？人心生血，肝藏之。肝受血则能视，盖水入于经，其血乃成。又曰：上则为乳汁，下则为月水，故知乳汁即血也。

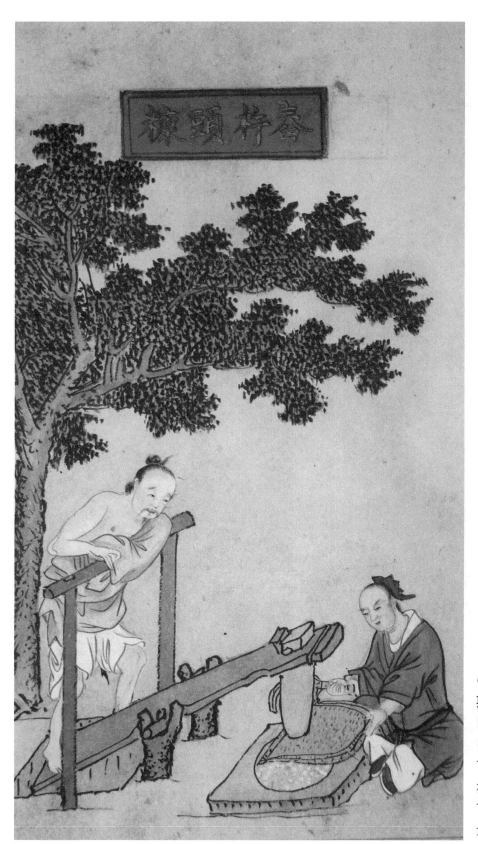

图21-1 春杵头细糠（《补遗雷公炮制便览》）

◎《**本草品汇精要**》：引陶隐居云：旧不载所产，今在处皆有。治食卒噎不下，刮取含之即去，亦是春捣之义尔。天下事理，多有相影响如此者。

| 粃米 | 饴糖 |

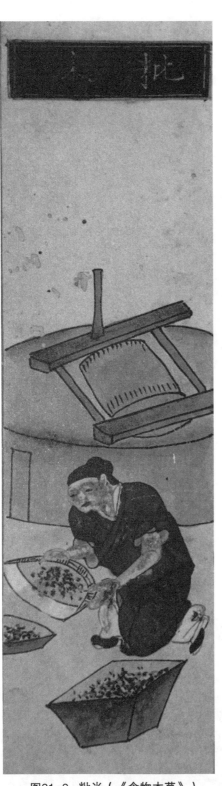

图21-2 粃米（《食物本草》）

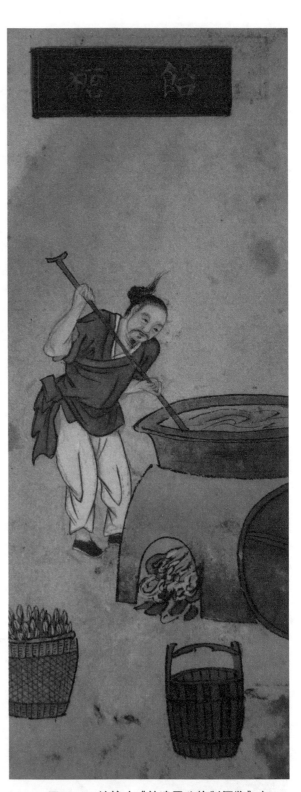

图21-3 饴糖（《补遗雷公炮制便览》）

◎《食物本草》：粃米，味甘，平，通肠，开胃，下气，磨积块。制作粮食，延年不饥，充滑肤体，可以颐养。昔陈平食糠而肥，粃米即精米上细糠也。

◎《本草品汇精要》：引《蜀本图经》云：饴即软糖也，乃作蘖所成。北人谓之饧，以粳米、粟米、大麻、白术、黄精、枳椇子等并堪作之。今医家用以和药，惟糯与粟米作者入药为佳，余不堪用。蜀黍米亦可造，唐白乐天诗：一楪较牙饧者是也。

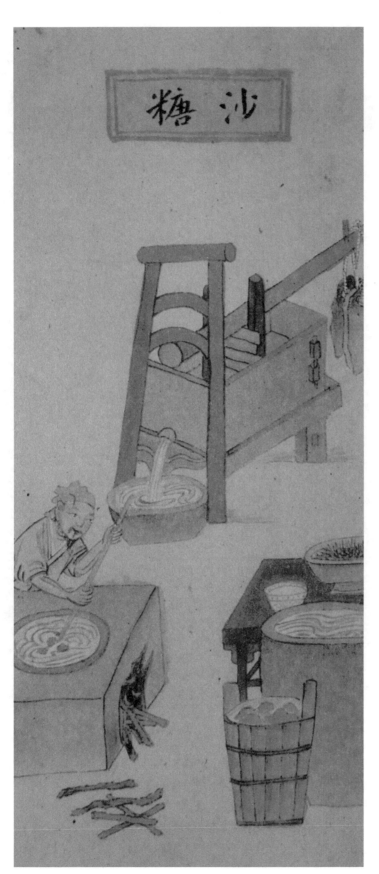

图21-4　沙糖（《本草品汇精要》）

◎《本草品汇精要》：去叶用，榨取汁，煎炼成糖，去滓用。

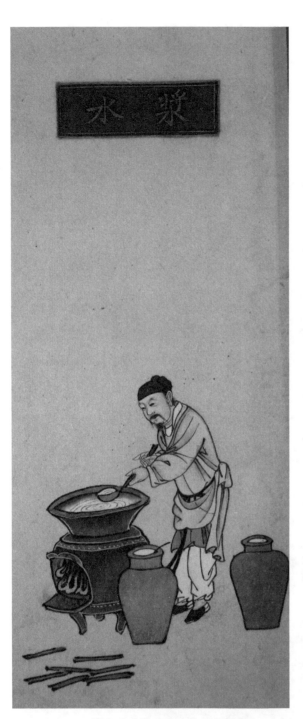

图21-5　浆水（《补遗雷公炮制便览》）

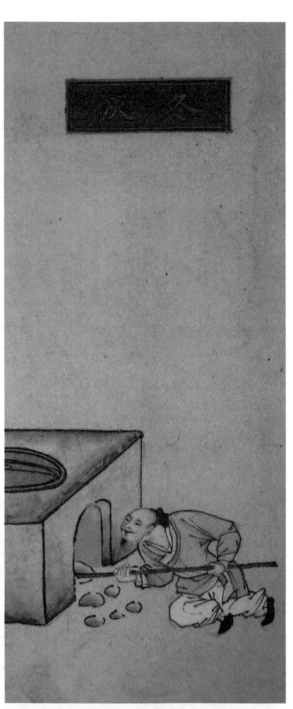

图21-6　冬灰（《补遗雷公炮制便览》）

◎《本草本汇精要》：作浆水之法：于清明日用仓黄粟米一升，淘净，下锅内，以水四斗，入酒一盏，煎至米开花为度。后将柳枝截短一大把，先内坛中，然后贮浆水于内，以苎布封口，使出热气，每日用柳条搅一次。如用去，旋加米汤，仍前搅用之。

◎《本草品汇精要》：引《图经》云：出方谷川泽，即今浣衣黄灰尔。烧诸蒿、藜积聚炼作之，性甚烈。又荻灰尤烈，欲销黑痣疣赘，取此三种灰和，水蒸以点之即去，不可广用，烂人皮肉。

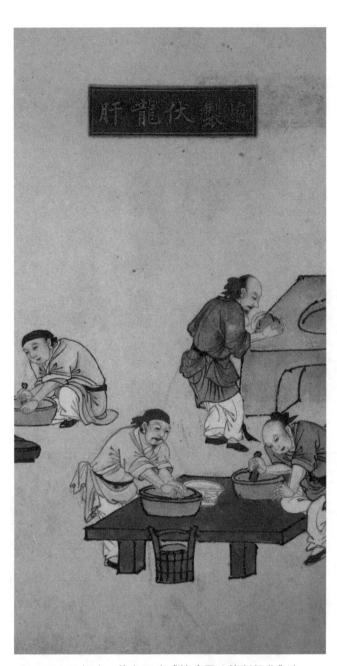

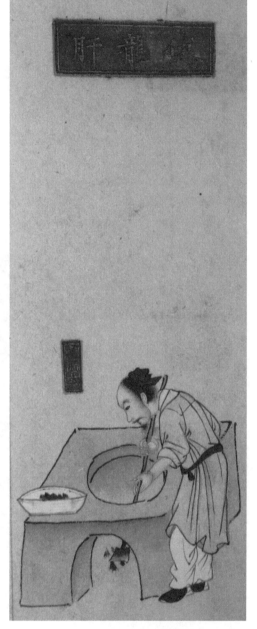

图21-7（1） 伏龙肝（《补遗雷公炮制便览》）　　图21-7（2） 伏龙肝（《补遗雷公炮制便览》）

◎《雷公炮炙论》：凡使，勿误用灶下土。其伏龙肝，是十年以来，灶额内火气积，自结如赤色石，中黄，其形貌八棱。凡修事，取得后，细研，以滑石水飞过两遍，令干，用熟绢裹，却，取子时，安于旧额内一伏时，重研了用。

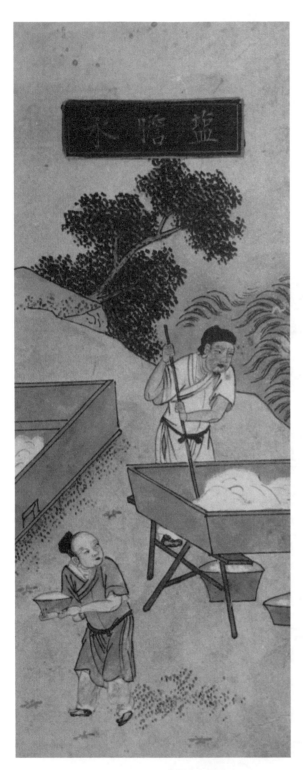

图21-8 盐胆水（《食物本草》）

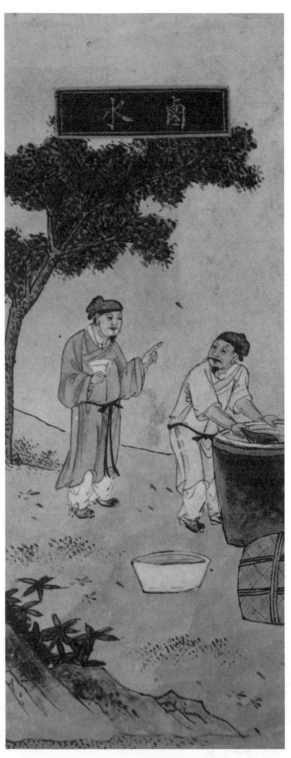

图21-9 卤水（《食物本草》）

◎《食物本草》：盐胆水，味咸，苦，有大毒，此水盐初热槽中沥黑汁也，人与六畜皆不可食。

◎《食物本草》：卤水，味苦咸，无毒，主大热消渴，狂烦，除邪及下蛊毒。柔肌肤，去湿热，消痰，磨积块，洗涤垢腻，勿过服，顿损人。

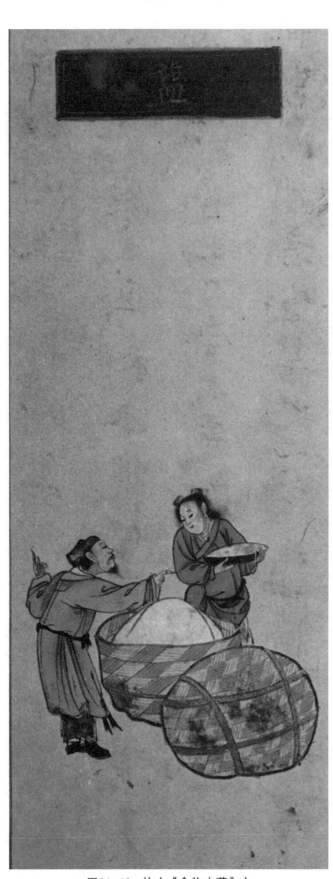

图21-10　盐（《食物本草》）

◎《食物本草》：盐，味咸，气寒，无毒，主杀鬼蛊，邪痓，毒气，下部䘌疮，吐胸中痰癖，止心腹卒痛，坚齿，止齿缝出血，中蚯蚓毒，化汤中洗沃之。又用接药入肾，利小便，明目，止风泪。多食，伤肺喜咳，又令人失色，肤黑，走血，损筋，病嗽。及水者，宜禁之。一种戎盐，其用稍同。

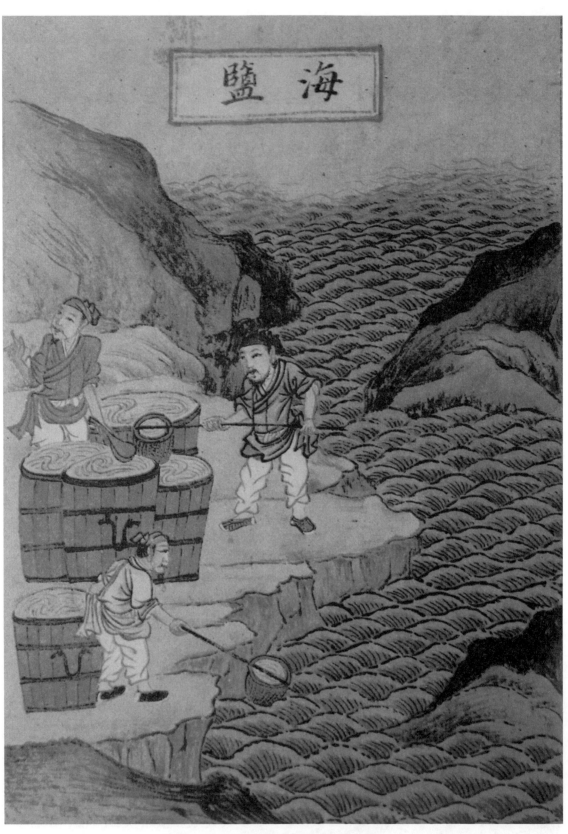

图21-11（1）　海盐（《本草品汇精要》）

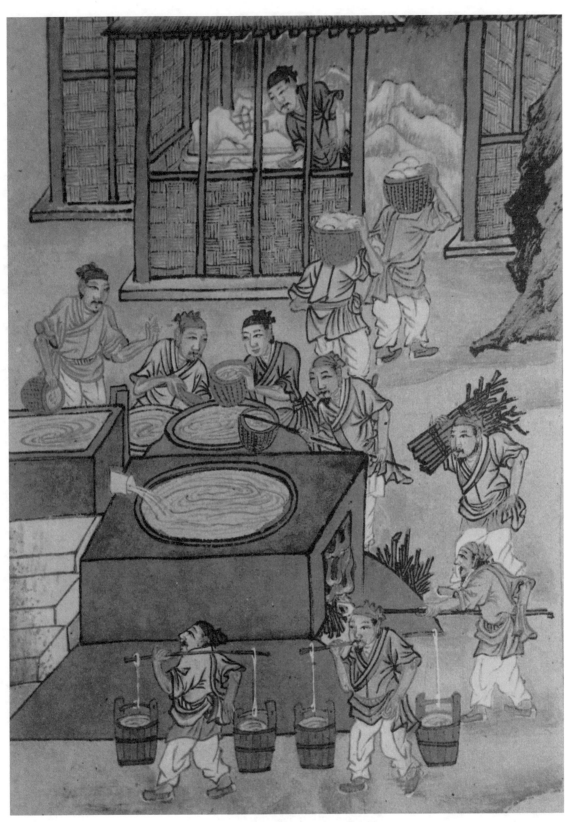

图21-11（2） 海盐（《本草品汇精要》）

◎《本草品汇精要》：引《图经》云：解人取盐，于池傍耕地，沃以池水，每临南风急则宿夕成盐满畦，彼人谓之种盐，东海、北海、南海盐者，今沧、密、楚、秀、温、台、明、泉、福、广、琼、化诸州，官场煮海水作之，以给民食者，又谓之泽盐，医方所谓海盐是也。其煮盐之器，汉谓之牢盆，今或鼓铁为之，或编竹为之，上下周以蜃灰，广丈深尺，平底置于灶，皆谓之盐盘。

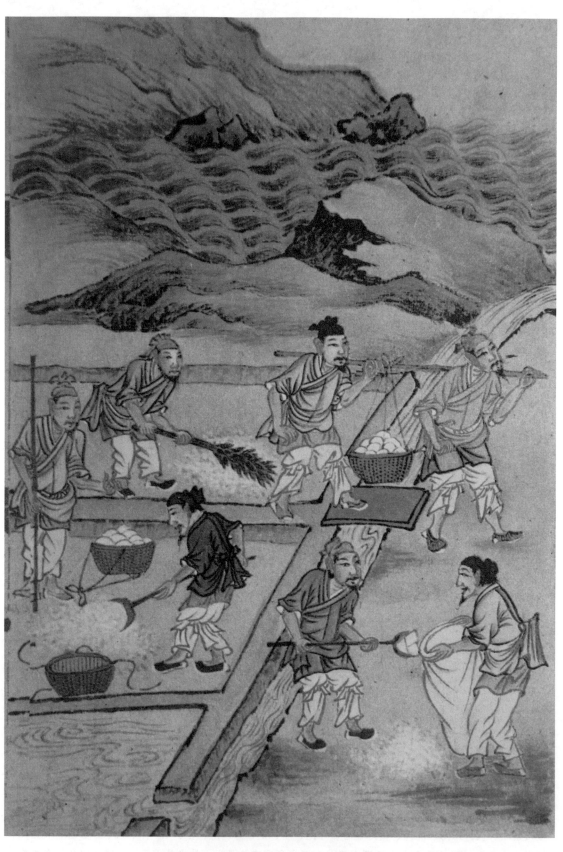

图21-12（1） 解盐（《本草品汇精要》）

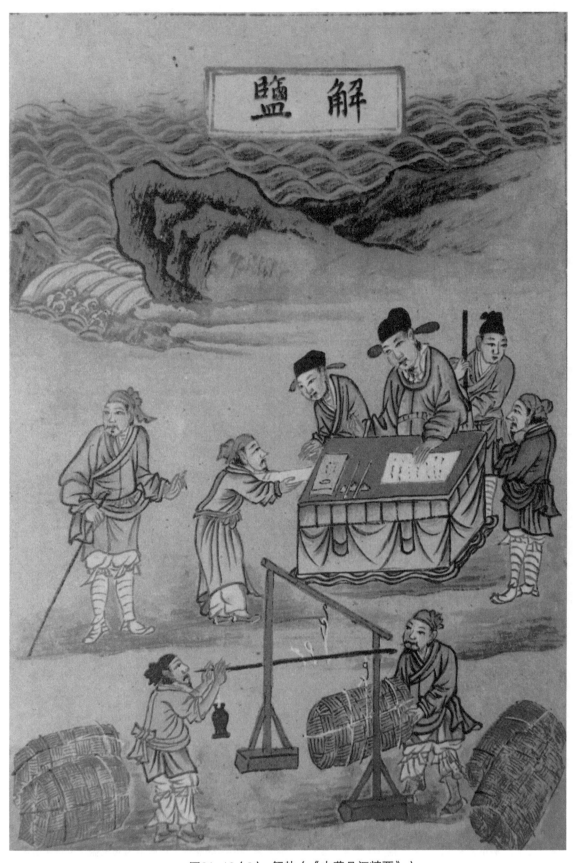

图21-12（2） 解盐（《本草品汇精要》）

◎《**本草品汇精要**》：引《图经》云：解人取盐，于池傍耕地，沃以池水，每南风急，则宿夕而成，其味苦而力薄，较诸海盐煎成者，为不及远矣。

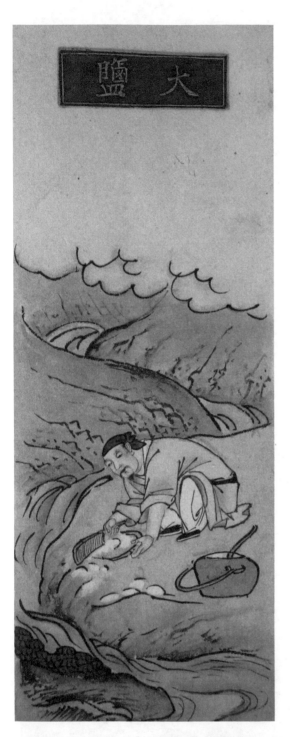

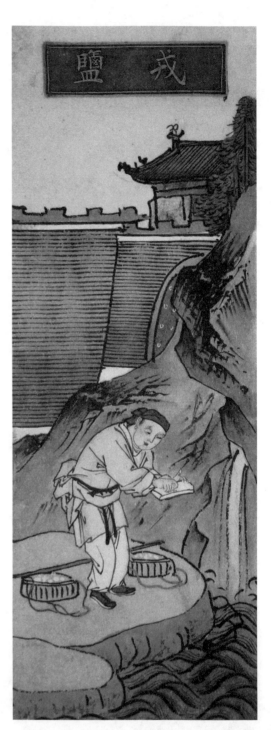

图21-13 大盐（《补遗雷公炮制便览》）

图21-14 戎盐（《补遗雷公炮制便览》）

◎《**本草品汇精要**》：引《唐本注》云：大盐即河东印盐，人常食者，形粗于末盐，故名大盐。《衍义》云：大盐新者不苦，久则咸苦，今解州盐池所出者，皆成斗子，其形大小不等，久亦苦海水煎成者，但味和二盐互有得失，入药及金银作，多用大盐及解盐。傍海之人多黑色，盖日食鱼盐，此走血之验也。研细用。

◎《**本草品汇精要**》：引《唐本注》云：其戎盐即胡盐，沙洲名为秃登盐，廓州名为阴土盐。生河岸山坂之阴土石间，块大小不常，坚白似石，烧之不鸣烌尔。戎盐赤、黑二色者，累卵，干汞，制丹砂。研细用。

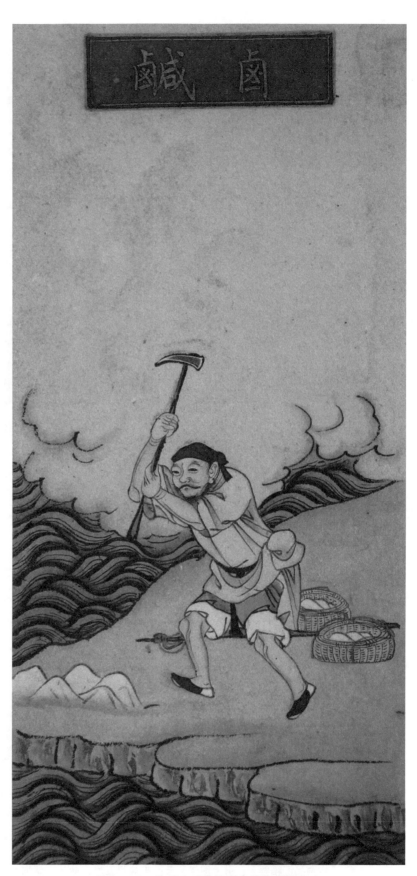

卤碱 卤

◎《本草品汇精要》：引《唐本注》云：卤碱既生河东，其河东盐不以釜煎，于此论之明非凝滓，此是碱土，名卤碱。今人熟皮皆用之，此则碱地掘取者是也。研细用。

图21-15 卤碱（《补遗雷公炮制便览》）

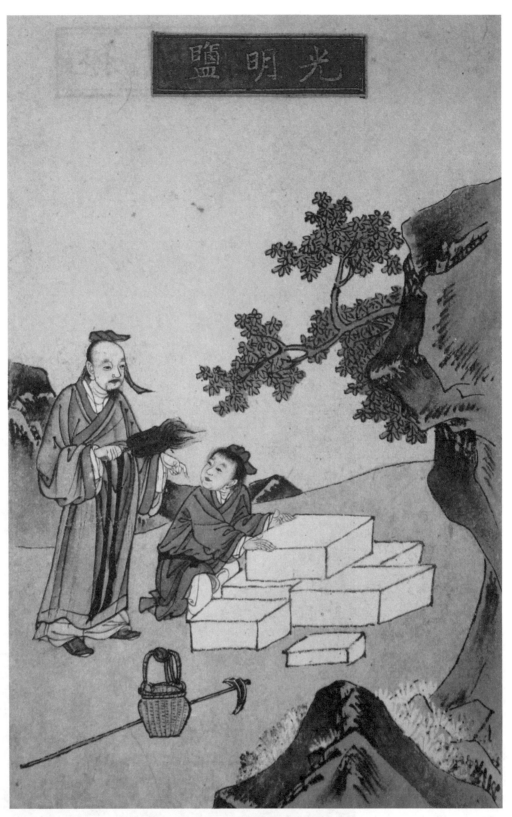

图21-16　光明盐（《补遗雷公炮制便览》）

◎《**本草品汇精要**》：引《图经》云：生盐州五原，盐池下凿取之，大者如升，皆正方光澈。又阶州一种生山石中，不由煎炼，自然成盐，色甚明莹，彼人甚贵之，云即光明盐也。研细用之。

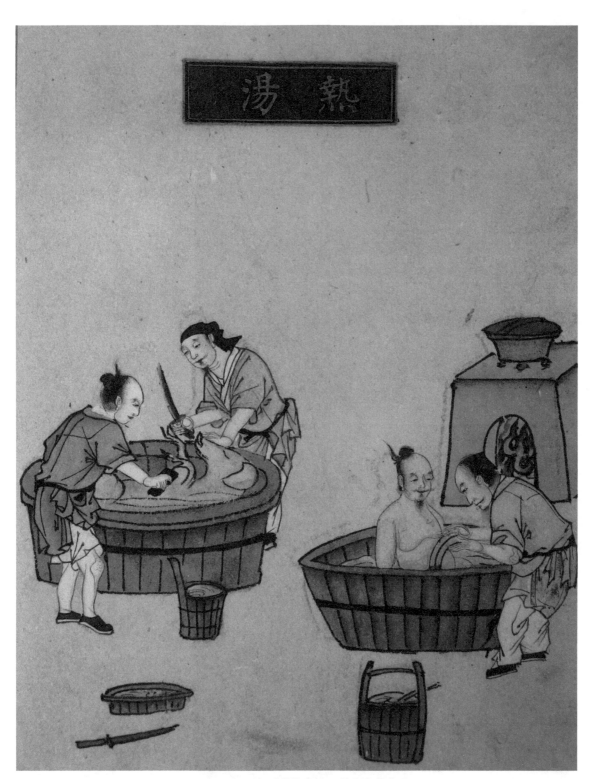

图21-17 热汤《补遗雷公炮制便览》)

◎《本草品汇精要》：引《名医别录》云：热汤主忤死，先以衣三重藉忤死人腹上，乃取铜器若瓦器，盛汤著衣上，汤冷者去衣，大冷者换汤即愈。又霍乱手足转筋，以铜器若瓦器盛汤熨之，亦可令蹋器使脚底热彻，亦可以汤捋之，冷则易，用醋煮汤更良，煮蓼子及吴茱萸汁亦好，以绵絮及破衬脚，以汤淋之，贵在热彻。又缫丝汤，无毒，主蛔虫，热取一盏服之，此煮茧汁，为其杀虫故也。又鬏猪汤，无毒，主产后血刺心痛欲死，取一盏温服之。

267

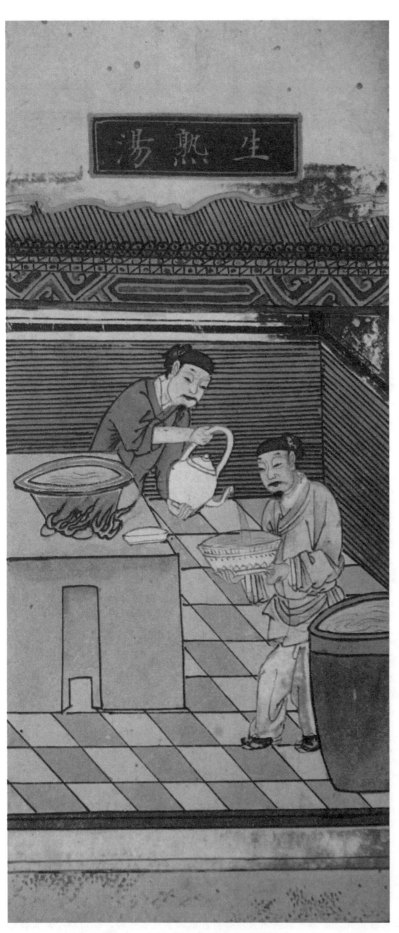

汤熟生

◎《食物本草》：生熟汤，味咸，无毒，熬盐投中。饮之，吐宿食毒，恶物，消气，颅胀，亦主痰疟，调中消食。又人大醉及食瓜果过度，以生熟汤浸身，汤皆为酒及瓜果气味。

图21-18　生熟汤（《食物本草》）

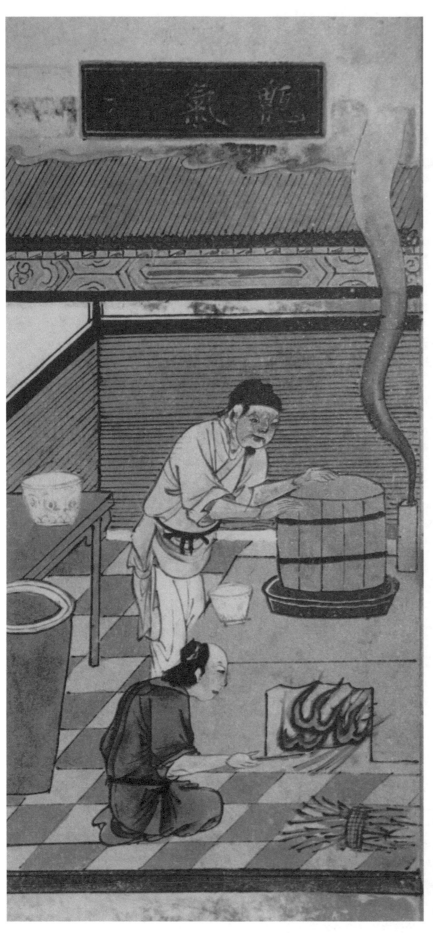

图21-19 甑气水（《食物本草》）

◎《食物本草》：甑气水，
主长毛发，以物于炊熟时承
取，沐头，令发长密黑润，
不能多得。朝朝梳摩小儿
头，渐觉有益。

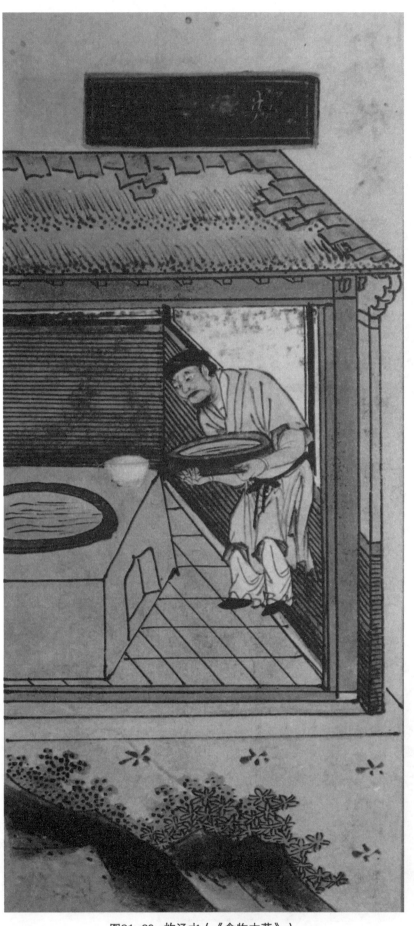

图21-20 炊汤水（《食物本草》）

◎《食物本草》：炊汤水，经宿，洗面无颜色，洗身成癣。

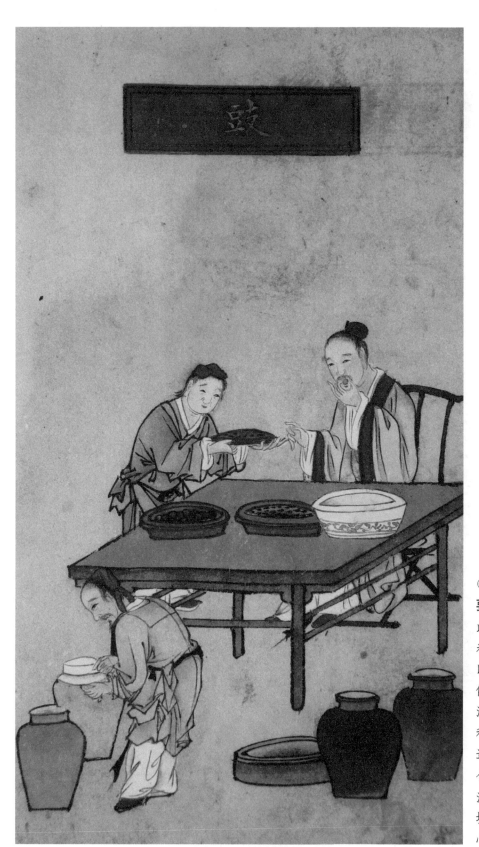

豉

◎《本草品汇精
要》：引陶隐居云：
此食中常用之物也。
春夏天气不和，蒸炒
以酒渍服之，至佳。
依康伯法：先以醋、
酒溲蒸暴燥，以麻油
和，又蒸暴之，凡三
过，乃末椒、干姜屑
合和以进食，胜今作
油豉也。出襄阳、钱
塘，香美而浓，取中
心者弥善。捣碎用。

图22-1　豉（《补遗雷公炮制便览》）

271

中药炮制

传统技艺图典

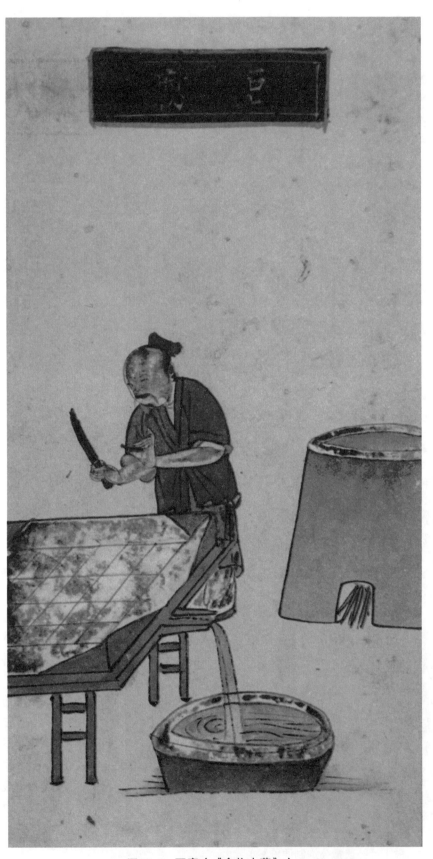

图22-2 豆腐（《食物本草》）

◎《食物本草》：豆腐，
性冷而动气。一云有毒，
发肾气，头风，泼疮疥。
杏仁可解。又萝卜同食，
亦解其毒。

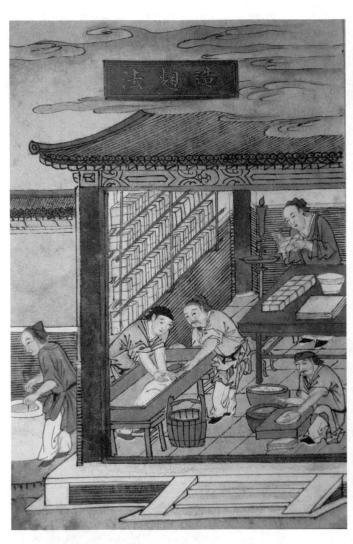

图22-3（1） 制曲（《补遗雷公炮制便览》）

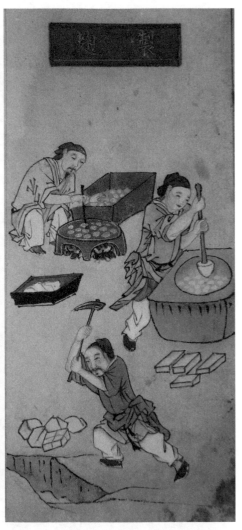

图22-3（2） 制曲（《补遗雷公炮制便览》）

◎《雷公炮炙论》：麴，凡使，捣作末后，掘地坑，深二尺，用物裹，内坑中至一宿，明出，焙干用。

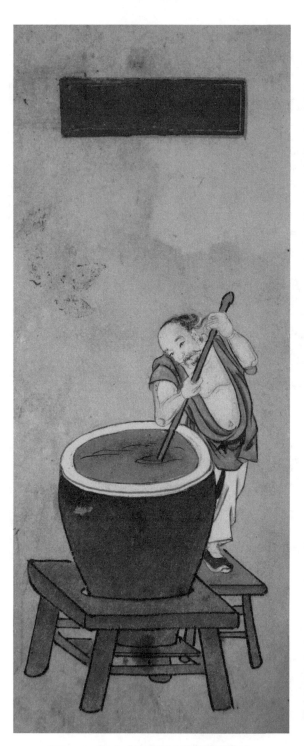

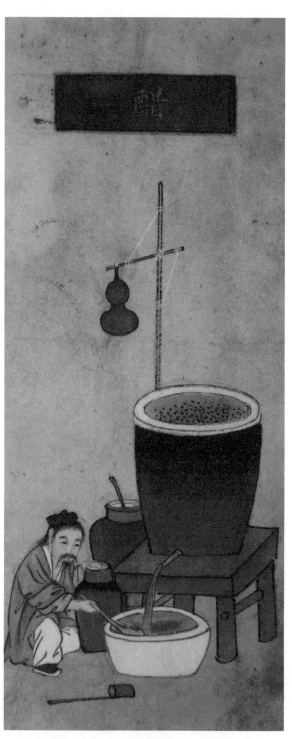

图22-4　酱（《补遗雷公炮制便览》）

图22-5　醋（《补遗雷公炮制便览》）

◎《本草品汇精要》：引陶隐居云：酱多以大豆与面署作而成，但纯麦者少，今此当是豆者，亦以久久弥妙。又有肉酱、鱼酱，皆呼为醢，不入药用。

◎《本草品汇精要》：引《衍义》云：醋，酒糟为之，乞邻者是此物。然有米醋、麦醋、枣醋之类，皆不及。米醋最酽，入药多用，其谷气全也，故胜于糟醋耳。然今人食酸则齿软，谓其水生木，水气弱，木气盛，故如是也。造靴皮须得此而纹皱，故知其性收敛，不负酸收之说。

274

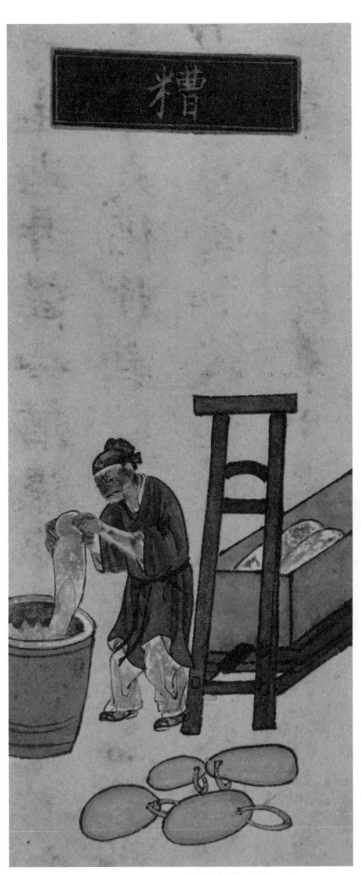

图22-6 糟（《秀像食物本草》）

◎《**秀像食物本草**》：味咸，温中，消食，杀鱼腥，去菜毒，润皮肤。

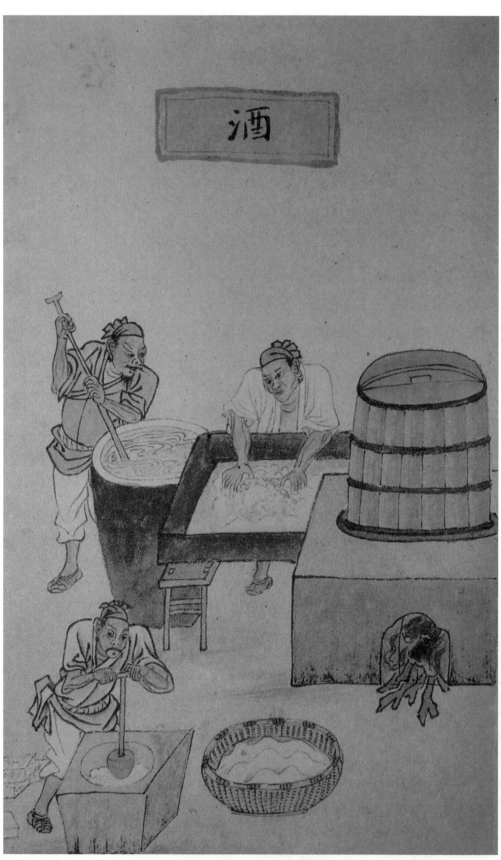

图22-7（1）　酒（《本草品汇精要》）

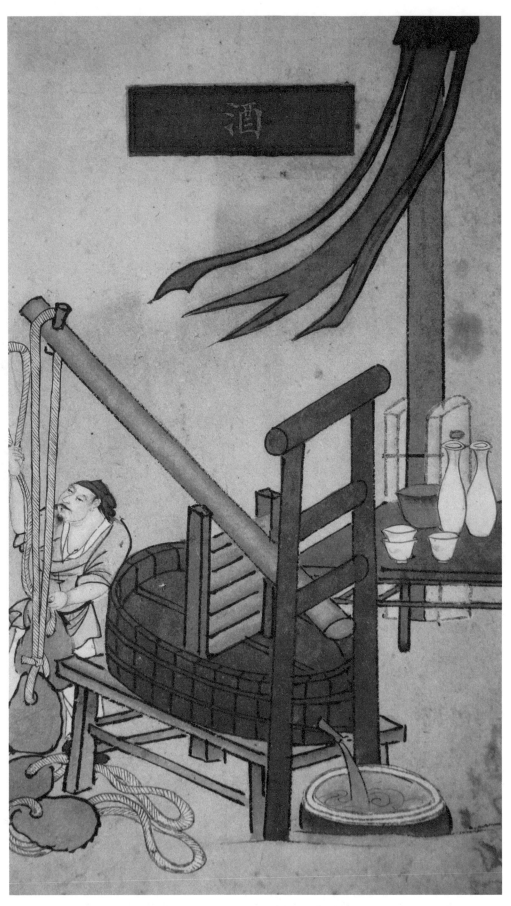

图22-7（2） 酒（《补遗雷公炮制便览》）

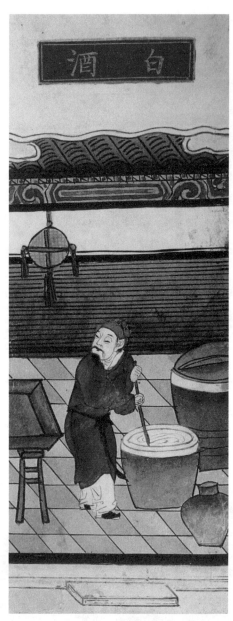

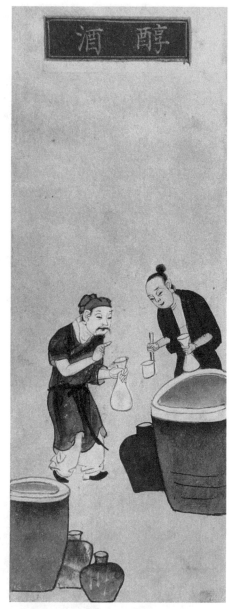

图22-8　白酒（《秀像食物本草》）　　　　图22-9　醇酒（《秀像食物本草》）

◎《本草品汇精要》：酒为消忧发怒，宣言畅意之物也。品类甚多，饮家但尚其味适口，不顾入药何如，多饮未有不作疾者。盖此主行药势，损益兼行，用之最宜斟酌。所以入药修制，惟糯米、白曲造者为正也。按《汤液本草》云：辛者能散，苦者能下，甘者居中而缓。为引导可以通行一身之表，至极高之分。味淡者仅利小便而已。考之陶隐居云：大寒凝海，惟酒不冰。昔三人晨行遇大寒，食粥者病，腹空者死，饮酒者安。明其性热，独冠群物也。虽然余月晨行亦宜饮之，盖春月百毒蛰动，夏月暑热外凌，秋月湿气相搏，皆宜小饮以御之。由其能壮气，通血脉，俾里充实而外邪不得以侮之也。

◎《食物本草》：酒大热，有毒，主行药势，杀百邪，恶毒气，行诸经而不止，通血脉，厚肠胃，御风寒雾气，养脾扶肝。味辛者，能散为导引，可以通行一身之表。至极高之分苦者，能下。甘者，居中而缓。淡者利小便，又速泻清水。白曲白糯米不犯药物，无碱。洁水冬月酿成，此真正酒也。少饮益人。白酒同牛肉食，腹内生虫，丹溪云：酒湿中发热，近于相火，喜升，大伤肺气，助火生痰变为诸病。又云：醇酒，宜冷饮，先得温中之寒，以润肺，一益也。次得寒中之温，以养胃，二益也。冷酒不可多饮，三益。愚谓人只知不饮早酒，而不知夜饮，更不宜睡而就枕，热拥伤心伤目，夜气收敛，酒以发之，伤其清明，既醉既饱，饮食聚中，伤劳脾胃，停湿生痰。酒能生火，助欲，因而不谨致病。朱子曰：但以醉为节，可也。

278

## 广西蛇酒

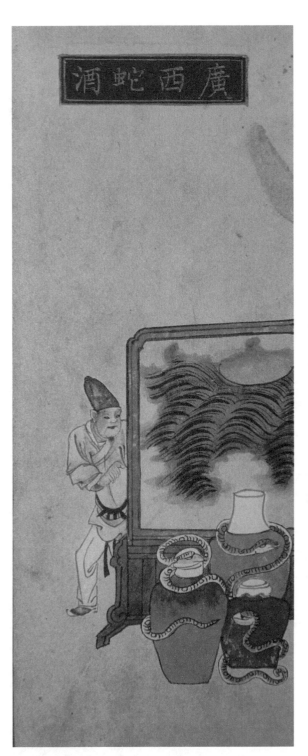

图22-10　广西蛇酒（《秀像食物本草》）

◎《**秀像食物本草**》：广西蛇酒，坛上有蛇数寸许，言能去风，其曲乃山中采草所造良，毒不能无虑。

## 江西麻姑酒

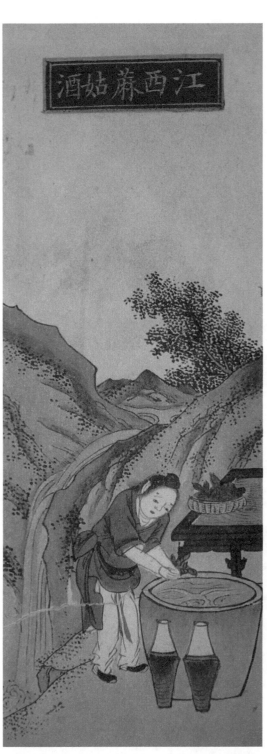

图22-11　江西麻姑酒（《秀像食物本草》）

◎《**秀像食物本草**》：江西麻姑酒，以泉得名，今真泉亦少，其曲乃群药所造，浙江等处亦造此酒，不入水者味胜。麻姑以其米好也，皆用百药曲，均不足尚。

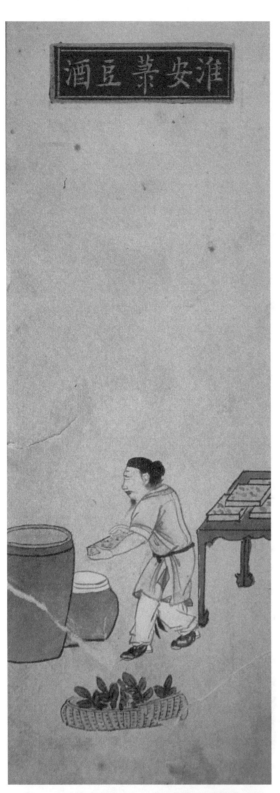

图22-12　淮安绿豆酒（《秀像食物本草》）

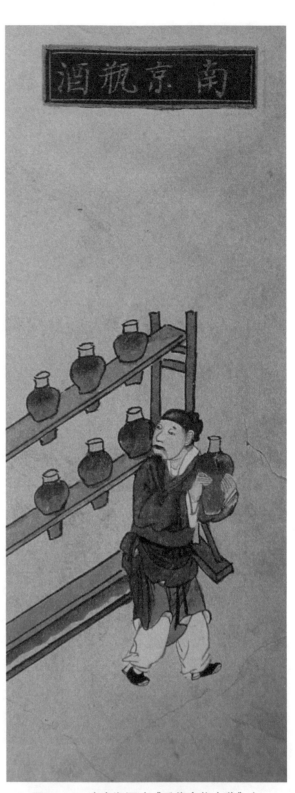

图22-13　南京瓶酒（《秀像食物本草》）

◎《秀像食物本草》：淮安绿豆酒，曲有绿豆，乃解毒良物。固佳，但服药饮之，药无力，亦有灰不美。

◎《秀像食物本草》：南京瓶酒，曲米无嫌以其水有碱，亦着少灰，味太甜。多饮，留中聚痰。

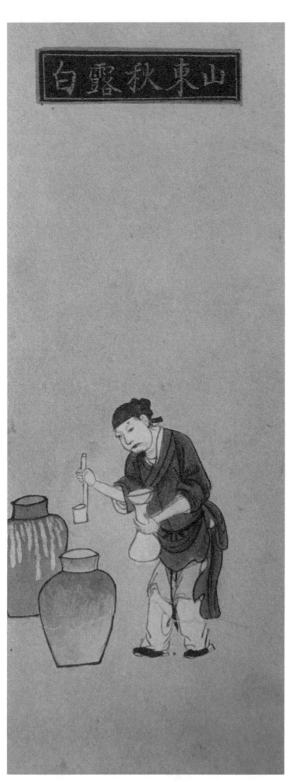

图22-14　山东秋露白（《秀像食物本草》）

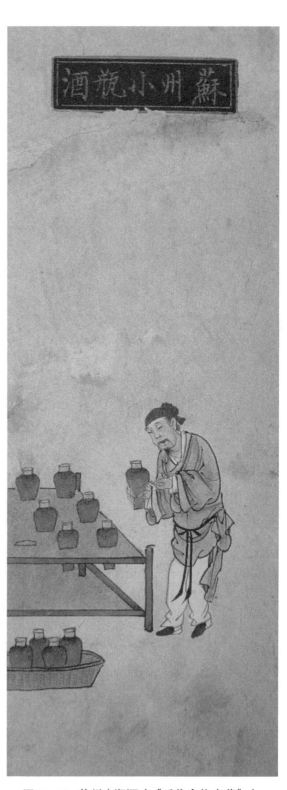

图22-15　苏州小瓶酒（《秀像食物本草》）

◎《秀像食物本草》：山东秋露白，色纯味冽。

◎《秀像食物本草》：苏州小瓶酒，曲有葱及川乌、红豆之类，饮之头痛口渴，处州金盆露，清水入少姜汁造曲，以浮饭法造酒，醇美可尚。香、色、味俱劣于东阳，以其水不及也。

第二十二章　制酿部

281

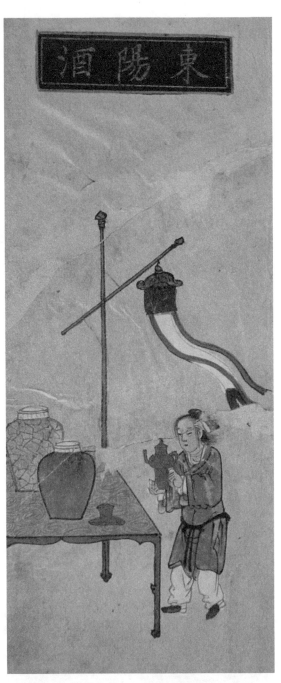

图22-16　东阳酒（《秀像食物本草》）

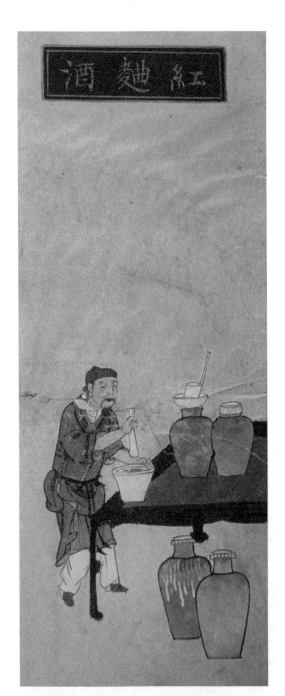

图22-17　红曲酒（《秀像食物本草》）

◎《秀像食物本草》：东阳酒，其水最佳，称之重于它水，其酒自古擅名，《事林广记》所载酿法，曲亦入药，今则绝无，惟用麸面、蓼汁拌造，假其辛辣之力，蓼亦解毒，亦无甚碍。俗人因其水好，竞造薄酒，味虽少酸。一种清香远达，入门就闻，虽邻邑所造俱不然也。好事以清水和麸面造曲，米多水少造酒，其味辛而不厉，美好不甜，色复金黄，莹澈天香，风味奇绝，饮醉并不头痛、口干，此皆水土之美故也。

◎《秀像食物本草》：红曲酒，大热，有毒，发脚气、肠风、下血、痔瘘、哮喘、咳嗽、痰饮诸疾。惟破血杀毒、辟山岚寒气，疗打扑伤，则尤妙也。

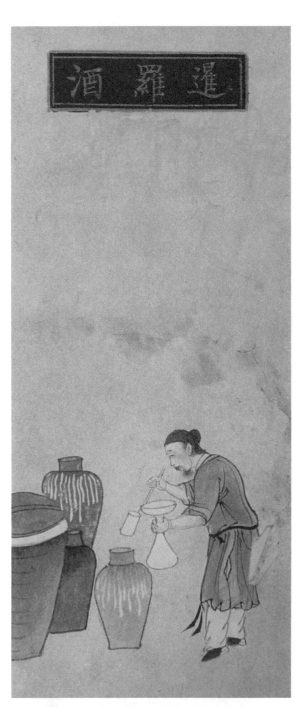

图22-18 暹罗酒（《秀像食物本草》）

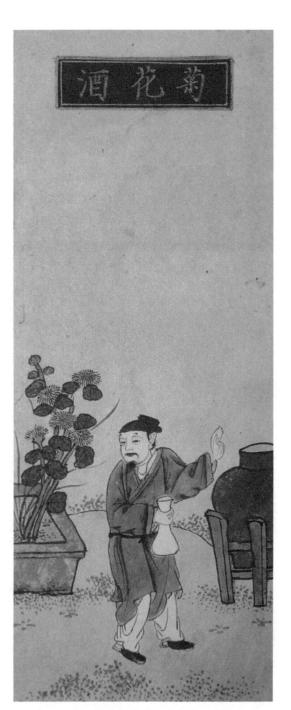

图22-19 菊花酒（《秀像食物本草》）

◎《**秀像食物本草**》：暹罗酒，以烧酒复烧二次，入珍贵，异香。每坛一个用檀香十数斤烧烟熏之如漆，然后入酒蜡封，埋土二、三年，绝去烧气，取出用之，有带至舶上者，能饮之人，三、四杯即醉，价值比当数十倍。有积病者，饮一、二杯即愈。且杀蛊。予亲见二人饮此酒，打下活虫长二寸，谓之鞋底鱼蛊。

◎《**秀像食物本草**》：菊花酒，清头风，明耳目，去痿痹，开胃健脾，暖阴起阳，消百病。

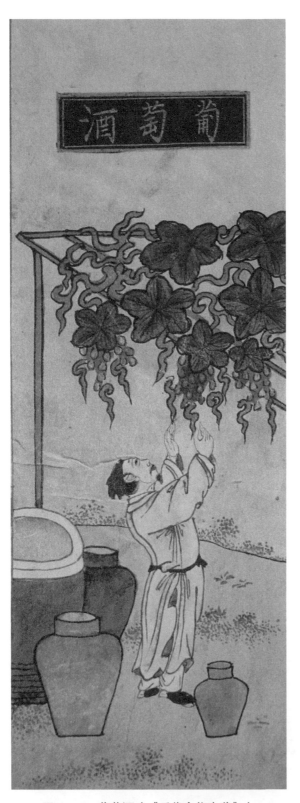

图22-20　葡萄酒（《秀像食物本草》）

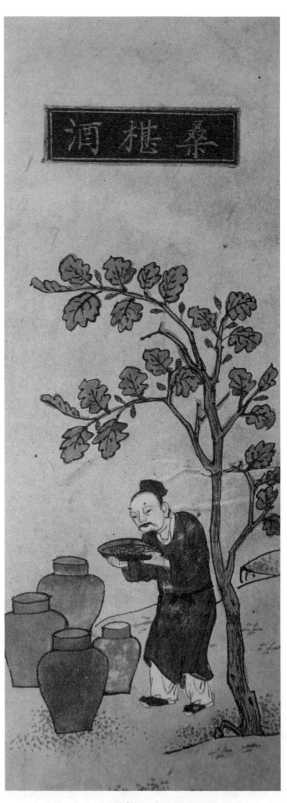

图22-21　桑椹酒（《秀像食物本草》）

◎《**秀像食物本草**》：葡萄酒，补齐调中，然性热，北人宜，南人多不宜也。

◎《**秀像食物本草**》：桑椹酒，补五脏，明耳目。

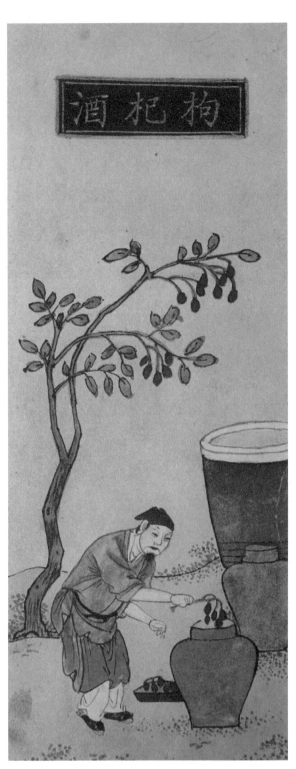

图22-22　枸杞酒（《秀像食物本草》）

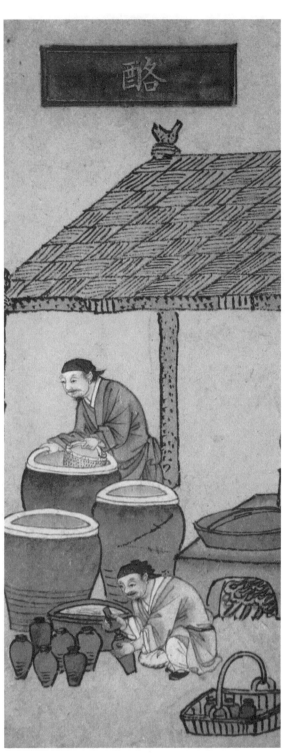

图22-23　酪（《补遗雷公炮制便览》）

◎《秀像食物本草》：枸杞酒，补虚损，去劳热，长肌肉，益颜色，肥健人，止肝虚且泪。

◎《本草品汇精要》：引《图经》云：旧本不载所出州郡，今南北多有之，牛、马、驴、羊乳大抵功用相近，惟驴乳性冷利，不堪作酪。羊乳温补。马乳作酪为佳，不若牛乳为上也。

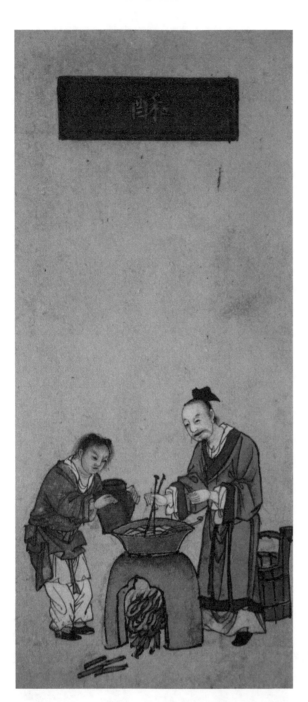

图22-24　酥（《补遗雷公炮制便览》）

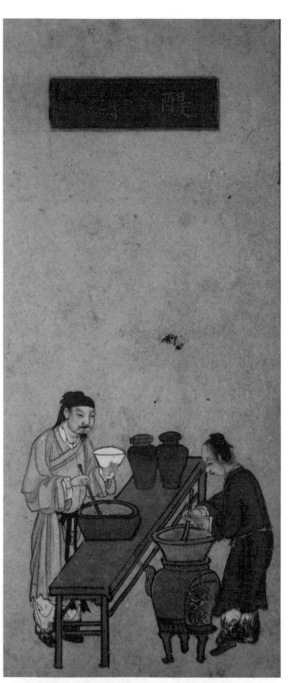

图22-25　醍醐（《补遗雷公炮制便览》）

◎《**本草品汇精要**》：引《唐本注》云：酥，掏酪作之，其性犹与酪异。然有牛酥、羊酥，而牛酥甚于羊酥。牦牛复优于家牛也。

◎《**雷公炮炙论**》：是酪之浆。凡用，以绵重滤过，于铜器中沸三、两沸了用。

286

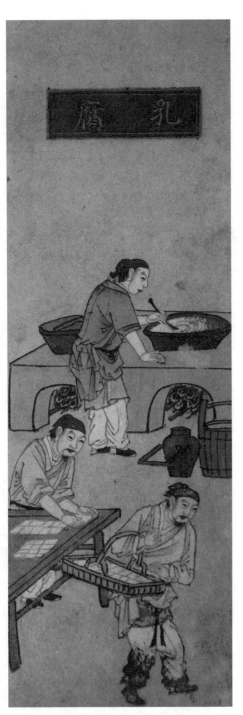

图22-26　乳腐（《补遗雷公炮制便览》）

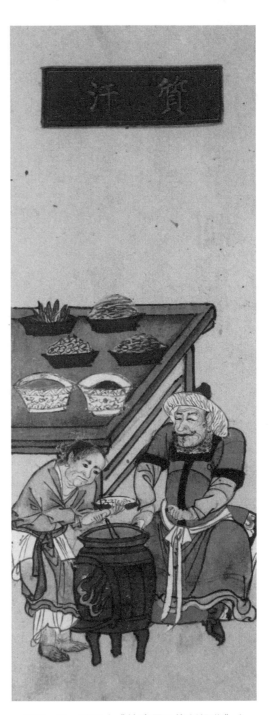

图22-27　质汗（《补遗雷公炮制便览》）

◎《**本草品汇精要**》：引《名医别录》云：润五脏，利大小便，益十二经脉，微动气。细切如豆，面拌醋、浆水煮二十余沸，治赤白痢，小儿患服之弥佳。

◎《**本草品汇精要**》：引《图经》云：出西蕃如凝血，蕃人煎甘草、松泪、柽乳、地黄并热血成之。

第二十三章

# 制造部

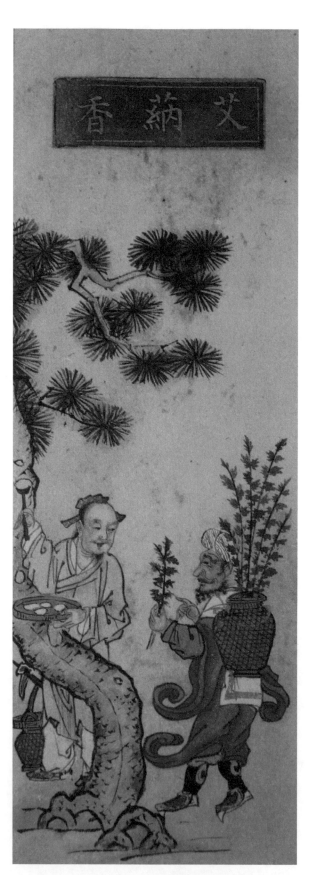

◎《**本草品汇精要**》：引
《广志》云：出西国及剽
国，似细艾。又有松树皮绿
衣，亦名艾蒳，可以和合诸
香，烧之能聚，其烟青白不
散，而与此不同也。

图23-1　艾蒳香（《补遗雷公炮制便览》）

中药炮制
传统技艺图典

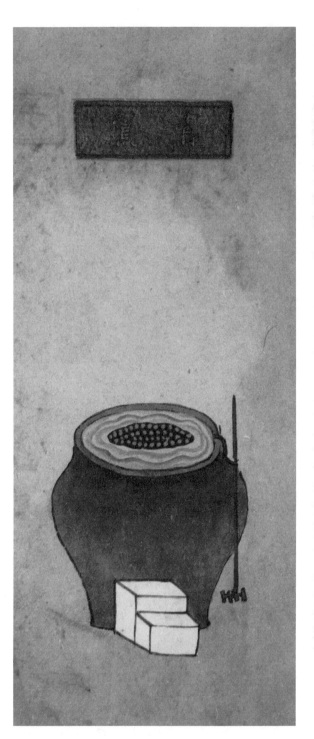

图23-2　青黛（《补遗雷公炮制便览》）

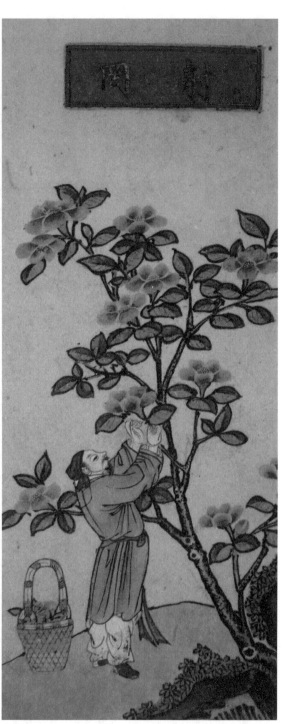

图23-3　射罔（《补遗雷公炮制便览》）

◎《本草品汇精要》：青黛出于蓝也，其种人家园圃莳之，叶似蓼。夏采得，以水渍缸瓮中，日搅令沫旋结水面，取起，晒干入药。或云：一种出波斯国者，今不复见之。

◎《本草品汇精要》：引《名医别录》云：味苦，有大毒，疗尸疰，癥坚及头中风痹痛。

| 胡麻油 | 香油 |

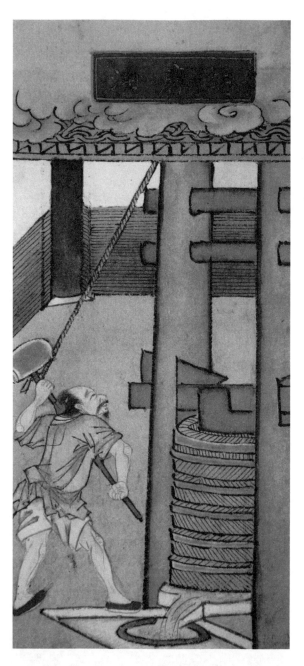

图23-4 胡麻油（《补遗雷公炮制便览》）

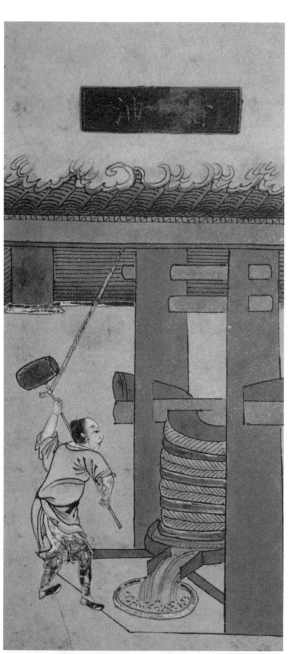

图23-5 香油（《食物本草》）

◎《**本草品汇精要**》：胡麻春生苗，梗如麻，其梗圆，高三四尺而叶圆锐光泽，至秋结实，其实作角四棱、六棱者是。人采其实，去壳用仁，榨取其油，外润毛发，内滋脏腑，盖润利之功多也。熬熟入药，生亦可用。

◎《**食物本草**》：香油，冷，无毒，发冷疾，滑骨髓，发脏腑，渴困，脾下三焦热，毒气，通大小肠，杀五黄及蛔，心痛并一切虫。生则冷，熟则热，治饮食物，须逐日熬熟用之。经宿则动气，有齿牙、脾胃疾者，不可食。丹溪曰：香油须炒芝麻，取之，人食之，美不致病。若又煎炼食之，与火无异。予以芝麻大寒，炒而取油，其性仍冷，复经煎炼，固热矣。未必至于无异于火。丹溪救时之弊，其忧深言，切如此。

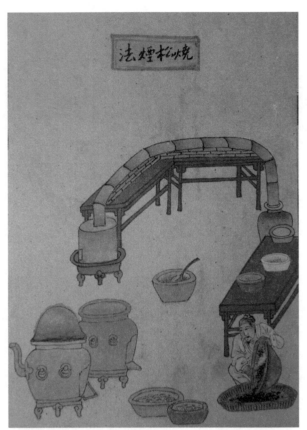

图23-6（1） 墨（烧松烟法）（《本草品汇精要》）

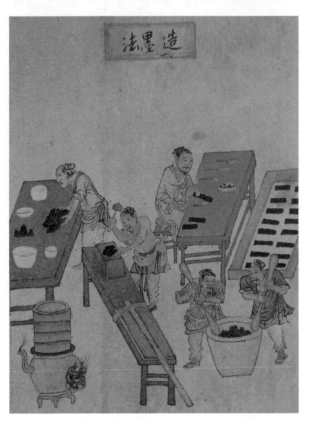

图23-6（2） 墨（造墨法）（《本草品汇精要》）

◎《**本草品汇精要**》：烧松油之法：先以砂埚窍其底，取松之老节者斫碎，竖于其中，盎器覆之。藉于瓷石盘上，其盘亦窍其底二寸许，下以瓷器承之。泥固其缝处，勿令气泄。外用文武火煨，逼油自沥，贮于所承之器。取油于瓷盏，以布作捻燃于灶，其灶以铜铁锅腔为之，上覆锅釜之类，湿纸固封其缝，或以砖埒砌之。其内务令泥镘光净，使烟不耗而易扫，上覆瓷缶之器亦得。一法：用明净松香贮铁器上就，以木片点入前灶，候至烟尽，发覆器扫出制墨。其松香取烟与松油同理，但为简易耳。每烟一斤，以秦皮、诃梨勒、酸石榴皮、黄檗各一两，苏木四两，汲新水浸一宿，煎耗十去其三，入锡罐内投洗净。广胶七两，阿胶三两二钱，候熔化已尽，研入血竭一两，龙脑减半，竹匙搅匀，滤滴烟内和之，更以杏仁去皮取油润剂及擦模内成筋。置炭灰上渗干，取出入药用。尝自经试，故详载之。

◎《**本草品汇精要**》：铛墨是铛底煤也。又有灶额上墨，谓之百草霜。然百草霜入药必须山野人家釜底者为胜，盖因取杂草供爨，得众草之性，故有是名。研细用。

图23-7 铛墨（《补遗雷公炮制便览》）

传统技艺图典 中药炮制

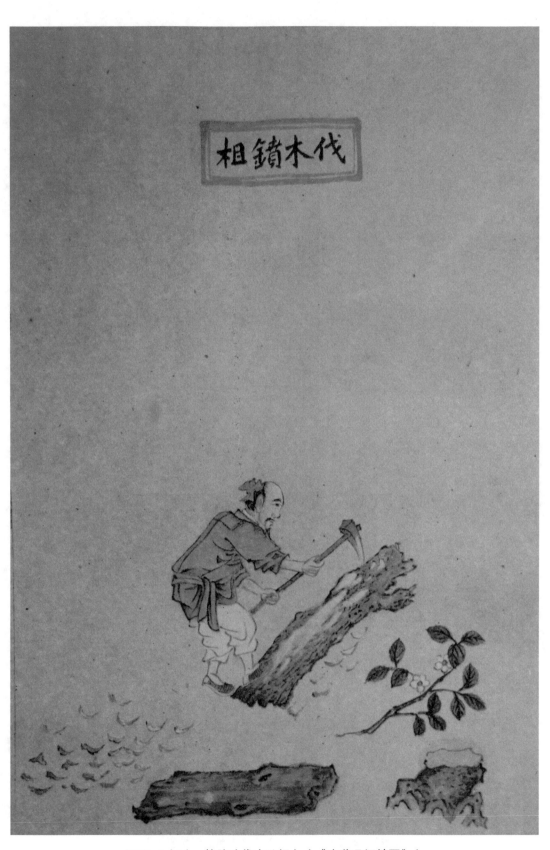

图23-8（1）　樟脑（伐木镥粗）（《本草品汇精要》）

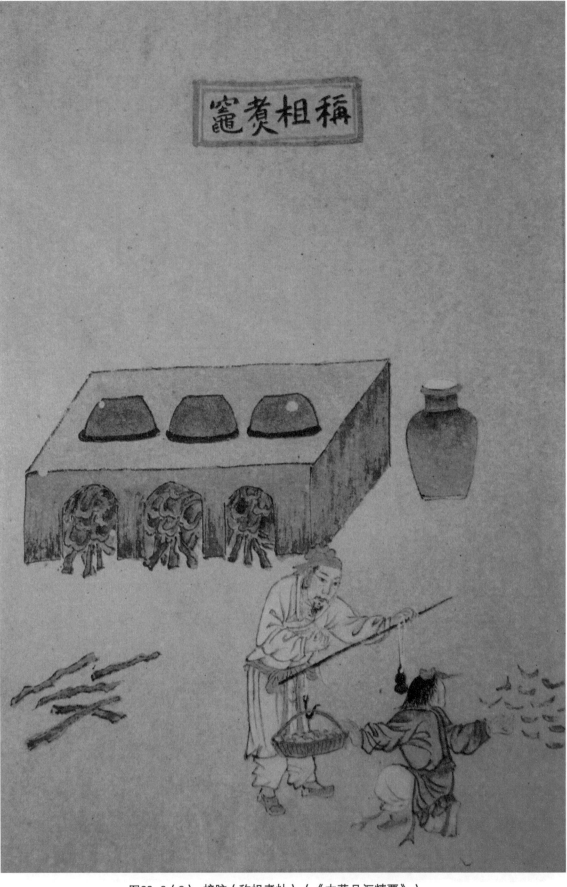

图23-8（2） 樟脑（称租煮灶）（《本草品汇精要》）

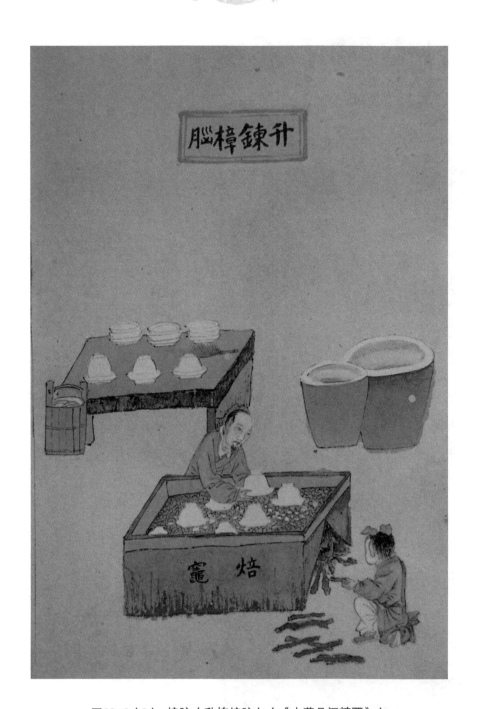

图23-8（3） 樟脑（升炼樟脑）（《本草品汇精要》）

◎《本草品汇精要》：木高四五丈，径大丈许，皮如柳而坚实。叶似梨，厚大，而面青碧，背丹如枫，枝干婆娑荫地。夏天白花，五出若梅，秋结子，至冬成实如榛，褐色，而不堪啖，惟可作油燃灯而已。凡造樟脑，先砌土灶一座，上置铁锅数口，伐其木极大者，截剥去枝皮，以鹰嘴槽斧砍斫粗块，每锅下木柤五斤，入水浸过三指许。以瓷盆覆之，湿布密塞缝处，勿令气泄，各用文武火熬两时方止。候冷，其脑升凝于盆底，以翎扫装瓷器内，仍封之，谓之青脑。复出焙于别灶，其灶长六尺，阔减其半，高亦似之。以木五六楞，竹笆藉可灶，方筛于上，内布如芡实大砂子厚寸许，灶面四旁，用泥围，高四五寸，将青脑分置瓷盘，各以碗覆之，下用柴火慢烧，从晨至暮，其脑升凝碗底而成饼，色白莹洁。火不宜紧，紧则色黄。焙灶横开，圭窦内干，坑深尺余，不然，楞木必燎，脑亦废矣。碎用。

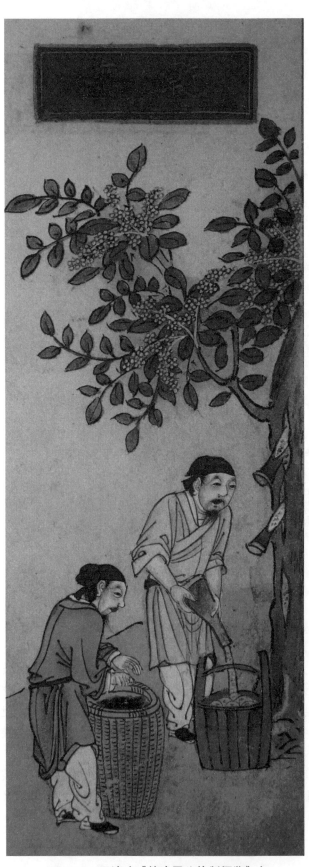

图23-9 干漆（《补遗雷公炮制便览》）

◎《本草品汇精要》：引《图经》云：木高三二丈，皮白，叶似椿，花似槐，子若牛李，木心黄。六月、七月以竹筒钉入木中取之。捣碎，炒令烟尽，或湿漆煎干亦好。

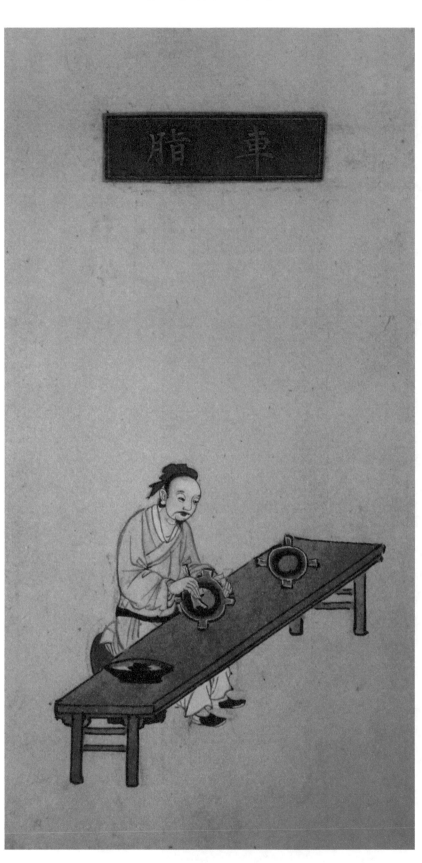

图24-1 车脂（《补遗雷公炮制便览》）

◎《**本草品汇精要**》：引《名医别录》云：主卒心痛，中恶气，以温酒调及热，搅服之。此即行使车穿上油脂是也，今北地多有之。

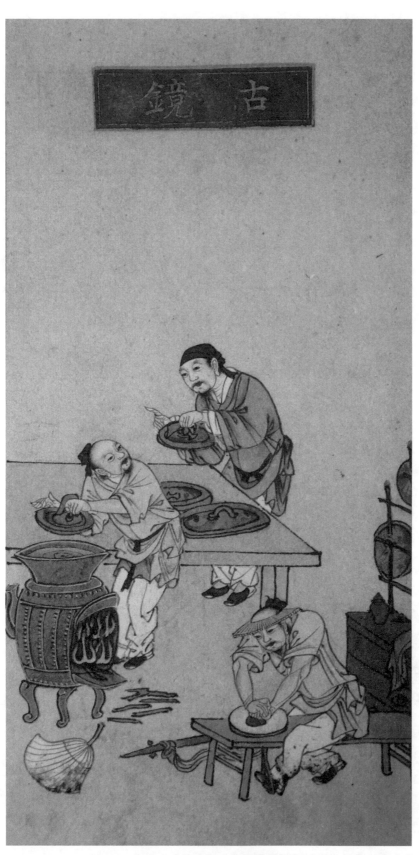

图24-2 古镜（《补遗雷公炮制便览》）

◎《本草品汇精要》：味辛，无毒，主惊痫，邪气，小儿诸恶。煮取汁，和诸药煮服之。文字弥古者，佳尔。

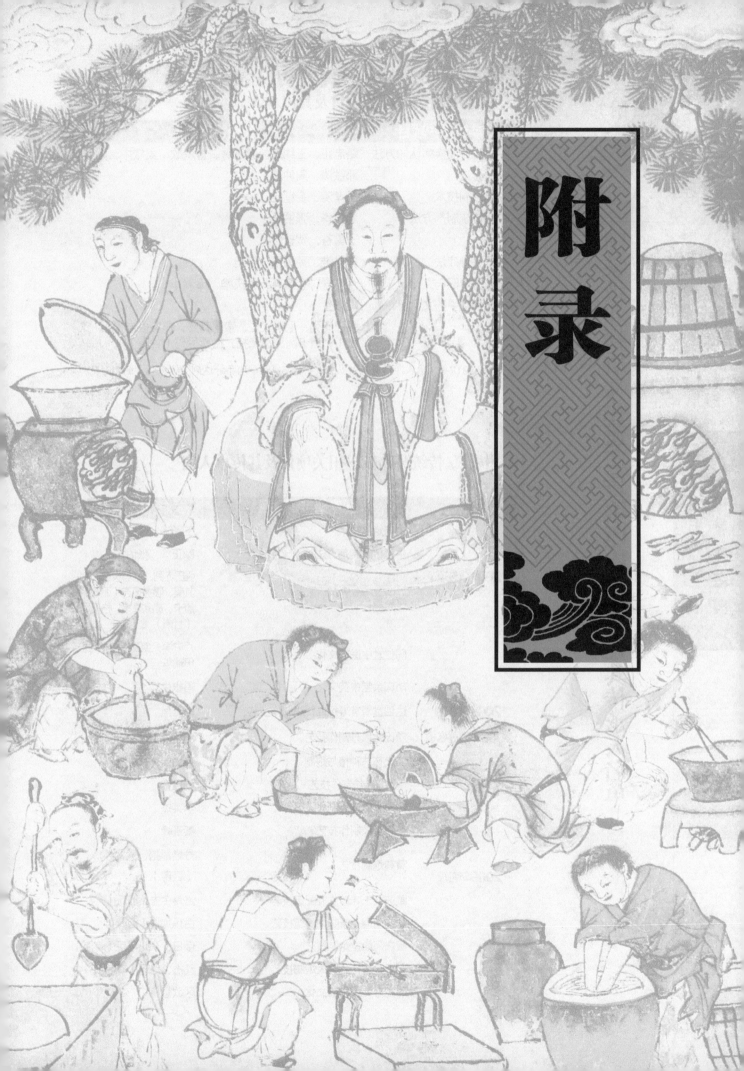

附录

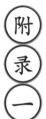

附录一 国家级非物质文化遗产传统医药类项目及其传承人名单

中药炮制 传统技艺图典

◎附表一 《第一批国家级非遗保护名录》
　　　传统医药类项目及其传承人

| 非遗保护项目 | 代表性传承人 |
| --- | --- |
| 中医生命及疾病认知方法 | 路志正、王绵之、颜德馨、曹洪欣、吴咸中、陈可冀 |
| 中医诊法 | 邓铁涛、周仲瑛 |
| 中药炮制技术 | 王孝涛、金世元 |
| 中医传统制剂方法 | 颜正华、张伯礼 |
| 针灸 | 王雪苔、贺普仁 |
| 中医整骨疗法 | 郭维淮、孙树椿、施杞 |
| 同仁堂中医药文化 | 卢广学、金霭英、关庆维、田瑞华 |
| 胡庆余堂中药文化 | 冯根生 |
| 藏医药 | 强巴赤列、尼玛次仁、索朗其美、嘎务多吉（西藏）；唐卡、昂翁降措、格桑尼玛（甘南） |

注：2007年传承人年龄最老91岁，最年轻45岁，平均年龄达到"古来稀"的70.86岁。

◎附表二 传统药物技术相关项目及其传承人表

| | 国家级非遗项目 | 传承人 |
| --- | --- | --- |
| 2007年名录 | 中药炮制技术 | 王孝涛、金世元 |
| | 中医传统制剂方法 | 颜正华、张伯礼 |
| | 藏医药 | 强巴赤列、尼玛次仁、索朗其美、嘎务多吉（西藏）；唐卡、昂翁降措、格桑尼玛（甘南） |
| | 同仁堂中医药文化 | 卢广学、金霭英、关庆维、田瑞华 |
| | 胡庆余堂中药文化 | 冯根生 |
| 2008年名录 | 达仁堂清宫寿桃丸传统制作技艺 | 郭玉凤 |
| 2008年扩展名录 | 廖氏化风丹制作技艺 | （暂缺） |
| 2009年名录 | 四大怀药种植与炮制 | 孙树武、李成杰 |
| | 龟龄集传统制作技艺 | 杨巨奎 |
| | 雷允上六神丸制作技艺 | 李英杰 |
| | 东阿阿胶制作技艺 | 秦玉峰 |
| | 藏药炮制技艺 | 丹增彭措、索朗顿珠（西藏） |
| | 藏药七十味珍珠丸配伍技艺 | 洛桑多吉（西藏） |
| | 藏药珊瑚七十味丸配伍技艺 | 白玛加措（西藏） |
| | 藏药阿如拉炮制技艺 | 俄日、尕玛措尼（青海） |
| | 七十味珍珠丸赛太炮制技艺 | 桑杰、尼玛（青海） |
| | 潘高寿传统中药文化 | 区欲想 |

| | | |
|---|---|---|
| 2009年扩展名录 | 藏药水银洗炼法和仁青藏常德配伍技艺 | 强巴赤列、尼玛次仁、索朗<br>其美、嘎务多吉 |
| 2010年扩展名录 | 致和堂膏滋药制作技艺 | 刘柏生 |
| | 季德胜蛇药制作技艺 | 朱玉娟 |
| | 朱养心传统膏药制作技艺 | 李邦良 |
| | 漳州片仔癀制作技艺 | （暂缺） |
| | 马应龙眼药制作技艺 | 马彩丽 |
| | 罗浮山百草油制作技艺 | 陈新泉 |
| | 保滋堂保婴丹制作技艺 | （暂缺） |
| | 桐君阁传统丸剂制作技艺 | 毛辑熙 |
| 2012年名录 | 龟龄集传统制作技艺 | 柳惠武 |
| | 定坤丹制作技艺 | 柳惠武 |
| | 六神丸制作技艺 | 劳三申 |
| | 东阿阿胶制作技艺 | 杨福安 |
| | 夏氏丹药制作技艺 | 夏小中 |
| | 藏药炮制技艺 | 占堆 |
| | 木尼孜其·木斯力汤药制作技艺 | 阿布都吾（新疆） |
| | 维药传统炮制技艺 | 艾比不拉·玉素甫<br>（新疆） |

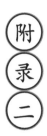

王孝涛教授，1928年出生于浙江省平阳县一乡村民间中医家庭。自幼受家庭熏陶，对治痢的凤尾草、消疮疖的黄蜀葵、金银花等有所初晓。1947年高中毕业后考入浙江医学院药科攻读药学专业，师从叶三多、顾学裘、曾广方等老一辈药学专家。1951年毕业，由中国人民解放军总后卫生部统一分配到卫生部"中央卫生研究院"工作，并参加筹建"中国医药研究所"。1953年在老一辈本草学家、生药学家赵燏黄教授指导下，开始对道地药材进行本草学和生药学的专题研究。1954年调入卫生部中医研究院，参加筹建"中药研究所"及生药研究室、标本室，并任生药研究室负责人。1958年负责筹建"中药炮制研究室"，并任负责人，1978年他再次充实中药炮制科学实验室，主持开展对毒性中药炮制工艺和饮片质量研究。1986年起参加并完成国家"七五"、"八五"中药炮制科研攻关课题，指导"微机程控炒药机"等炮制新设备的研制，曾获国家级科技进步奖、部（局）级科学技术进步奖多项。

1959年始他积极参加《中华人民共和国药典》一部的编写工作，完成中药饮片炮制生产工艺和饮片质量标准部分，为中药饮片、炮制工艺立法做出了巨大贡献。1978年起历任第四届、第五届、第六届、第七届药典委员，再次增补完善了中药饮片的炮制工艺和质量标准。1983年受卫生部委托，历经三年，编订完成《全国中药炮制规范》，这是我国第一部全国性中药饮片生产和质量规范及技术标准，对提高中药饮片质量控制和完善中药质量管理，具有重要意义。

1994年当选为首批500名全国名老中医药专家学术经验继承导师。1983年起连任第六届、七届、八届、九届全国政协委员。2003年10月被推选为中华中医药学会中药炮制分会名誉主任，2006年9月被推选为中国中药协会中药饮片专业委员会名誉主任。2007年6月当选为文化部第一批国家级非物质文化遗产"中药炮制技术"项目代表性传承人。

近65年来，王老在中药研究领域做了大量开拓性工作，提高和丰富了中药材、中药饮片领域的学术水平。他主张中医药科研应以中医药传统理论为指导，在继承中药理论和传统制药技术的基础上，根据中医辨证用药特点，运用传统和现代科学方法，对中药制药的传统工艺和道地药材的品种质量等进行系统的科学研究，阐明其科学基本原理，改进传统制药工艺技术和设备，促进中药传统制药技术向工业化和现代化的方向迈进。其学术思想主要体现在所提出的"中药采制控质论"、"中药炮制制毒增效论"等专论里。

## （一）中药材采制生产技术的传承与创新

### 1. 中医药古籍文献调查与接收

20世纪50年代在卫生部中医研究院工作期间，王老参加调查国内外图书馆收藏的中医药古籍，基本上掌握了中医古籍的存世状况和在国内外的收藏分布情况，并对其中一部分孤本善本医籍采取不同方式进行收集和保护。如接收当年日本人在沈阳南满医科大学的中医药古籍善本，这次调查和接收的中医药古籍见中医研究院和北京图书馆合编的《中医图书联合目录》。

### 2. 中药材品种调查与道地药材生产技术资料整理

为了搞清一些中药材的产地，了解各地不同的炮制方法，王老向全国各地的药材公司、药材站一一发函调查，并对标本进行鉴定。他深入中西部的甘肃、青海、四川、内蒙古、山西等中药材主产地，首次采集了当归、大黄、附子、川芎、甘草、黄芪等大量常用中药的原植物及中药材标本，开始对道地药材地黄、当归、黄芪、防己等进行本草学和生药学的专题研究。

中药当归和甘草是我国著名的大宗中药材，不但是中医常用药，亦是西医的常用生药。传统以主产甘肃南部的岷县等地的"岷归"和以主产内蒙古伊盟、杭锦旗等地的"梁外草"为当归、甘草道地药材。这两种中药材的产区均处于我国西部边远的少数民族地区，以往由于交通极不方便、语言又难通等困难，成为一般药学专家难以到达的区域。由此，文献上有关当归、甘草的基原品种及其学名，大多引用国外的资料。赵燏黄教授和李承祜教授的《生药学》著作中，均认为当归系*Angelica*属和*Ligusticum*属植物的根，并引用日本《国译本草纲目》等资料，列举其原植物有6个品种：①*Angelica sinensis* Deils (正品)；②*Ligusticum acutilobum* S. et Z.（马尾当归）；③*L. ibukiene* Yabe 或④*Angelica* 属一种 (蚕头当归)；⑤ *L. japonicum* Max. (*草当归*)；⑥ *A. polymorpha* Max. var. sinensis Olive. (宜昌及汉口输出品)，两位教授在正文中都加说明："原植物产于西北，尚无实地考察的记载"及"是否正确，尚待调查"。李教授书中还附有马尾当归*L. acutilobum* 原植物及药材、组织图。而国产甘草原植物学名，赵、李两教授都认为*Glycyrrhiza glabra L. var. glandulifera Reget et Herdr*，李教授所称的
"苏联甘草"系西班牙甘草*G. glabra L.*的一变种，赵教授又称产于东北的甘草为*G. echinata*
*L.*，并认为*G. uralensis Fisch.*亦是国产甘草的一种。由此看来，国产当归和甘草的基原问题尚
无定论。

1953年结合中药当归专题研究，国家下决心深入当归的道地产区采集标本，认为只有采
集到原植物标本，才能确定其真实的基原品种。在当地部队领导和地方政府的协助下，调
查组翻山越岭，涉水过河，顺利到达甘肃省武都专区的岷县，在药农的帮助下找到当归的
种植地，首次采集到带有果实的原植物全株标本，并向老药农调查总结当归的种植及其采
制经验。1954年专程深入主产"梁外甘草"的道地产区内蒙古伊克昭盟的杭锦旗，首次采集
到道地药材的原植物标本和商品药材标本。其后王老将这两次的调查资料，整理编写成调查
报告，并将首次采集到国产道地药材当归和甘草的原植物标本，经过鉴定，确定国产当归的
品种为*Angelica sinensis (Oliv.) Diels*，国产甘草为*Glycyrrhzia uralensis Fisch.*，并发表相关的调
查报告和专论。这些品种学名，均被《中华人民共和国药典》自1963年版以来各版一部所收
载，澄清了以往文献中存在的品种及学名问题。

### 3. 中药采制技术理论总结

中药采制是制备优质中药材的一门传统制药技术，它是在中医长期医疗用药和中药生产
实践中，渐渐形成的较系统的理论和制作技术，保证了中医临床用药的质量。王老在药材产
区向老药农调查总结种药和采制经验时，发现药农对控制药材质量有丰富经验。如口述中
常提到"道地药材"、"严守季节"、"采挖条件"和"干燥要求"等特定制作规程。带
着这些问题，王老系统查阅了大量古本草和医方文献，发现早期书目中就有中药采制的专著
《桐君采药录》，可惜该书早已散佚。而在现存的历代本草和医方书籍，如汉代《神农本草
经》，唐代《新修本草》《千金翼方》，宋代《证类本草》《本草衍义》《太平惠民和剂局
方》，明代《本草品汇精要》《本草纲目》等文献中，都有记述有关中药采制的丰富史料，
有的列为专论。认为"夫药采取，不知时节，不以阴干、曝干，虽有药名，终无药实。故不
依时采取，与朽木不殊，虚费人功，卒无裨益。"古人明确提出了"药出州土"、"采造时
月"、"药藏"以及"出产择地土"、"采收按时月"、"藏留防耗坏"等中药材商品生产
的质量控制法则，较系统总结出中药材的生长区域、生长期（年）限、采药季节、干燥条
件、藏储期限等与其药材质量有密切关系。

如"怀地黄（河南）"其内含物质梓醇和总还原糖的含量，均高于非道地的山东、浙江和广东的产品。同样"岷当归（甘肃）"所含挥发油、阿魏酸及其水、醇浸出物的含量，均高于非道地的陕西、四川、云南和湖北的产品。不同生长期（年）限和采收季节的黄连其内含的小檗碱和黄连素的含量，四年生高于三年生，五年生的则有下降。槐花以槐米（蕾）期内含的总黄酮及芦丁的含量高于花芽期和开花期。又如槟榔其所含的生物碱含量，曝干比阴干多损失23.4%，而其所含的鞣质因曝晒后被氧化成鞣红而变色，降低了质量。天麻中天麻素、天麻苷的含量，储藏2年半后，降低了50%。薄荷挥发油，储藏1年后损失22%，2年后损失33%，3年后损失43%，这与传统要求"见新不用旧"的经验是一致的。

目前对中药采制法则的研究，还是刚刚起步，只有"道地药材"一项曾列入国家科研项目。因此王老提出了"中药采制控质论"的见解，认为应重视中药采制技术的继承整理和科学研究。要在全面继承总结传统中药采制技术的基础上，采用现代科学技术进行系统研究，并把中药采制法则内容列为中药材GAP质量控制，进而促使实现中药采制的规范化和标准化。

## （二）中药饮片炮制生产技术传承与创新

### 1. 创立中药炮制学新学科

中药炮制是制备优质饮片的一门原创性的传统制药技术，是在中医临床辨证用药的基础上发展而形成的。中医临床传统采用饮片入药组方，这是中医用药的特色所在，与西方医学采用单一生药入药有较大的差别。当前除《中国药典》收载了中药饮片为法定药品外，世界各国药典尚未见有此类药品。正是由于现代药学中还没有相应的学科，早在20世纪50年代，各中医药高等院校中药系虽列有中药饮片炮制专业，但是在中医药界对中药饮片炮制技术的学科归属，认识不很统一，时有所争论。有的认为可归并入生药（药材）学科中，而多数生药学研究人士却提出不同意见，认为生药（药材）学研究主要是在于中药材的真伪优劣的辨认，重在中药材品种、质量的科学鉴定，而中药饮片炮制属于中药制药范畴，不宜归入生药（药材）学科，可并入中药制剂学科。而药剂学研究人士又提出不同意见，认为药剂学主要在于中药成药各种剂型的研制，是在于给药途径的研究，而饮片炮制是属于中药成方制剂原料药的处理和制备范围，也不宜归并入药剂学科中。

当时王老考虑就这门技术的特色，能否建立一门新学科的问题，他查阅相关学科分类的文献，他赞同有学者提到学科分科是"分科是形式，主要决定于内容"的见解，由此他根据中医传统是采用饮片入药组方的辨证用药特色并有丰富、独特的炮制技术内容，既有别于生药（药材）学科，又有别于中药制剂学科的内涵，且饮片制备中医成方制剂的原料药（处方药），于是大胆提出完全可创立一门中药炮制新学科的主张。并就完善炮制新学科的科研对象、目的、科研途径、理论基础以及相关边缘学科等，又开始新一轮的工作。

### 2. 继承整理中国历代炮制文献

王老于1958年负责筹建"中药炮制研究室"，并任负责人，开始整理历代有关中药炮制的文献资料。1962年王老研究组（吴连英、江文君）与陕西中医研究所（姚福汉、刘寿山），山东中医药研究所（冯宝麟、王琦）和原北京中医学院中药系（谢海洲、陈玉芙）等协作，对饮片炮制的历代文献进行较系统的继承整理。他们选取汉代至清代前后近2000年间的主要古医药文献200多部，从中辑录相关饮片炮制技术和基本理论等资料，就各文献写明书目、著者、年代版本等经过整理以饮片炮制工艺资料年代先后为序加以编排，编著成《历代中药炮制资料辑要》一书。后来又公开出版了《历代中药炮制法汇典》，该书可谓历史上最完善的一部中药饮片炮制历史文献资料，为研究传统中药制药技术的起源、发展沿革、炮制传统理论、制定统一炮制工艺及其制品质量标准提供了较重要的历史技术资料。

### 3. 整理与研究中国500多年饮片传统生产技术经验

由于中药饮片炮制既缺乏相关的科学资料又缺乏可借鉴的科研途径，且中药饮片炮制以往属于私家生产经营，因此这一独特的传统制药技术在各大药店和中药厂之间是处于相互封闭保密状态，较长期来未见有较完整的文字记述材料。从现存历史文献看，近500年来，通常只能在中药师徒之间依靠口传心授的方式世代相传。可想而知，当时中药饮片炮制生产技术和饮片质量传统鉴别经验资料是极为零散的，王老认为很有必要进行一次较为全面系统的继承和整理。

为更好开展饮片炮制科学研究积累资料，遵照研究院开院时期对中医药工作的要求"系统学习，全面掌握，整理提高"的精神，王老下决心深入中药饮片炮制生产车间，向老中药师傅、老药工学习，总结生产技能和饮片质量传统鉴别经验。1959年始王老先后深入北京同仁堂、天津中药饮片厂、苏州王鸿翥中药店、雷允上中药厂、上海徐家汇等区中药饮片厂、杭州胡庆余堂中药厂以及武汉、广州、重庆、成都等地饮片炮制厂（店），进行调查学习。

一面在炮制车间跟班学习炮制操作技术，一面记录每种中药炮制工艺的全过程。按炮制生产工序（领料、净选、浸润、切制、干燥、炮制、辅料）以及饮片质量鉴别等项目编写成文，并经过老中药师傅审查改正，得到老师傅点头认可后，定为初稿。正巧卫生部药政局"为继承总结中药炮制生产技术"曾下文，由各省、市、自治区卫生厅、药材公司组织由当地精通饮片炮制的中药师傅、老药工参加的，并配备懂中药学的药师（工程师）组成的中药炮制研讨小组。王老正好配合各地的研讨小组开展工作，当时是采用集体以口述并相互补充的方式，对常用各种饮片炮制技术经验、炮制制作要点、辅料种类和用量、生产用具及设备等，一一做了详细的文字记录，并按炮制的工序整理编写成地区性的饮片炮制生产技术规程的文字资料，继后王老在搜集全国28个主要省、市、自治区现行饮片炮制生产经验技术资料的基础上，组织有卫生部药品生物制品检定所参加的编写小组，并根据中医理论和用药特色，保留各地独特的饮片炮制经验技术以"并同存异"的方式，综合整理汇编成《中药炮制经验集成》一书。该书收载有常用501种中药的不同炮制品的基本制作方法，包括历史文献和现代经验两部分，并按治削（净选、切制）、炮制、药效等内容加以叙述，1963年由人民卫生出版社出版，1974年出修订本，修订本删去古代资料部分，对每种中药分别列出炮制品名称、炮制方法和功用等项，按饮片炮制净选、切制、炮制三大工序加以综述。各地炮制经验基本相同者，则合并列出，在文后加注地区名，各地炮制品加注有古代文献出处等。该书是新中国成立以来，第一部饮片炮制专著，真实地反映当时全国饮片炮制生产经验技术和地方习用的独特炮制技术，也是近500年来，首次在全国范围内将世代师徒间"口传心授"的饮片炮制经验技术转为文字形式较完整传承保留下来，为现今实现饮片炮制创新发展研究提供宝贵的科学资料。

以上两书是代表着古今传统中药饮片炮制技术的两部专著，为全国继承中药饮片炮制学术做了巨大贡献，并为当今开展中药炮制的科学研究提供了甚有价值的技术资料，一直得到中药炮制同行的好评，确为中药炮制学科的发展奠定了扎实的基础。


### 4.毒性中药炮制科学研究

中药炮制的目的是在于"制毒增效"，以保证中医临床用药达到一定的安全性和有效性。天南星科的中药有半夏Pinellia ternata Breit.、水半夏Typhonium flagelliforme Bl.、白附子Typhonium giganteum Engl.、天南星（虎掌）Pinellia pedatisecta Schott.等，均为中医常用的燥湿化痰药。由于其生品均具有强烈的刺激作用，中医列为毒性中药。药典规定内服"一般炮制后用"。

1978年在充实中药炮制科学实验室和继承传统炮制技术基础上，王老积极采用现代科学技术对中药炮制技术进行科学研究，主持开展对毒性中药的半夏、白附子、天南星、商陆等炮制工艺和饮片的质量研究。1986年起指导并完成国家"七五"、"八五"攻关课题毒性中药炮制研究。

为了探知天南星科毒性中药半夏等炮制的制毒原理，进行炮制工艺的改进，1973年经过生产质量调查，组成专题研究组，首先对半夏（清半夏、法半夏）的炮制历史沿革、炮制工艺、炮制药理和临床验证等进行较为系统的综合性研究。历代医药学家多以"去其毒"为指标，在炮制的试验中不断改进和创制新的炮制方法。1975年专题研究组深入天津饮片厂与中药老师傅合作，以药典规定的质量传统经验鉴别"口尝微有麻舌感"为指标，比较了生姜、白矾、石灰、甘草、皂角等辅料对消除半夏麻舌感效果，其中以白矾、石灰为最佳辅料。并以干品半夏为原料，在多种炮制工艺中优选出清半夏的8%矾水浸制法及矾水热压法为最佳；法半夏以保持pH值12以上的石灰、甘草混合液的浸制法为最佳。经过毒理和药效比较研究，表明半夏生品具有一定的毒性反应，主要表现为对口腔、咽喉、眼及胃肠黏膜的刺激作用，而清半夏、法半夏新法制品其刺激作用有明显减低，达到"制毒"的效果。在实验条件下，清半夏和法半夏新制品具有明显的祛痰、止咳和镇吐的药效。新制品的片剂，经过防治慢性气管炎的临床验证，两者均有较好的治疗效果，清半夏显效率为14.29%，有效率为85.71%；法半夏显效率为20.51%，有效率为85.18%，并认为临床治疗效果以镇咳、祛痰较好，并有一定平喘作用。经过生产中型试制、动物实验和临床验证，表明清半夏、法半夏的新制品既降低了毒性，又保持了疗效，说明两个新炮制工艺是可行的。与老工艺（药典法）相比，可节约能源、缩短生产周期、减低损耗率等优点。并按《中国药典》标准规定的鉴别、检查等项内容，制定了新法清半夏、法半夏饮片的质量标准。由于半夏的毒性和药效物质尚不清楚，又建立了以家兔眼结膜刺激的生物检定法为质控方法的新指标。新炮制工艺亦适用于水半夏的炮制。1997年在借鉴清半夏、法半夏的科研程序的基础上，又试制成功以鲜半夏投料的清半夏、姜半夏、法半夏炮制新工艺。

1986年主持了白附子、天南星炮制工艺的改进研究。由于白附子、天南星商品属于多品种来源药材，经过实地调查和本草考证，认为研究材料应选用产于主产区、品种明确、有种植、产量较大、质量优、销路广的主流药材为准。以此标准白附子选用主产河南禹县地区的种植品"禹白附"，其品种来源为天南星科植物独角莲*Typhonium giganteum* Engl.；天南星亦选用河南地区的种植品"虎掌南星"，其品种来源为天南星科植物虎掌*Pinellia pedatisecta*

Schott.。白附子炮制入药始见于宋代，见于文献的炮制方法有10多种，而今各地沿用和新创的炮制方法有7种；天南星入药炮制始见于唐代，见于文献的炮制方法有50多种，现今各地沿用的有6种。其中全国沿用最多的都是姜矾煮制法和矾煮制法两种。借鉴半夏炮制的科研路线，以药典规定的质量传统经验鉴别"口尝微有麻舌感"，结合毒性实验为指标，优选出最佳炮制工艺，制白附子和制天南星均以6%矾水浸湿片制法和6%矾水浸湿片热压法为最佳。经毒理和药效实验研究表明，白附子、天南星的生品同样呈明显的毒性反应，主要表现为对口腔、眼、胃肠黏膜和皮肤的强烈刺激作用，而两者的新法制品和老法（药典法）制品其毒副作用均有明显减弱或消失，同样达到"制毒"效果。制白附子新制品具有明显镇静、抗惊厥、抗炎和轻度的止痛作用；制天南星亦具有镇静、抗惊厥、抗炎和祛痰作用，两者都保持了与老法（药典法）制品相同水平的药效。说明制白附子、制天南星改进的炮制新工艺是可行的。与老工艺相比具有缩短生产周期、节约辅料和能源、降低损耗率等优点。并按药典标准规定，制定了新法制白附子、制天南星的饮片质量标准。因此提出了"中药炮制制毒增效论"的见解，认为应重视中药炮制技术的继承整理和科学研究。要在全面继承总结传统中药炮制技术的基础上，采用现代科学技术进行系统的研究，并把中药炮制法则内容纳入中药饮片生产质量规范，进而促使实现中药炮制的规范化和标准化。

如今王老还遵照"国务院关于加强文化遗产保护的通知"和"国务院办公厅关于加强我国非物质文化保护工作意见"中提出的"保护为主，抢救第一，合理利用，传承发展"的工作方针，尽力做好中药炮制技术的保护、传承和发展工作。他很赞同"一个伟大的民族，必然善于传承和发展自己优秀主流的传统文化"的观点，由此在耄耋之年，带教师承弟子，愿王老的聪明才智更加为持续发展祖国中医药文化造福，更愿王老长寿健康。

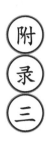

王孝涛，毕业于西医院校，1954年在中医科学院筹备时期，从中央卫生研究院（中国医学科学院前身）调入。当时是为配合筹备中药研究所，后一直在中国中医科学院中药研究所从事科研工作。被媒体赞为"雷公炮炙薪火传，百尺竿头志尤坚"。

## （一）珍珠炮制有绝活，慈母语惊大学生

王老出生于浙南山区一个乡村民间医生家庭，祖辈务农，自祖父辈始兼学了中医眼科，母亲也配合学会了配药和制药。为此他从幼小时就得到了中医知识的熏陶，对中草药治病也有所知晓。1951年，王老从浙江医学院药科毕业回家探视时，母亲问他："大学毕业了，学什么呀？"当时王老想，说学生药学怕母亲听不懂，随口说："学中药。"他母亲说："那好呀！我来问你，中药珍珠是怎么磨的？"王老在学校确没有学过中药和中药炮制，也没有磨过珍珠。这一下，使他很难堪，答不上来，只好实说："我没有学过。"他母亲又说："那你在我手里还是没有毕业。"对这一小故事王老永记不忘，这不但使他明白了中医中药中还有一整套宝贵的传统制药技术，而且也为王老一生坚定不移地做好中药科研工作打下思想基础。

王老1951年毕业后，由中央卫生部分配到原中央卫生研究院，主要配合筹备中国医药研究院及生药研究室。当时他很幸运，曾得到当过毛主席保健医的瞿宪文先生"一对一"的教导，认真学习了党的中医政策和毛主席对中医药工作的系列指示，以及瞿老在革命时期用中草药保健的经验，很快明白了"中国医药学是一个伟大宝库，应当努力发掘，加以提高"的道理。由此他响应党的号召，为自己立下为中医药事业而奋力工作的志愿。1954年他又服从组织安排调到卫生部中医研究院配合筹备中药研究所和生药研究室、标本室和苗圃（中药标本园）等，后期又筹备炮制研究室。这时他积极参加了在职学习中医班，系统学习中医基础理论、本草学、炮制学和方剂学等课程，为开展中药研究打下基础。

## （二）勇于创立新学科，华夏自有炮制学

中药炮制是我国制备优质饮片的一门原创性传统制药技术，是在中医临床辨证用药的基础上发展而形成的。中医临床传统采用饮片入药组方，

也是中医用药的特色之一，这与西方医学多采用单一生药入药有较大的差别。当前除《中国药典》收载了中药饮片为法定药品外。世界各国药典，尚未见有相类药品。正由于现代药学还没有相应的学科，早在50年代，各中医高等院校中药系虽列有由中药老师傅讲授的"中药饮片炮制"这门传统制药技术课，但是在中医药界，教师、科研人员对中药饮片炮制技术的学科归属、认识很不统一，时有争论。当时王老正考虑针对这门技术的特色，能否建立一门新学科的问题，他查阅了大量相关学科分列的文献，赞同有学者提到的"分科是形式，主要决定于内容"的见解，由此他根据中医传统是采用饮片入药组方的辨证用药特色和具有丰富的、独特的炮制技术内容，以为炮制技术既有别于生药（药材）学科，又有别于中药制剂学科的内涵，他大胆提出完全可以创立一门中药炮制新学科的主张。此时正当60年代全国中医药高等院校武汉会议前夕，有老师向王老征求饮片炮制如何分科意见时，王老认真论述了自己对创立中药炮制新学科的建议。后来王老得知高校武汉会议通过了中药炮制单列新学科的信息，高兴地说："这正合我的主张呀！"此后王老不断完善炮制学科的科研对象、目的、科研途径、理论基础以及相关边缘学科等内涵。

## （三）虚心求教老药工，传统口授登雅室

　　王老早期工作是从事道地药材的品种质量研究，在老一辈生药学、本草学家赵燏黄、叶三多、楼之岑教授的指导下，他一面学习中药知识，一面结合道地药材品种质量的专题研究。他深入道地药材生产区域，如当归、大黄的西北地区，附子、黄连生产的西南地区及黄芪、甘草的内蒙古地区等进行药材资源调查，总结老药农种植、采制等生产技术经验，并收集其原植物、药材标本等，而后继续总结整理出道地药材种植、采制的生产技术规程和正品药材质量传统鉴别经验等科学资料。王老首次澄清了国产当归、甘草的品种等问题，为开展道地药材品种、生产、质量的规范化研究积累科学资料。当归、甘草的品种学名被《中国药典》1963版以来各版（一部）所收载。为开展中药炮制科研工作的需要，王老从道地药材品种、质量研究工作转向中药饮片炮制研究。1958年先是在生药室内成立了中药炮制研究组，由王老来负责。当时由于中药饮片炮制还没有单列为专门学科，组内同志对中药饮片炮制技术内涵还不是很熟悉，既缺乏相关的科学资料又缺乏可借鉴的科研途径，可以说是白手起家。由于中药饮片炮制以往是属于私家生产经营，因此这一独特的传统制药技术在各大药店和中药厂之间是处于相互封闭保密状态，较长一段时期未见有较完整的文字记述材料。从现存的历史文献看，大约近400年来，通常只能在中药师徒之间依靠口传心授的方式世代相传。可想而知，当时中药饮片炮制生产技术和饮片质量传统鉴别经验资料是极为零散的，王老认为很有必要进行一次较为全面系统的继承和整理。为更好开展饮片炮制科学的研究积累资料，王老研究组遵照研究院建院

时期对中医药工作要求"系统学习，全面掌握，整理提高"的精神，他下决心深入中药饮片炮制生产车间，向老中药师傅、老药工学习，总结生产技能和饮片质量传统鉴别经验。

1959年始王老研究组先后深入北京同仁堂、天津中药饮片厂等全国十几个药厂进行调查、学习。一面在炮制车间跟班学习炮制操作技术，一面记录每种中药炮制工艺的全过程。按炮制生产工序以及饮片质量鉴别等项目编写成文，并经过老中药师傅审查改正，得到老师傅点头认可后，定为初稿。由于研究组同志是跟班学习炮制操作、劳动量较大，开始时有的把双手都磨肿了，当时调查学习生活确实是很辛苦的。

正巧这时，卫生部药政局也"为继承总结中药炮制生产技术"曾下文，由各省、市、自治区卫生厅、药材公司组织，由当地精通饮片炮制的中药师傅、老药工参加，并配备精通中药学的药师（工程师）组成中药炮制研讨小组。王老研究组也正好配合各地的研讨小组开展工作，当时是采用集体以口述并相互补充的方式，对常用各种饮片炮制技术经验、炮制制作要点、辅料种类和用量、生产用具及设备等做详细介绍，并一一以文字记录，并按炮制工序整理编写成地区性的饮片炮制生产技术规程，而后陆续印刷成书。

继后王老的研究组在继续搜集全国28个主要省、市、自治区现行的饮片炮制生产经验技术资料的基础上，组织有卫生部药品生物制品检定所参加的编写小组，并根据中医理论和用药特色，保留各地独特的饮片炮制经验技术以并同存异的方式，综合整理汇编成《中药炮制经验集成》一书。该书收载有常用501种中药不同炮制品的基本制作方法，并按治削、炮制、药效等内容加以叙述，1963年由人民卫生出版社出版，1974年推出修订本，对每种中药分别列出炮制品名称、炮制方法和功用等项，按饮片炮制净选、切制、炮制三大工序加以综述。各地炮制经验基本相同者，则合并列出，在文后加注地区名，各地炮制品加注有古代文献出处等。该书是新中国成立以来，第一部饮片炮制专著，真实地反映了当时全国现行的饮片炮制生产经验技术和地方习用的独特的炮制技术，也是近400年来，首次将全国性传统饮片炮制经验技术转为文字的形式较完整传承保留下来，为现今实现饮片炮制创新发展研究提供了宝贵的科学资料。该书曾获1978年卫生部全国医药卫生科技大会奖。

1962年王老研究组又与陕西中医研究所、山东中医药研究所和原北京中医学院中药系等协作，对饮片炮制的历代文献进行较系统的继承整理。选集自汉代至清代前后近2000年间的主要古医药文献200多部，从中辑录相关饮片炮制技术和基本理论等资料，就各文献写明书目、著者、年代版本等，经过整理以炮制资料年代先后为序加以编排，编著成《历代中药炮制资料辑要》一书。该书在1965年完稿，此时处于"十年浩劫"，1969年王老又下放到"五七"干校，当1970年他回所后发现《辑要》原稿由于单位准备搬迁而散乱了，此时王老很着急，大约经过1个月时间的翻箱倒柜，好不容易总算找全了，王老又及时向当时军管会领导打了报告建议由内部出版，得到批准。由于该书字数较多（约100多万字），而当时只有王老一人进行三次校对，因低头校对时间过长，迫使王老的第四、五颈椎造成滑脱，出现头部发热、头昏、眼花、站立不稳的症状，治疗后大夫不许再低头校对。为了该书能按合同期出版，王老想出了把办公桌用旧木箱垫高30公分，再将稿子竖起了来校对的办法，就此王老带病坚持校完全稿。书于1973年正式出版。该书可谓历史上最完善的一部中药饮片炮制历史文献资料，为研究传统中药制药技术的起源、发展沿革、炮制传统理论及研究制定统一炮制工艺及其制品质量标准提供了重要的历史技术资料。该书获1975年卫生部中医研究院科技成果奖。

以上两书代表着古今传统中药饮片炮制技术的两部专著，为全面继承中药饮片炮制技术和学术遗产做出了巨大贡献。并为当今开展中药炮制科学研究提供了甚有价值的技术资料，一直得到中药炮制同行的好评，为中药炮制学科的发展奠定了扎实的基础。2007年"中药炮制技术"列入"第一批国家级非物质文化遗产项目"王老被文化部选定为该项目代表性传承人。2009年王老被文化部授予非物质遗产保护工作先进个人。

## 四 炮制工艺需改进，与时俱进订标准

70年代王老研究组在较全面继承整理古今中药炮制技术资料的基础上，又开展了毒性中药炮制的科学研究，他首选了天南星科的半夏、白附子、天南星等中医常用的化痰止咳药，进行炮制历史沿革、炮制工艺、炮制化学、炮制药理以及临床验证等多学科综合研究。近20年时间，前后完成了各项试验研究的计划指标，优选制定了清半夏、法半夏、制白附子、制天南星等炮制新工艺和其饮片的质量标准。其科研成果经院、部、局级组织同行专家进行评定，半夏炮制新工艺改进和质量标准的科研成果，曾获1978年院级科研成果奖，1980年部级科研成果奖。制白附子、制天南星炮制工艺改进和质量标准，分别获1992年和1994年局级和院级中医药科技进步奖。

王老在实现他为中医药事业奋斗一生的心愿道路上，足足走过62个年头。现今已是耄耋之年，他虽右眼因视神经萎缩并发白内障而失明，但他还是"以所为家"，风雨无阻，每天上午九点和下午三点，常现身在他的实验室内，不时为炮制研究的年轻同志提供些参考资料和意见，有时亦为药房同志讲解中药饮片的鉴别知识。

王老对给予他的各种认可及奖励表示感谢，虽然奖励是以他个人名义，但工作是大家完成的，是整个研究团队、集体的功劳，大家的功劳。以此感恩祖国，感恩于中华民族祖先的聪明才智。更希望持续发展祖国中医药文化，为世界全人类造福。

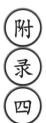
在王孝涛的学术生涯里，可以看到他对名师的继承：

1. 卫生部中医研究院（现中国中医科学院）朱颜老大夫的中医药基础理论知识；

2. 卫生部中医研究院（现中国中医科学院）赵橘黄教授本草学知识；

3. 北京中医学院（现北京中医药大学）王佩珊教授和辽宁中医学院（现辽宁中医药大学）傅宝庆教授、天津中药饮片厂李延颐师傅和杭州胡庆余堂沈光襌师傅中药炮制学知识与饮片炮制技能。

也可以看到他对弟子们的传承：

1. 传承人：曹晖（1997），中国中医科学院，第二届全国名老中医药专家（王孝涛）学术经验继承人。

（1）传承整理中药采制与炮制技术，与导师合作出版《中药采制与炮制技术》一书（华夏出版社2000年简体字版及台湾合记图书出版社2003年繁体字版），发表论文20余篇。2007年获中华中医药学会首届中医药传承高徒奖。

（2）传承毒性中药炮制技术，创建毒性中药半夏鲜品炮制新工艺、抢救整理炮天雄工艺及饮片质量标准。

（3）运用分子生物学技术（DNA测序鉴别）解决山东产猴头半夏（古齐州半夏）的品种基原。

3. 传承人：吴玢、付静（2005），北京康仁堂药业有限公司，王孝涛中药炮制技术传承基地。

（1）编定中药半夏、胆南星、神曲、黄芩等炮制工艺流程、饮片企业标准。

（2）共建王孝涛传承工作室，整理修订《历代中药炮制资料辑要》。

3. 传承人：江云、冯斌、付东升（2010），四川新荷花中药饮片有限公司，王孝涛中药炮制技术传承基地。

（1）制定中药川乌、草乌、附子、半夏、厚朴等炮制工艺流程、饮片企业标准。

（2）整理修订《中药炮制经验集成》。

4. 传承人：耿福能（2011），四川好医生药业集团，王孝涛中药炮制技术传承基地。

（1）制定毒性中药传统炮制工艺技术操作规程、饮片企业标准。

（2）整理汇集王孝涛科研论文。

5. 传承人：程明、李饶饶、张志杰（2012），中国中医科学院。

（1）中国中医科学院"名医名家传承"项目，王孝涛中药学术思想形成与总结，编写《中药饮片炮制技术规范传承集要》。

（2）建立王孝涛传承工作室，编辑整理王孝涛科研传承工作大事记、论文与著作集。

（3）文化部"非物质文化遗产传承"项目，王孝涛炮制技艺影像资料、传承脉络画册等编制。

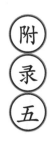

附录五 药名索引

附录

附录

# 参考文献

1.明代刘文泰撰，《本草品汇精要》清抄彩绘本（意大利罗马国立中央图书馆藏）

2.明代佚名，《（秀像）食物本草》明抄彩绘本（国家图书馆藏、日本大阪杏雨书屋藏）

3.明代佚名，《补遗雷公炮制便览》明万历彩绘本（中国中医科学院图书馆藏）

4.明代刘文泰撰，《本草品汇精要》曹晖研究校注本，北京：华夏出版社，2004.

5.南北朝雷敩撰，《雷公炮炙论》王兴法辑佚本，上海：上海中医学院出版社，1986